JN269397

セラピストなら知っておきたい
解剖生理学

医学博士 鍼灸師 **野溝明子**

秀和システム

注意
(1) 本書は著者が独自に調査した結果を出版したものです。
(2) 本書は内容について万全を期して作成いたしましたが、万一、ご不審な点や誤り、記載漏れなどお気付きの点がありましたら、出版元まで書面にてご連絡ください。
(3) 本書の内容に関して運用した結果の影響については、上記(2)項にかかわらず責任を負いかねます。あらかじめご了承ください。
(4) 本書の全部または一部について、出版元から文書による承諾を得ずに複製することは禁じられています。
(5) 本書に記載されているホームページのアドレスなどは、予告なく変更されることがあります。
(6) 商標
　　本書に記載されている会社名、商品名などは一般に各社の商標または登録商標です。

Prologue

　この本は、初めて学ぶ人でも、人体の構造と機能が一通り理解できるように作りました。解剖生理学は医学の基本なので、初歩的な概念さえしっかり理解できれば自分で応用へ進んでいけるでしょう。

　この本は特に、健康や美容あるいは医療の現場で人の身体に関わる仕事をしている人に役立つようになっています。ですから、むくみやリンパの流れなど、そうした現場で特に必要とされる知識や、よく出会う基本的な疾患も多く取り上げています。

　いろいろなメディアを見渡すと、健康や美容に関する記事の中に、びっくりするほど多くの誤った内容が書き込まれています。きちんとした知識を身につける機会がないと、洪水のような情報の中で、インチキなもの誤ったものと正しいものの区別がつかず、たまたま聞いたことを鵜呑みにしてしまうかもしれません。でも、おそらくこの本を一通り学び終えれば、人体に接する時に医学的な目が持てるようになり、自分で情報を見極める力がつくことでしょう。

　みなさんを頼りにしてくる人たちの中には、重い病気や様々な身体症状を抱えている人もいることと思います。その人たちをより深く理解し、個々人に合わせた施術を行えるかどうかは、単なる技術だけでなくセラピスト個人の知識の広さにもよるでしょう。そのいしずえとなるのが解剖生理学の知識です。またその知識は仕事のみならず、自身の健康管理や家族や友人のケアなど様々な点で役立っていきます。この本で学んで自信をつけ、世界を広げていってもらえることを願います。

2011年8月　野溝明子

セラピストなら知っておきたい
解剖生理学

Contents 目次

Prologue 3

第1章 セラピストが知っておきたい「からだのキホン」

1. からだを作っているものたち（基礎知識）
- 1-1　からだをつくる細胞のなりたち 10
- 1-2　からだの細胞は生まれ変わる？ 12
- 1-3　器官を作る細胞集団…組織とは 14
- 1-4　体液とホメオスタシス 16
- 1-5　水と塩分の微妙な関係 18
- 1-6　臓器を入れる部屋と袋 20
- 1-7　医学で使うからだの呼び名 22

2. からだをめぐる「流れ」のしくみ（循環器系・リンパ系）
- 2-1　血液とは何か？ 24
- 2-2　全身をめぐって戻る血液の道 26
- 2-3　命を保つ心臓のはたらき 28
- 2-4　主な動脈の名前を覚えよう 30
- 2-5　主な静脈の名前を覚えよう 32
- 2-6　リンパとは何か？ 34
- 2-7　血液とリンパ液を流す力 36

3. 内側から自分を守るしくみ（免疫系）
- 3-1　防衛部隊、白血球たちのはたらき 38
- 3-2　強力戦法－免疫という戦い方 40
- 3-3　リンパ節で起きていること 42
- 3-4　いろいろな生体防御システム 44
- 3-5　免疫は時には困りもの 46

4. 吸って吐いて　呼吸のしくみ（呼吸器系）

- 4-1　空気が肺までたどる道―気道 ... 48
- 4-2　吸って吐くしくみ ... 50
- 4-3　腹式呼吸とは ... 52

5. 食べてこなれて　吸収するしくみ（消化器系）

- 5-1　口から肛門まで食物の通る道 ... 54
- 5-2　消化を助ける付属器官 ... 56
- 5-3　食物はどうやって吸収される？ ... 58
- 5-4　うんちの出かた（排便反射） ... 60

6. 装置としてのからだの動き（運動器系）

- 6-1　骨は生きている ... 62
- 6-2　背骨と胸の内臓を守るかご ... 64
- 6-3　主な骨と体表で触れる部位 ... 66
- 6-4　ここでからだが動く―関節のしくみ ... 68
- 6-5　筋肉名を覚える前の基礎知識 ... 70
- 6-6　主な骨格筋1　体幹の運動 ... 72
- 6-7　主な骨格筋2　四肢の運動 ... 74
- 6-8　ちょっと変わり者の骨格筋 ... 76

7. 脳とからだの連携のしくみ（神経系）

- 7-1　神経の分類と名前 ... 78
- 7-2　脳を包む膜と液体 ... 80
- 7-3　脳の役割分担 ... 82
- 7-4　大脳のシワが担当していること ... 84
- 7-5　本能と情動は間脳にあり ... 86
- 7-6　脳に出入りする個性的な神経 ... 88
- 7-7　脊髄神経と神経のくさむら ... 90
- 7-8　からだを動かす指令の伝わり方 ... 92

8. 刺激を感じるしくみ（感覚器系）

- 8-1　美味しいね、いいニオイ ... 94
- 8-2　耳は聞くだけではない ... 96
- 8-3　脳と目で見る ... 98
- 8-4　見なくてもわかる自分の格好 ... 100

9. からだの調子を整えるしくみ（自律神経・内分泌系）

- 9-1　内臓をコントロールする神経 ... 102

9-2	交感神経と副交感神経のはたらき	104
9-3	ホルモン・内分泌とは何か	106
9-4	ステロイドって何？	108
9-5	ホルモンが出てくるきっかけ	110
9-6	いろいろなホルモンのはたらき	112
9-7	ホルモンで血糖値を調節	114
9-8	ストレスからからだを守るホルモン	116
9-9	骨とカルシウムとホルモン	118

10. 余分なものを捨て去るしくみ（泌尿器系）

| 10-1 | 尿がからだの外に出てくるまで | 120 |
| 10-2 | 尿は血液から作られる | 122 |

11. 外側から自分を守るしくみ（外皮系）

11-1	皮下脂肪も皮膚のうち	124
11-2	毛と爪と汗腺は表皮の仲間	126
11-3	からだを守る皮膚	128

12. 女性らしさ、男性らしさのしくみ（生殖器系）

12-1	子宮と卵巣はつながっていない	130
12-2	月経周期と女性のからだの変化	132
12-3	精子が外に出るまでの道	134
12-4	赤ちゃんができて生まれるまで	136

第2章　からだの悩みを医学の目で「診る」

1. むくみを深く知る

1-1	むくみ（浮腫）とは何か？	140
1-2	むくみの原因1　血漿タンパク質	142
1-3	むくみの原因2　内臓の病変	144
1-4	むくみを見つける・対処する	146

2. 血液や循環・呼吸のトラブル

2-1	貧血って結局、何？	148
2-2	立ちくらみがしたらどうするか	150
2-3	血圧が高い・低い	152
2-4	息が苦しい時はどうする？	154

3. からだを守るしくみの反応

3-1	リンパ節が腫れたら	156
3-2	冷え性への対処	158
3-3	解熱剤使う？ 使わない？	160

4. 消化のシステムに関わる悩み

4-1	口がクサイ？ 口臭の悩み	162
4-2	胃のトラブルと胸やけ	164
4-3	便秘とガスの悩み	166
4-4	下痢、過敏性腸症候群	168
4-5	肥満と痩せ　拒食症と過食症	170

5. 骨・関節・筋肉の問題

5-1	関節リウマチとは	172
5-2	変形性関節症とは	174
5-3	膝が痛い	176
5-4	脚と足の変形	178
5-5	顎がカクカク　口が開かない	180
5-6	背骨の曲がり　円背と側弯	182
5-7	腰痛・ぎっくり腰のいろいろ	184

6. 神経と感覚器に関わる困りごと

6-1	よく眠れない…	186
6-2	坐骨神経をたどろう	188
6-3	軽いマヒは自然に治る？	190
6-4	顔が痛い　顔の皮膚が動かない	192
6-5	皮膚に水疱ができて痛い	194
6-6	この頭痛はどの頭痛？	196
6-7	白内障と緑内障ってどう違う？	198
6-8	めまいは何科のお医者さん？	200

7. 自律神経とホルモンの不調

7-1	汗が出て困る？　発汗のしくみ	202
7-2	痩せているのに糖尿病？	204
7-3	女性に多い甲状腺の病気	206

8. お肌の悩み

| 8-1 | お肌のくすみ、しみ・そばかす | 208 |
| 8-2 | シワとたるみとコラーゲン | 210 |

8-3	ニキビで考えるお肌の健康	212
8-4	爪が教えてくれること	214

9. 悩み多きおしっこ

9-1	くしゃみをすると尿が…	216
9-2	膀胱炎にならないために	218

10. 女性と男性それぞれの悩み事

10-1	女性ホルモンに翻弄される	220
10-2	赤ちゃんが欲しい	222
10-3	男性の排尿と勃起の困りごと	224

第3章 もっと素敵に暮らすための「からだのこと」

1. マッサージを医学的に考える

1-1	どこにアプローチするの？	228
1-2	深いリンパの流れ	230
1-3	浅いリンパの流れ	232
1-4	顔と頸のマッサージ	234

2.「すこやかきれい」なからだを作る

2-1	骨を強くしていつまでも元気に	236
2-2	筋肉の特徴を捉えて鍛えるには	238
2-3	猫背を治してきれいな姿勢に	240

3. からだと気持ちのつながりを知る

3-1	香りで気持ちがやすらぐしくみ	242
3-2	続くストレスでからだはどうなる？	244
3-3	睡眠不足でホルモン異常？	246

4. もっと素敵な暮らしのために

4-1	からだの中の毒を出す	248
4-2	月経、排卵、妊娠のタイミング	250

コラム	医学用語の難しさ	138
	加齢臭とオヤジ臭	226
索引		252

第1章
セラピストが知っておきたい
「からだのキホン」

本当は知っておくべき基礎医学…
でも、意外と勉強しきれていないところも。

もう一度ひととおり見渡して、
きちんとからだのしくみ、押さえましょう！

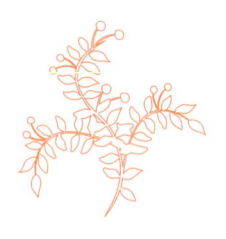

1. からだを作っているものたち（基礎知識）
2. からだをめぐる「流れ」のしくみ（循環器系・リンパ系）
3. 内側から自分を守るしくみ（免疫系）
4. 吸って吐いて　呼吸のしくみ（呼吸器系）
5. 食べてこなれて　吸収するしくみ（消化器系）
6. 装置としてのからだの動き（運動器系）
7. 脳とからだの連携のしくみ（神経系）
8. 刺激を感じるしくみ（感覚器系）
9. からだの調子を整えるしくみ（自律神経・内分泌系）
10. 余分なものを捨て去るしくみ（泌尿器系）
11. 外側から自分を守るしくみ（外皮系）
12. 女性らしさ、男性らしさのしくみ（生殖器系）

1. からだを作っているものたち 基礎知識

1-1. からだを作る細胞のなりたち

息をして、食べてこそ生きていけます。ではなぜ生きるために酸素や栄養が必要なのでしょうか？そして、「遺伝子」っていったい何なの？それらの答えは細胞の活動の中にあります。

体を作る数多くの細胞はいろいろな形をしていますが、基本的な所は同じです。細胞膜で仕切られた入れものの中に核と細胞質があります。細胞質には何種類かの細胞内小器官がちらばっています。それらをみていきましょう。

細胞膜は細胞の中と外を隔て細胞を守る大切な膜です。出入りは制限され、特定のものは膜上の門が開かないと通れません。この膜は脂肪でできています。

核の中には遺伝子の正体、**DNA**が入っています。DNAは2本の鎖がらせん状に向き合って結合した形をしています。遺伝子は自分で活動するわけではなく、設計図のようなもの。DNAの情報を受けて実際に体内でいろいろな活動をするのは**タンパク質**です。DNAは核の外には出られません。DNAに似た形をした1本鎖のメッセンジャーRNA (mRNA) がDNAの情報の一部を写し取り、リボゾームに運び、その中でDNA情報に基づいたタンパク質が作られます。このタンパク質が細胞の中で活動したり、小胞体やゴルジ装置など他の細胞内小器官の助けを借りて細胞外に運ばれてはたらきます。こうして、体のあちこちで、人それぞれの遺伝情報に基づいた機能がはたらくのです。

ミトコンドリアでは体のエネルギーとなる**ATP**が作られています。自動車でいえばガソリンに当たるものが人体のATPで、原材料はブドウ糖です。だからブドウ糖を細胞に補給しないと人は生きていけません。ブドウ糖が足りない時は脂肪からATPを作ることもできますが、これには少し時間がかかります。ATPは細胞質でも酸素なしで作れますが、それだけではとても足りず、ミトコンドリアで酸素を使って作ると充分な量が作れます。つまり、生きるために酸素が不可欠なのは、活動に必要な量のエネルギーを作るためなのです。

リソソームは細胞内の老廃物や異物を包み込み、消化酵素で分解する器官です。

✴ 知っておきたいポイント ✴

- 細胞膜は脂肪でできている
- 遺伝子 (DNA) の情報で作られたタンパク質が体内で活動する
- ブドウ糖と酸素を使ってエネルギー源 (ATP) が作られる

ヒトの細胞〜いろいろなカタチ

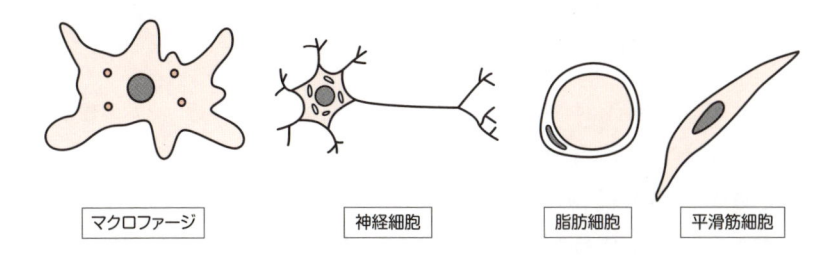

マクロファージ　　神経細胞　　脂肪細胞　　平滑筋細胞

細胞のキホンのカタチ

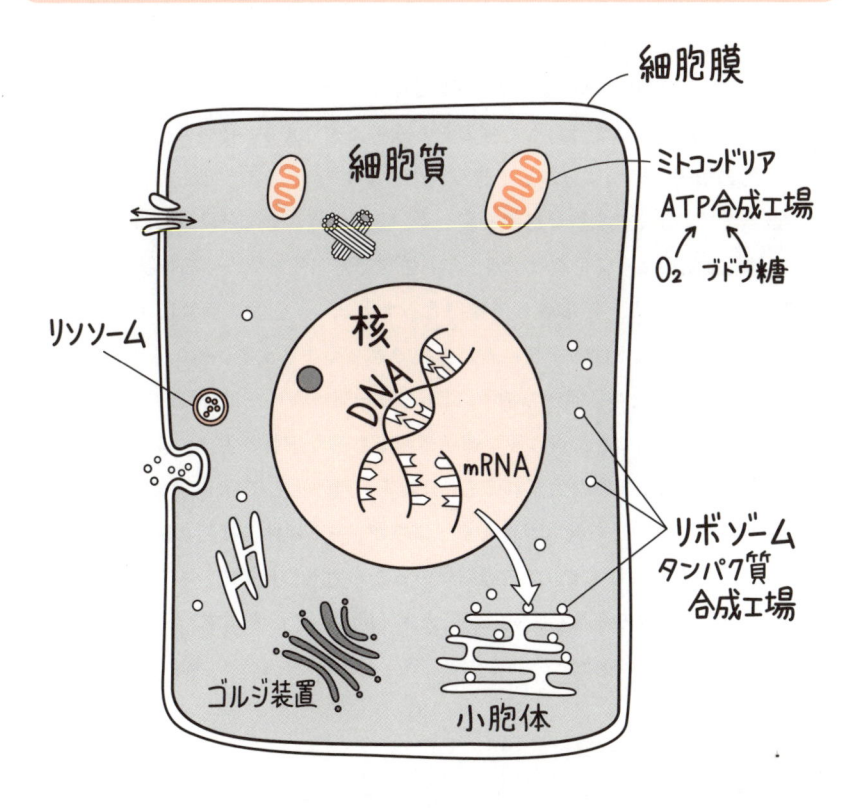

- 細胞膜
- 細胞質
- ミトコンドリア　ATP合成工場　O_2　ブドウ糖
- リソーム
- 核　DNA　mRNA
- リボソーム　タンパク質合成工場
- ゴルジ装置
- 小胞体

1-2. からだの細胞は生まれ変わる？

毎日お肌から落ちるアカを見て、細胞はみんな新しく生まれると思っていませんか？実は常に分裂する細胞は本当に限られた少数派。これはがんを理解することにもつながります。

　人の体細胞の染色体は、対をなす44本の**常染色体**と男女で違う2本の**性染色体**の合計46本からなります。性染色体は、女性はXX、男性はXYです。

　染色体は、細胞が分裂する時にだけ、核の中でDNAとタンパク質が編みこまれて作られます。DNAは**体細胞分裂**の前にコピーされて2倍になるので、体細胞分裂では、元の細胞と全く同じ遺伝情報をもった細胞が2個生まれます。

　体細胞がみんないつも分裂して古い細胞と入れ替わったらどんなにいいでしょうか。脳の神経細胞が生まれ変わればボケないし、お肌もいつまでも若々しいことでしょう。そうでないのは、いつも分裂する細胞が限られているからです。皮膚の表面（表皮）や腸の粘膜の細胞はいつも規則正しく分裂しています。だから定期的にアカが出て、うんちには剥げ落ちた腸の壁の細胞が入ります。骨髄の細胞や思春期以降の男性の精子もいつも分裂して作られています[※]。でもこうした細胞は体の中では少数派です。多くの細胞は普段分裂せず、組織が壊れるなど特別な時だけ分裂します。神経細胞のように分裂せず何十年も生きてただ死んでいく細胞もあります。

　細胞分裂はきちんと制御されて整然と行われます。分裂の回数にも制限があって、通常は決められた回数を超えると分裂できなくなります。その規則が破られてしまったのが**がん**です。何かの拍子にDNAの一部が壊れたり分裂時にコピーミスが起きたりして、顔つきの違う変な遺伝情報をもった細胞が生まれることがあります。通常はそうした細胞が生まれても、分裂を一時停止してDNAを修復したり、悪い細胞を自殺に追い込む機能がはたらきますが、中には体の抑制を振り切って増殖してしまうものもあります。がん細胞はいったん力をつけると、さらに勝手に分裂して増え、正常な体の細胞を壊すほどに大きく広がっていきます。

※精子ができる分裂は減数分裂という。体細胞分裂とは違い、2回分裂が続き、1つの細胞が4個になる過程でDNAのコピーは一度しか行われず、染色体数は半数になる。

✴ 知っておきたいポイント ✴

- 人の体細胞の染色体：46本＝44本（常染色体）＋2本（性染色体）
- 細胞分裂は制御され、常に分裂している細胞は限られる
- がん細胞は体細胞のDNAが変化し勝手に分裂し続けるようになったもの

ヒトの染色体

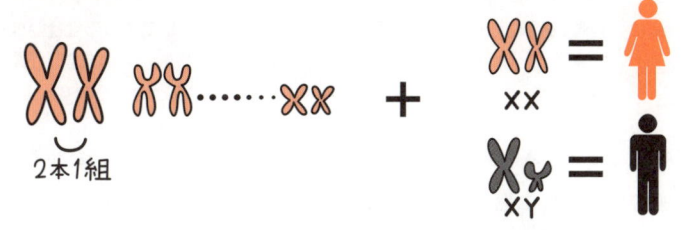

2本1組

46本 ＝ 常染色体（44本＜22組＞） ＋ 性染色体（2本）

XX = 女性
XY = 男性

体細胞分裂の流れ

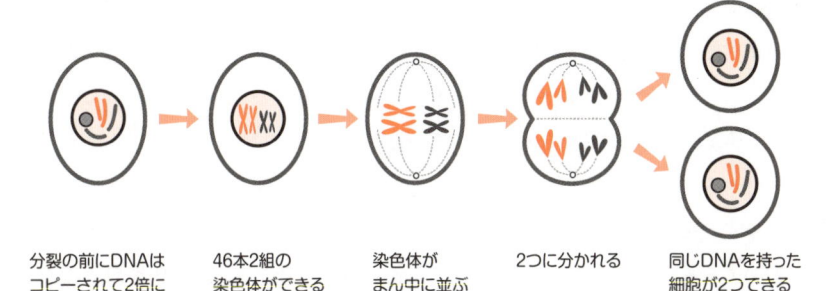

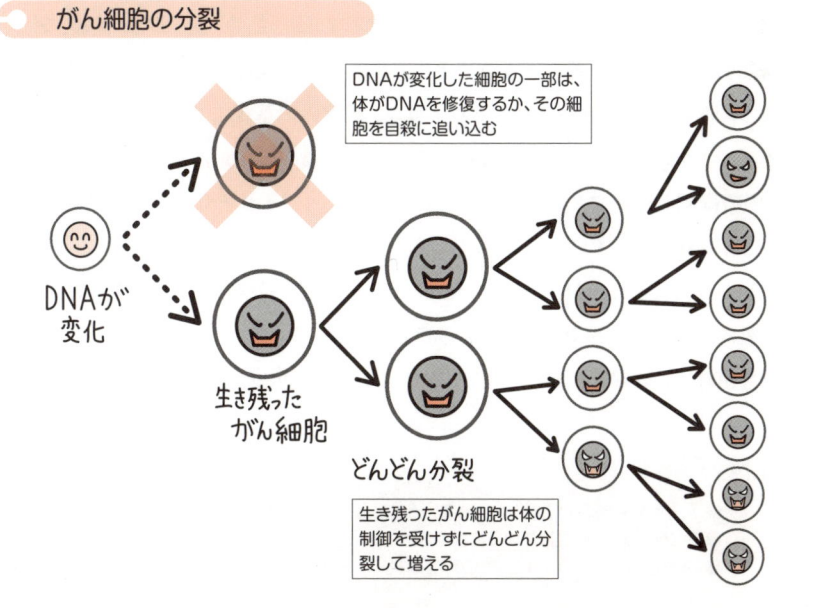

- 分裂の前にDNAはコピーされて2倍に
- 46本2組の染色体ができる
- 染色体がまん中に並ぶ
- 2つに分かれる
- 同じDNAを持った細胞が2つできる

がん細胞の分裂

DNAが変化

DNAが変化した細胞の一部は、体がDNAを修復するか、その細胞を自殺に追い込む

生き残ったがん細胞

どんどん分裂

生き残ったがん細胞は体の制御を受けずにどんどん分裂して増える

第1章 セラピストが知っておきたい「からだのキホン」

1-3. 器官を作る細胞集団…組織とは

経理、人事、販売のような違う部署が一緒にはたらいて1つの会社が成り立つように、体の器官も4つの違う組織が集まって機能しています。がんと癌はどう違う？コラーゲンのある場所は？組織を学ぶとわかります。

　器官を作る組織は基本的に4つ、上皮組織・結合組織・筋組織・神経組織です。

　上皮組織は体の外に面している組織です。細胞がたくさん重なっていたり、1層だったり、平べったい細胞、細長い細胞…いろいろな形がありますが、細胞はみな**基底膜**の上に乗っています。つまり基底膜側が体の内部側ということです。

　皮膚の表面（表皮）が上皮なのはわかりやすいでしょう。その他に、体の中にあるように思えても外と通じている面はみんな上皮組織です。胃腸など消化管の壁も上皮…食べ物は飲み込んでもまだ体の外なのです。鼻から肺への空気の通り道、尿道や膀胱など尿の通り道、膣や子宮や卵管などもみんな上皮組織で覆われています。

　ところで、皮膚癌、胃癌などと違って、脳や筋肉に悪性腫瘍ができても脳癌、筋肉癌といわないのはなぜでしょうか？実は「**癌**」とは、上皮から発生する悪性腫瘍を指します。今は誰でもわかりやすいように、悪性腫瘍をまとめてひらがなの「**がん**」と書いて、上皮でなくても、脳のがん、筋肉のがん、骨がん、白血病を血液のがん、などと表現しますが、正確には、組織の違いによって病名が違うのです。

　結合組織は体の内部を機械的に支える組織です。骨、軟骨、腱、靭帯、筋膜、真皮、脂肪組織など、他に臓器の間を埋める柔らかいものも全部結合組織です。これらがみんな同じ組織？と疑問に思うでしょうが、細胞外の基質にコラーゲン線維（膠原線維）という線維状のタンパク質があるという共通の特徴があります。線維の並び方、中の細胞の種類や基質の成分などの違いによってそれぞれ全く違って見えますが、結合組織なら必ずコラーゲン線維が含まれます。

　筋組織は3種類に分けられます。自分の意志で動く**骨格筋**、内臓や血管の壁を作り自動的にはたらく**平滑筋**、そして心臓の筋肉、**心筋**です。

　神経組織は神経細胞とそれを包んで守りはたらきを助ける支持細胞でできています。

✴ 知っておきたいポイント ✴

- 器官を作る4つの組織：上皮組織・結合組織・筋組織・神経組織
- 上皮組織は外と通じた体の内面や表面を覆う
- 結合組織にはコラーゲン線維が含まれる

上皮組織(例)

体の外 →

表皮など
重層で平たい
基底膜

腸の内面
円柱状で
刷毛みたいな縁

膀胱の内面
横に伸びる

← 体の内部

上皮細胞のあるところ(例)

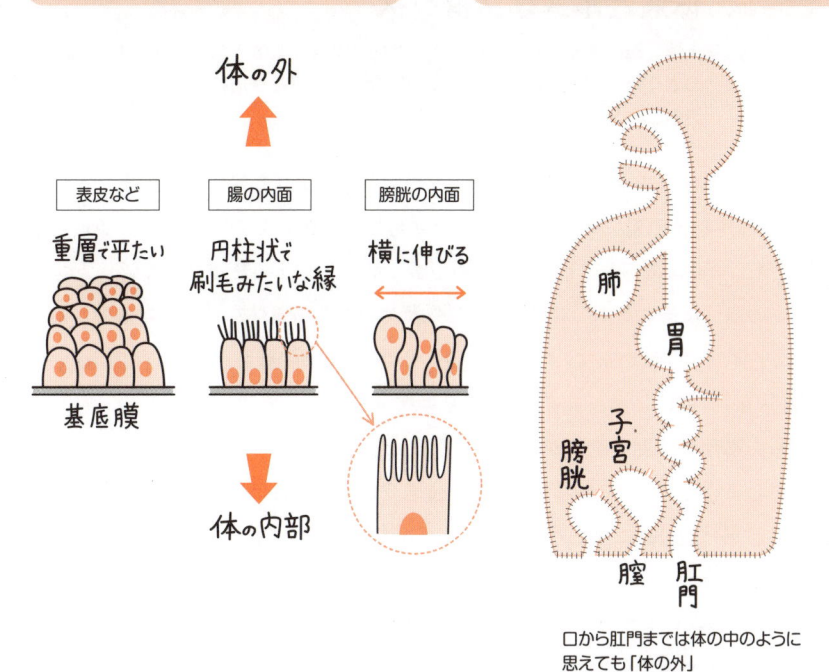

肺 / 胃 / 子宮 / 膀胱 / 腟 / 肛門

口から肛門までは体の中のように
思えても「体の外」

結合組織(例)

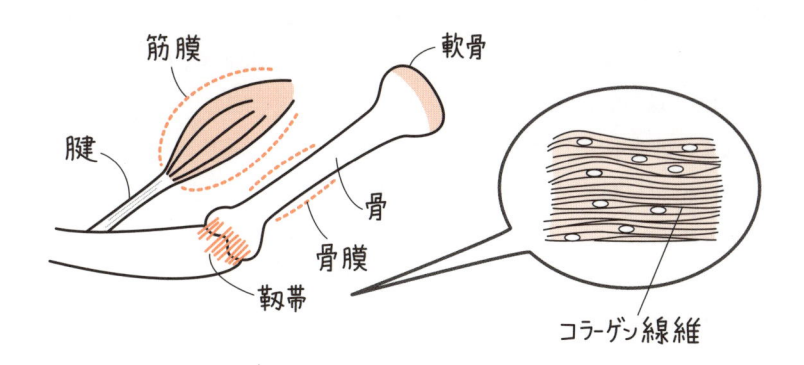

筋膜 / 軟骨 / 腱 / 骨 / 骨膜 / 靭帯

コラーゲン線維

全部ちがって見えても、コラーゲン線維が共通!

1-4. 体液とホメオスタシス

人体を構成する一番大きな要素は何だと思いますか？ 実は水分（体液）なのです。体の半分以上を占める体液の状態が一定に保たれることで、体の細胞の命と活動が支えられています。

成人の体重のおよそ60％は水分からなります。生まれたばかりの赤ちゃんは体重の80％が水分です。筋肉や骨や内蔵などの固形成分よりも水分の方が多いのです。生きていくためにどれほど水分が大切かこのことからも想像がつくでしょう。

体内の水分は単なる水ではなく、中に栄養や電解質や気体など様々なものが溶けていて、**体液**と呼ばれます。体液は大きく分けて2カ所、細胞の中（細胞内液）と細胞の外（細胞外液）にあります。細胞外液は体重の20％くらいを占めます。

もしも私達の周囲の空気が100℃になったり酸素がなくなったりすると人間は死んでしまうでしょう。同様に、細胞が生きていくためには細胞を取り巻く細胞外液の状態が一定範囲に保たれている必要があり、それを自動的に調節するシステムが人体には備わっています。空気や光など私達の個体を取り巻く「外部環境」に対し、体内の細胞が生きる環境つまり細胞外液の状態を「**内部環境**」といい、それが一定範囲に保たれることを「**ホメオスタシス（恒常性）**」といいます。ホメオスタシスは主に自律神経やホルモンで調節され、増えたら減らすというように、常に反対の作用がはたらくようになっている（**負のフィードバック**）ので、内部環境が一定範囲に保たれるのです。このシステムにより、体液の量、ナトリウムなどの電解質濃度、pH、血糖値、体温などが一定範囲内にとどまるように維持されています。

細胞の命を保つ細胞外液はさらに2カ所に分かれて存在します。血管の中（血液中）と血管の外です。血液中の体液は**血漿**（けっしょう）と呼ばれます。細胞の外でなおかつ血管の外にある体液は**間質液**（組織液、組織間液）と呼ばれます。この分類はむくみ（浮腫）（ふしゅ）を理解するためにもとても重要ですからしっかり覚えましょう。

細胞内液と間質液の間、間質液と血漿の間では常に水分の移動があります。それによって細胞は必要なものを取り込み、細胞から排出されたものが血液に入ります。

✴ 知っておきたいポイント ✴

- 体重の約60％は体液からなる
- 内部環境が一定範囲に保たれることをホメオスタシスという
- 細胞外液は「血漿」と「間質液」とに分けられる

体重の半分以上は水分

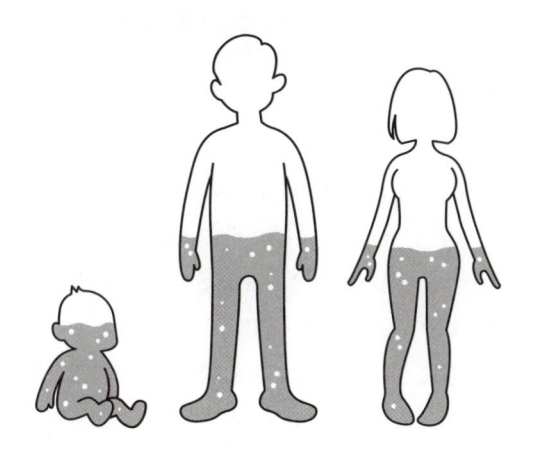

- 新生児は体重の約80％が水分
- 成人は60％程度だが、脂肪が多いほど水分の割合は減るので、通常は女性の方がやや少なめ

体液は3カ所に分かれて存在する

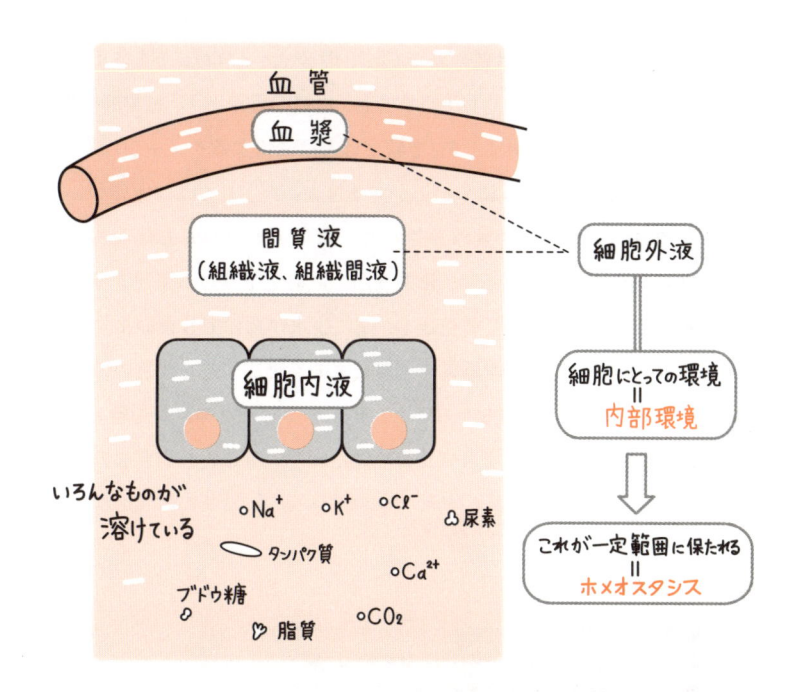

血管
血漿
間質液（組織液、組織間液）
細胞内液

いろんなものが溶けている
○ Na^+　○ K^+　○ Cl^-　尿素
タンパク質
ブドウ糖　○ Ca^{2+}
脂質　○ CO_2

細胞外液
↓
細胞にとっての環境
＝
内部環境
⇩
これが一定範囲に保たれる
＝
ホメオスタシス

第1章 セラピストが知っておきたい「からだのキホン」

1-5. 水と塩分の微妙な関係

高血圧で塩分を控えるのはなぜ？腎不全の人がメロンを食べてはいけない理由は？大汗かいた時に水をたくさん摂るとさらに脱水が進むって？…こうしたことは体液に溶ける電解質を理解すると理解できます。

体液には、ナトリウムやカリウムやカルシウムなど、様々な**電解質**※が溶けていて、それぞれが体液の中で違う分布をしています。例えばカリウムは細胞の中に、ナトリウムは細胞の外に多くあります。この違いを利用して、神経や筋肉の細胞が刺激で興奮するようにできているため、均衡が崩れると大変です。カリウムが細胞外に増えすぎると、少しの刺激で心筋が興奮して細かく震え、心停止することもあります。そういうことが起きないように、普段は尿などで電解質濃度が調節されていますが、腎不全などでそうした機構がはたらかない場合は、カリウムの摂取を制限することがあります。果物・生野菜・刺身を食べるなといわれることがありますが、カリウムは細胞内に多いので、これらの生きた細胞を食べるとカリウムを多く摂ってしまうからいけないということなのです。(熱を通せば大丈夫です)

しょっぱいものを食べるとのどが渇いて水が飲みたくなるのはなぜでしょう？水は濃度の濃い方に移動する性質があるので、塩分（ナトリウム）を多く摂ると水が体内に引き込まれるのです。でもそうすると、血漿(けっしょう)の量が増え、結果的に血圧（血液が血管の壁を押す力）が上がります（血管がぱんぱんになるイメージ）。

このように水はナトリウムについていきますが、ナトリウムは水についてくるわけではありません。下痢や大量の汗で水と一緒にナトリウムも体から失われた場合、水だけをたくさん補給すると、薄まった体液のナトリウム濃度を元に戻すために、体はさらに水分を尿として外に出し、逆に脱水が進んでしまいます。そのため、脱水時はただの水ではなく、電解質を含んだ水分を補給する方が良いのです。

カルシウムが体液中に足りなくなると、筋肉がつったり神経が影響を受けたりします。体液中の電解質のホメオスタシスが保たれていることも重要なのです。

※電解質…水に溶けるとイオンになる物質。イオンは電荷を帯び、陽イオンと陰イオンに分かれる。ナトリウムイオン(Na^+)やカリウムイオン(K^+)は陽イオン

✺ 知っておきたいポイント ✺

- 体液の電解質濃度も一定範囲に保たれていなければならない
- カリウムは細胞内に、ナトリウムは細胞外に多い
- 脱水時は電解質の入った水分を補給する

電解質の分布

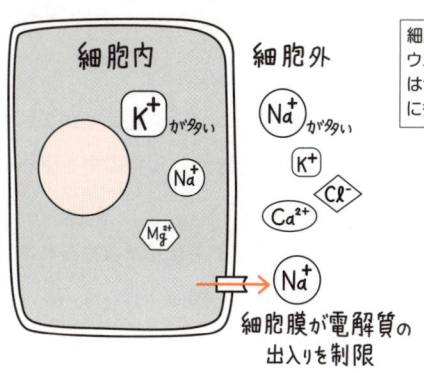

細胞内：K⁺ が多い、Na⁺、Mg²⁺
細胞外：Na⁺ が多い、K⁺、Cl⁻、Ca²⁺

細胞膜が電解質の出入りを制限

細胞膜では、ATPのエネルギーを使ってナトリウムを外にくみ出しているため、通常の状態ではナトリウムは細胞の外に、カリウムは細胞の中に多い

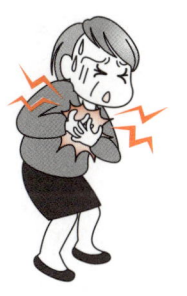

カリウムが細胞外に増えると…心停止することも

ナトリウムと水の関係

しょっぱいものを食べると…
のどが渇き水を飲む

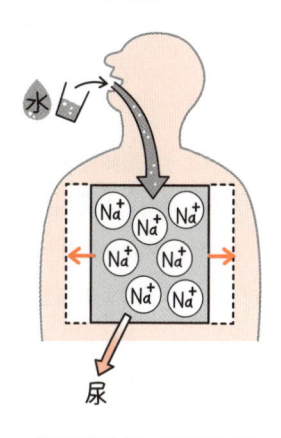

→ 尿

水はナトリウムについていく
体内にNa⁺が増えると水を引き込む
↓
体液が増える

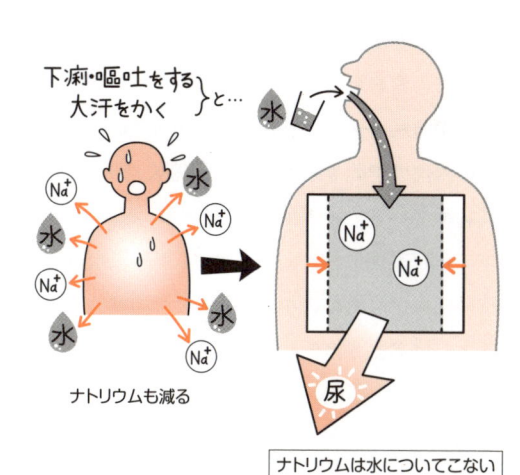

下痢・嘔吐をする
大汗をかく と…

ナトリウムも減る

→ 尿

ナトリウムは水についてこない
体内にNa⁺が少なくなった場合に
水だけを補給すると、さらに脱水が進む

1-6. 臓器を入れる部屋と袋

臓器は体の中にバラバラにつめられているわけではありません。1つの家が各部屋に分かれるように、体の中はいくつかの空間に分かれ、整理されて内臓が収められています。

頭と胴体の中には、内蔵が入った部屋がいくつかあります。頭蓋骨で囲まれた頭部の部屋は**頭蓋腔**といい、中に脳が入っています。頭蓋腔から背骨の中を下へ向かう細長い部屋は**脊柱管**と呼ばれ、中に**脊髄**が入っています。

肋骨に囲まれた胸部の部屋は**胸腔**といい、心臓や肺や食道などが収められています。胸腔の底面は横隔膜で仕切られ、その下が**腹腔**です。腹腔には、胃、腸、肝臓、膵臓など、主に消化器が入っています。骨盤の下部（小骨盤）の空間を**骨盤腔**と呼び、骨盤腔に入っている膀胱や子宮や直腸などを骨盤内蔵といいます。

心臓、肺、そして胃腸など消化器の一部は**漿膜**という膜に包まれています。これらの漿膜をそれぞれ心膜、胸膜、腹膜といいます。肺を包む漿膜を肺膜ではなく胸膜と呼ぶことに注意してください。胸膜炎というのは肺に関わる病気なのです。消化器の中には、膵臓や十二指腸のように腹膜の後ろにあって腹膜に包まれていないものがあることも気にとめておいてください。

漿膜は1枚の膜ではなく閉じた袋のようになっていて、その中にサラサラの**漿液**が少しだけ含まれています。そのおかげで漿膜に包まれた臓器が動いても、周囲の器官と摩擦が起きずにすむようになっているのです。

漿膜内部の空間をそれぞれ、心膜腔、胸膜腔※、腹膜腔といいます。胸膜腔や腹膜腔に起きているむくみ（浮腫）が胸水、腹水です。よく病気で胸にお水が溜まった、お腹に水が溜まったといいますが、実際に水が溜まっているのは胸膜腔や腹膜腔という一部の閉じた袋の中です。心膜腔の場合は、中に血液など液体が溜まる事態になると心臓の動きが制限されてとても重症になります。その場合は、余分な液体を心膜腔から除く処置をすぐにしなくてはなりません。

※胸膜腔…臨床では胸膜腔も胸腔と表現するため混乱がある。胸腔という用語を見た時は、本来の胸腔と胸膜腔、どちらの意味で使われているかそのつど考える必要がある。

✴ 知っておきたいポイント ✴

- 頭蓋腔・脊柱管・胸腔・腹腔・骨盤腔に内臓が入っている
- 心臓、肺、消化器の一部はそれぞれ心膜、胸膜、腹膜に包まれる
- 胸水と腹水はそれぞれ胸膜腔と腹膜腔に溜まった液体である

内蔵を入れる部屋

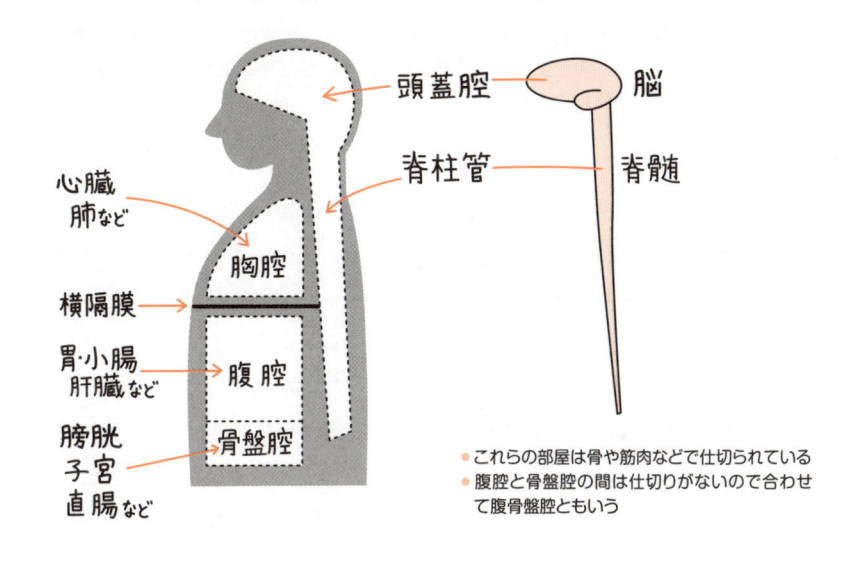

- 頭蓋腔 — 脳
- 脊柱管 — 脊髄
- 胸腔（心臓、肺など）
- 横隔膜
- 腹腔（胃・小腸、肝臓など）
- 骨盤腔（膀胱、子宮、直腸など）

- これらの部屋は骨や筋肉などで仕切られている
- 腹腔と骨盤腔の間は仕切りがないので合わせて腹骨盤腔ともいう

3つの漿膜　胸膜・心膜・腹膜

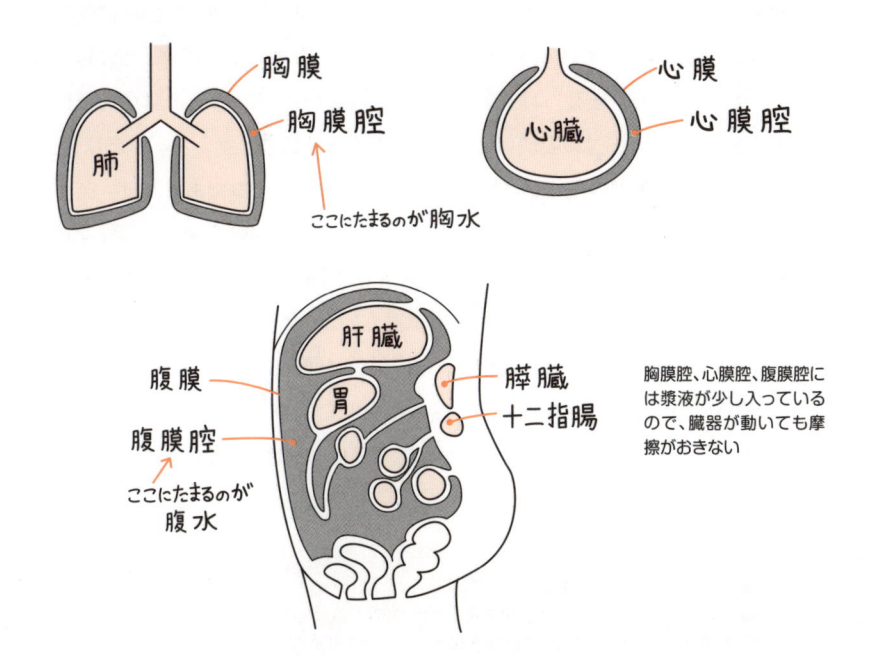

- 肺 — 胸膜、胸膜腔
- ここにたまるのが胸水
- 心臓 — 心膜、心膜腔
- 肝臓、胃、膵臓、十二指腸
- 腹膜、腹膜腔
- ここにたまるのが腹水

胸膜腔、心膜腔、腹膜腔には漿液が少し入っているので、臓器が動いても摩擦がおきない

第1章　セラピストが知っておきたい「からだのキホン」

1-7. 医学で使うからだの呼び名

医学では脚を「足」とはいいません。少しとっつきにくくても、医療者と話したり専門書を読んで自分で理解できるようになるために、医学で使う体の専門用語も覚えましょう。

医学では、人体を大きな幹から4本の枝が出ている木のような形にみたて、頭・首・胴体を体幹、そこから突き出た腕や脚を体肢・四肢（**上肢**と**下肢**）といいます。上肢は、肩から肘までを上腕、肘から手首までを前腕、手首から先を手といいます。日本語の「手」は腕も指しますが、医学で手といったら手首より先の部分しか指しません。同様に下肢も膝と足首を境に、大腿、下腿、足に分けられます。

体の方向は「手掌（てのひら）を前に向けてまっすぐ立っている姿」を基本として表します。上は頭側、前はお腹側、内側というのは上肢を例にするとわきの下から小指側に沿った部位のことです。さらに、体の中心に近い方を**近位**、遠い方を**遠位**といいます。例えば手は前腕より遠位にあるということになります。体の断面は3方向、縦に切った面が**矢状面**、向き合った面が**前頭面**、横に切った面が**水平面**（横断面）です。画像検査のCTスキャンやMRIではこうした体の断面の写真が撮られます。

聞き慣れない体の部位名もいくつか覚えましょう。大腿の前の付け根は鼠径部、お尻は殿部と呼びます。くぼみを表す言葉は「窩」で、わきの下は腋窩、膝の裏は膝窩です。肘窩の反対側（後面）は肘頭、くるぶしは内果と外果…これらは骨の部位名でもあります。残りの部位の名前は骨や筋肉を見ながら自然と覚えていきましょう。

医学では特殊な漢字の使い方、読み方をするものがいくつかあります。例えば「腔」は「こう」と読む漢字ですが、医学では「くう」と読み、胸腔、鼻腔、口腔などといいます。体の中の糸状のものは布などと区別して「繊維」ではなく「**線維**」という漢字を使います。神経線維、筋線維、膠原線維（コラーゲン線維）などと書きます。クビには首の字は使わず頚（頸）を使い、首の部位は頚部、そこの背骨は頚椎です。「肉芽」（組織が損傷した部位に増殖する結合組織）は、通常は「にくが」でなく「にくげ」と読みます。「発赤」（皮膚が赤くなること）は「ほっせき」と読みます。

✴ 知っておきたいポイント ✴

- 体は、体幹、上肢、下肢に分けられる
- 上肢は上腕・前腕・手、下肢は大腿・下腿・足からなる
- 手掌を前に向けて直立した姿勢を基本にして方向を表す

基本となる体位

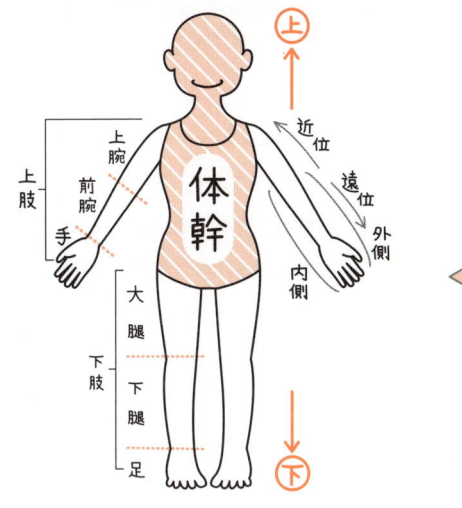

上肢／上腕／前腕／手
体幹
下肢／大腿／下腿／足
上・近位・遠位・外側・内側・下

手のひらを前に向けて直立した姿勢で、上・下、内・外などの方向を表す

体の断面

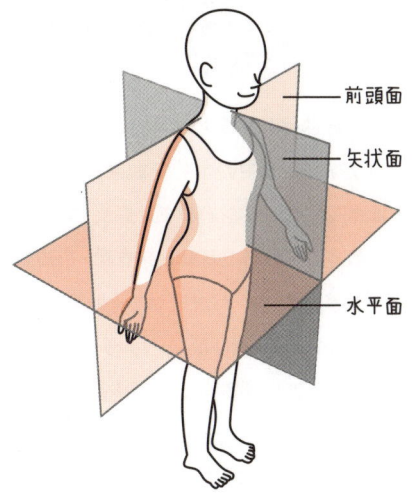

- 前頭面
- 矢状面
- 水平面

医学で使う人体の名称

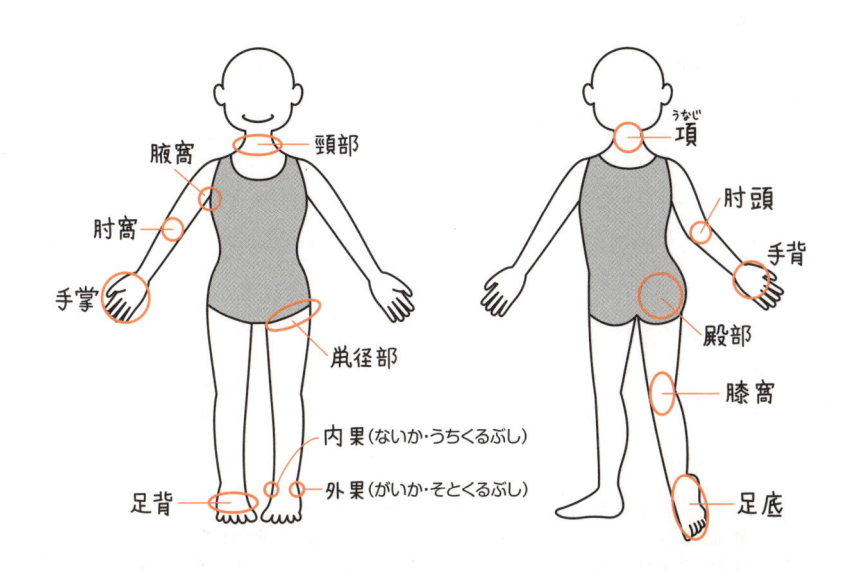

- 腋窩
- 頸部
- 肘窩
- 手掌
- 鼠径部
- 内果（ないか・うちくるぶし）
- 外果（がいか・そとくるぶし）
- 足背
- 項（うなじ）
- 肘頭
- 手背
- 殿部
- 膝窩
- 足底

2. からだをめぐる「流れ」のしくみ 循環器系・リンパ系

2-1. 血液とは何か？

赤くどろりとした血液の正体は、いろいろな物質が溶けた水分の中に、3種類の細胞が浮いているものです。その液体も細胞も、それぞれの役割をもっています。

血液はその半分以上（約55％）が水分で、水分の中に細胞と細胞の断片が浮いています。血液中の水分を**血漿**（けっしょう）といい、細胞成分は**血球**といいます。血漿のほとんどは水ですが、タンパク質、脂質、糖質、電解質、老廃物など様々なものが中に溶けています。一方の血球は、赤血球・白血球・血小板の3種類に分けられます。

血漿中のタンパク質は、それ自体が栄養源となる以外にも、ホルモンやコレステロールなどの運び屋でもあります。その他にもタンパク質ごとの役割があります。例えば、アルブミンは量が多いので、毛細血管を出入りする水の量を調節していて、少ないとむくみを起こします。γ（ガンマ）グロブリンは免疫グロブリンとも呼ばれ、病原体と戦う抗体です。フィブリノゲンは血液凝固と関わります。

赤血球は全身の細胞に酸素を届ける役割を担っています。赤血球の中には**ヘモグロビン**という酸素と結び付く赤い色素がたくさんあります。人間の血液が赤いのは赤いヘモグロビンの詰まった赤血球が全血球の体積のほとんどを占めているからです。ヘモグロビンが赤いのは中に鉄が入っているからです（錆びた鉄は赤いでしょう？）。「貧血」と「鉄分」との関係はここにあります。

白血球は病原体などの異物から体を守る兵隊です。白血球はさらにいくつかの種類に分類され、それぞれが違った戦い方をします。

血小板は細胞がバラバラになった断片です。血管が破れた時にそこに集まって穴を塞いで止血したり、血液を凝固させるシステムに関わります。

血球を作ることを**造血**といいます。造血は赤色骨髄（せきしょくこつずい）の中で行われ、**造血幹細胞**（ぞうけつかんさいぼう）という細胞が、それぞれの血球に分化します。赤血球も白血球も血小板も、同じ親から生まれた、顔や性格の違う兄弟のようなものなのです。だから骨髄の病気では、全ての血球が影響を受けて、貧血や感染症や出血傾向が起きることがあります。

✶ 知っておきたいポイント ✶

- 血液は液体成分の血漿と細胞成分の血球からなる
- 血漿タンパク質は、栄養、運搬の他に浮腫や生体防御や血液凝固に関与する
- 赤血球は酸素運搬、白血球は生体防御、血小板は止血・血液凝固に関わる

血液のキホンのレシピ

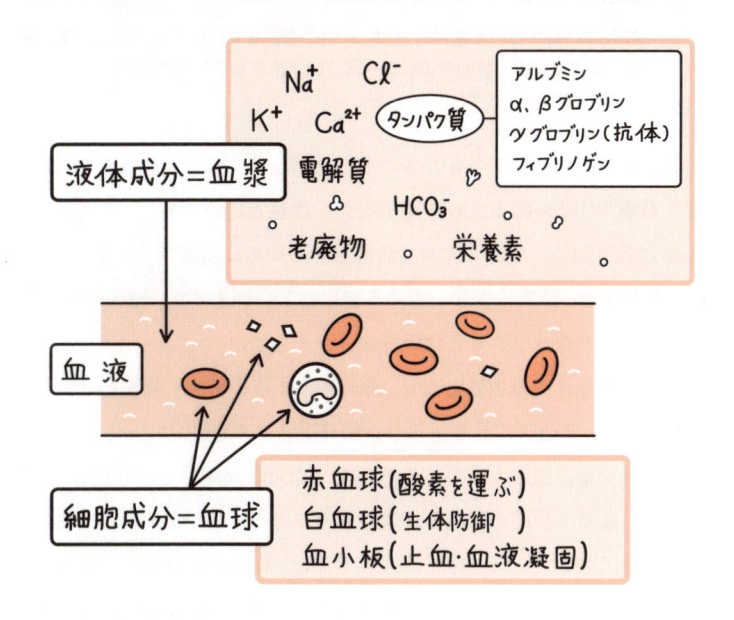

液体成分＝血漿

- 電解質: Na^+, Cl^-, K^+, Ca^{2+}, HCO_3^-
- タンパク質: アルブミン、α、βグロブリン、γグロブリン（抗体）、フィブリノゲン
- 老廃物
- 栄養素

血液

細胞成分＝血球
- 赤血球（酸素を運ぶ）
- 白血球（生体防御）
- 血小板（止血・血液凝固）

赤色骨髄で血球を造る（造血）

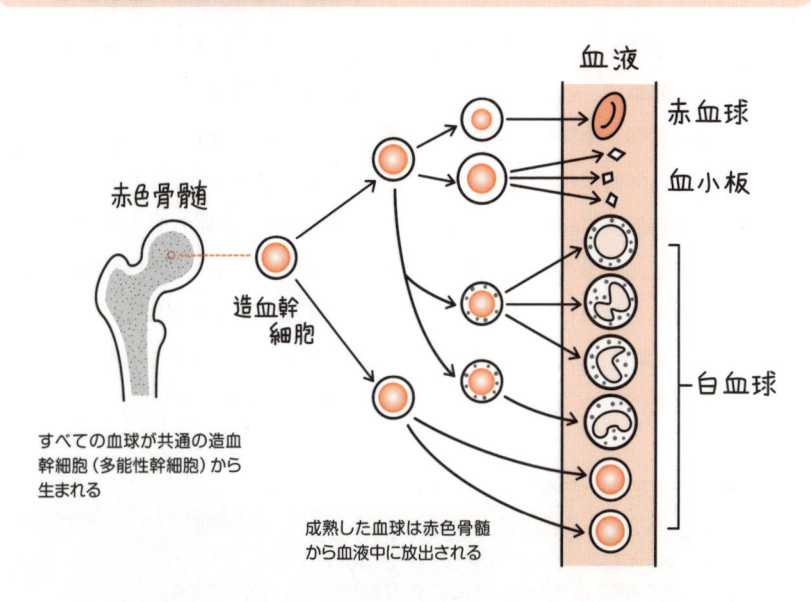

血液 → 赤血球、血小板、白血球

赤色骨髄 → 造血幹細胞

すべての血球が共通の造血幹細胞（多能性幹細胞）から生まれる

成熟した血球は赤色骨髄から血液中に放出される

2-2. 全身を巡って戻る血液の道

血液は心臓から出て全身を巡り、細胞と物資をやり取りし、再び心臓に戻ってきます。動脈と静脈の違い、一言でいえますか？血液が体内を一回りする経路を学びましょう。

血液は心臓を中心に、ぐるぐると体の中を循環しています。心臓から出る血液を運ぶ血管を**動脈**、心臓へ戻る血液を運ぶ血管を**静脈**といいます。この動脈と静脈のシンプルな定義を知っていることは、混乱しないために重要です。なぜなら、酸素の多い血液を**動脈血**、酸素の少ない血液を**静脈血**といいますが、動脈の中を動脈血、静脈の中を静脈血が流れているとは限らないからです。

心臓から出た動脈は**毛細血管**となり、体のすみずみの細胞と物質のやり取りをした後に、静脈となって心臓に戻る―これが繰り返されます。

ある部位に動脈から血液が過剰に流れ込んで血液が充満している状態を**充血**、静脈の流れが悪い箇所の手前の臓器の血管に血液が溜まっているのが**うっ血**です。

動脈の壁は厚く弾力があり、静脈は薄いですが、両方とも真ん中に平滑筋の層を含む3層からできていて、血液を運ぶ専門職です。切れたりしない限り動脈や静脈から血液の成分が外に出ることはありません。一方、毛細血管は細胞と物質をやり取りするので、壁は一層の薄い細胞（内皮細胞）の層だけでできています。

体内で血液が巡るシステム（循環）は2つあります。心臓と全身の細胞との間を巡る**体循環**（大循環）と、心臓と肺との間を巡る**肺循環**（小循環）です。

血液が運ぶ重要な物質の1つが酸素です。体循環では、心臓から酸素の多い動脈血が動脈によって運ばれ、毛細血管から全身の細胞に酸素が届けられた後、酸素の少なくなった静脈血が静脈で戻ってきます。肺循環では、酸素の少ない静脈血が心臓から動脈によって肺の中の毛細血管に送られます。血液はそこで肺の壁（肺胞）を通して酸素を受け取り、動脈血となって静脈で心臓に戻ります。つまり肺循環では、動脈の中を静脈血が、静脈の中を動脈血が流れているのです。心臓から肺へ行く動脈を肺動脈、肺から心臓へ戻る静脈を肺静脈といいます。

✻ 知っておきたいポイント ✻

- 血液の巡り：心臓→動脈→毛細血管→静脈→心臓
- 体循環は心臓と全身、肺循環は心臓と肺との間のやり取り
- 動脈で過剰に血液が流れ込むと充血、静脈が流れないとうっ血する

循環のキホン

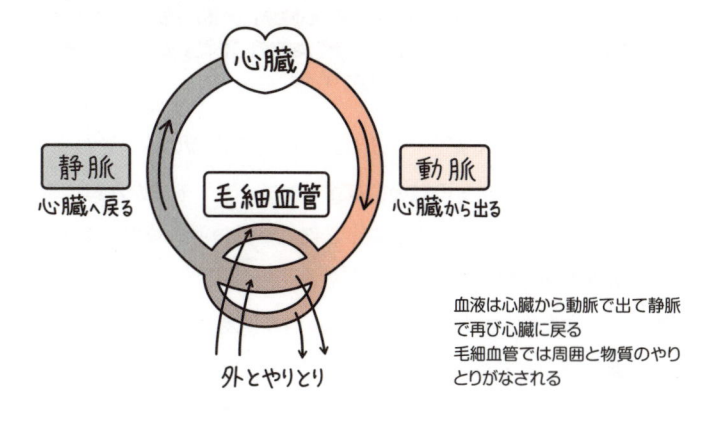

心臓
静脈 — 心臓へ戻る
動脈 — 心臓から出る
毛細血管
外とやりとり

血液は心臓から動脈で出て静脈で再び心臓に戻る
毛細血管では周囲と物質のやりとりがなされる

体循環と肺循環

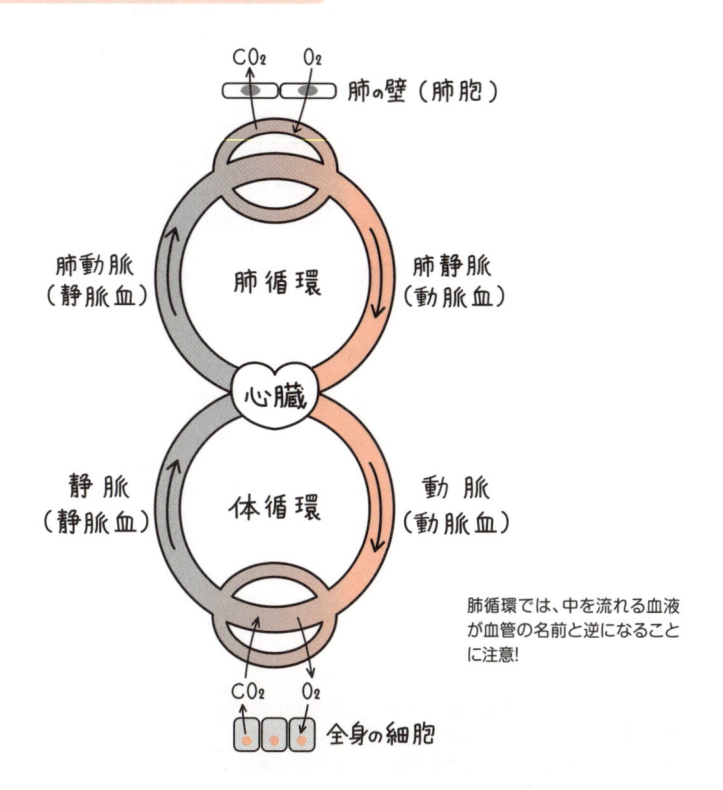

CO_2　O_2
肺の壁（肺胞）

肺動脈（静脈血）
肺循環
肺静脈（動脈血）

心臓

静脈（静脈血）
体循環
動脈（動脈血）

CO_2　O_2
全身の細胞

肺循環では、中を流れる血液が血管の名前と逆になることに注意！

第1章　セラピストが知っておきたい「からだのキホン」

2-3. 命を保つ心臓のはたらき

心臓は血液を送り出すポンプです。心臓が止まると細胞は酸素や栄養を受け取れず生きていけません。この大切な臓器は体の真ん中にあります。ドキドキする左にあるんじゃないんです。

握りこぶしを作って見てください。それがあなたの心臓のおよその大きさです。心臓は胸部の中央あたり、左右の肺の間にあります。ドキドキが左胸に感じられるのは、心尖という心臓の左前下の少し尖った部位が浅い所に位置していて、心臓の拍動ごとに皮膚を下からコツコツ叩くからです。

心臓は右心房・右心室・左心房・左心室の4つの部屋に分かれています。全身を巡った血液は大静脈から右心房に戻り、右心室へ行って肺動脈で肺に送り出されます。肺で酸素をもらった血液は肺静脈で左心房に戻り左心室へ移動して大動脈から全身に送り出されます。心房には静脈が入り心室からは動脈が出る、右心には静脈血、左心には動脈血が流れます。心房と心室の間、心室から動脈への出口には弁がついていて血液の逆流を防いでいます。このように心臓の役割はポンプとして血液を送り出すことですが、充分な血液を送り出せない（心不全）と、肺がうっ血して呼吸困難が起きたり、全身から戻る静脈がうっ血して体がむくんだりします。

心臓は神経に指示されなくても自分だけで一定のリズムで動く能力をもっています。これは心筋の中に**特殊心筋**という刺激を伝える細胞群があって、残り全部の心筋の指揮をとり、一緒にリズミカルに収縮させるからです。特殊心筋の指揮系統を刺激伝導系といい、最初に指揮棒を振って心房から心室へリズムを伝えるのが、右心房にある洞房結節（ペースメーカー）です。

心臓は生きるために心臓自身にも血液を送っています。その動脈が**冠状動脈**です。冠状動脈の枝はそれぞれ独立した担当部位があるので、ある枝の血液が流れないとその先の細胞が影響を受けます。冠状動脈の枝が一時的に流れず胸痛が起きるのが**狭心症**、結果として細胞が壊死※してしまったのが**心筋梗塞**です。

※壊死…細胞や組織が死ぬこと。個体の「死」と区別して使う。

★ 知っておきたいポイント ★

- 心臓の4部屋と血液の流れ：右心房→右心室→（肺）→左心房→左心室
- 刺激伝導系によって心臓は自動的にリズムをとって動く
- 心臓に酸素を送る動脈（栄養動脈）は冠状動脈という

心臓の位置

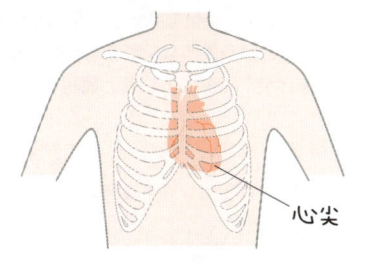

心尖

心臓は冠状動脈で養われる

心臓の構造と血液の流れ

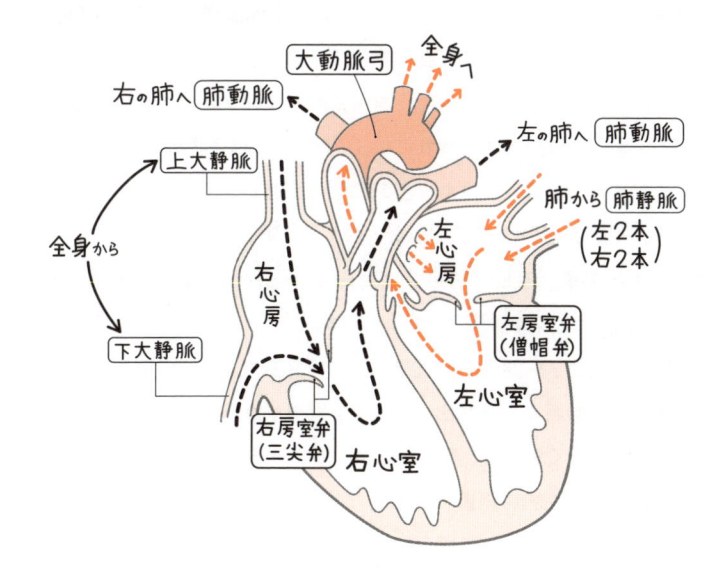

右の肺へ 肺動脈
大動脈弓
全身へ
左の肺へ 肺動脈
上大静脈
全身から
肺から 肺静脈
（左2本）
（右2本）
下大静脈
右心房
左心房
左房室弁（僧帽弁）
右房室弁（三尖弁）
左心室
右心室

刺激伝導系

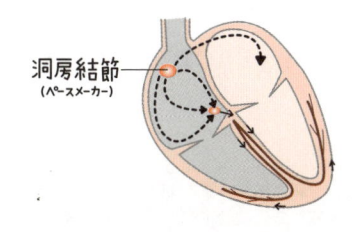

洞房結節（ペースメーカー）

洞房結節をはじめとした特殊心筋という細胞群が心臓全体を規則的なリズムで動かす

2-4. 主な動脈の名前を覚えよう

頭皮を擦りむいても脳の血管は大丈夫と自信をもっていえるでしょうか？
動脈は細胞に酸素や栄養を届けるという重要な役割をもっています。脈を
とったり止血したり、動脈の名前や走行を知っていると便利です。

　全身へ行く動脈は心臓から出発して体のすみずみまで行きます。その時、同じ血管なのに場所によって名前が変わることがあります。走行経路だけではなく、その血管のある部位も名前からわかるようになっています。

　心臓から出る太い動脈の本幹を**大動脈**といいます。上行大動脈、左へターンする大動脈弓、下行大動脈は横隔膜までを胸大動脈、腹腔では腹大動脈といいます。

　大動脈弓から出ている枝は左右非対称で、右の腕頭動脈、左の総頸動脈と鎖骨下動脈の3本です。腕頭動脈はすぐ左と同様の2本に分かれます。**総頸動脈**は頭頸部へ行く枝で、顎の下あたりで脳へ行く内頸動脈と顔面や頭皮へ行く外頸動脈に分かれます。脳へ行く内頸動脈は守られていて、眼球へ行く眼動脈以外の枝は一切出さずに脳に入ります。つまり、頸より上の顔面や頭皮の動脈は全て外頸動脈の枝で、脳の内部へ行く動脈とのつながりはないのです。**鎖骨下動脈**は上肢へ行く枝で、腋窩動脈から上腕動脈、そして前腕では橈骨動脈と尺骨動脈に分かれ、掌で2層のアーチ（浅掌動脈弓と深掌動脈弓）を作ります。

　体幹の筋肉や皮膚、胸部の肺や食道、腹部の腎臓や卵巣・精巣などへは左右対称に胸大動脈と腹大動脈から枝が出ています。胃腸や肝臓など左右対称に配置されていない腹部内臓へ行く動脈は、腹大動脈から対にならずに出て行きます。

　腹大動脈は下方で左右の**総腸骨動脈**となり、骨盤内に行く内腸骨動脈と下肢へ行く外腸骨動脈に分かれます。外腸骨動脈は大腿動脈、膝の裏を通る膝窩動脈、下腿で前脛骨動脈・後脛骨動脈に分かれて足まで行き足背動脈のアーチを作ります。

　動脈は基本的に体の深部にあることで守られていますが、所々で浅い場所を通るので、そこで皮膚から動脈の拍動に触れられます。主に脈を触れる場所は、こめかみ、頸、肘窩、手首、鼠径部、膝窩などです。それぞれの動脈名を覚えましょう。

✺ 知っておきたいポイント ✺

- 大動脈：心臓→上行大動脈→大動脈弓→胸大動脈→腹大動脈
- 内頸動脈は脳へ行く動脈で、顔面や頭皮への外頸動脈とは頸で分かれる
- 鎖骨下動脈は上肢へ、外腸骨動脈は下肢へ行く動脈

全身の主な動脈

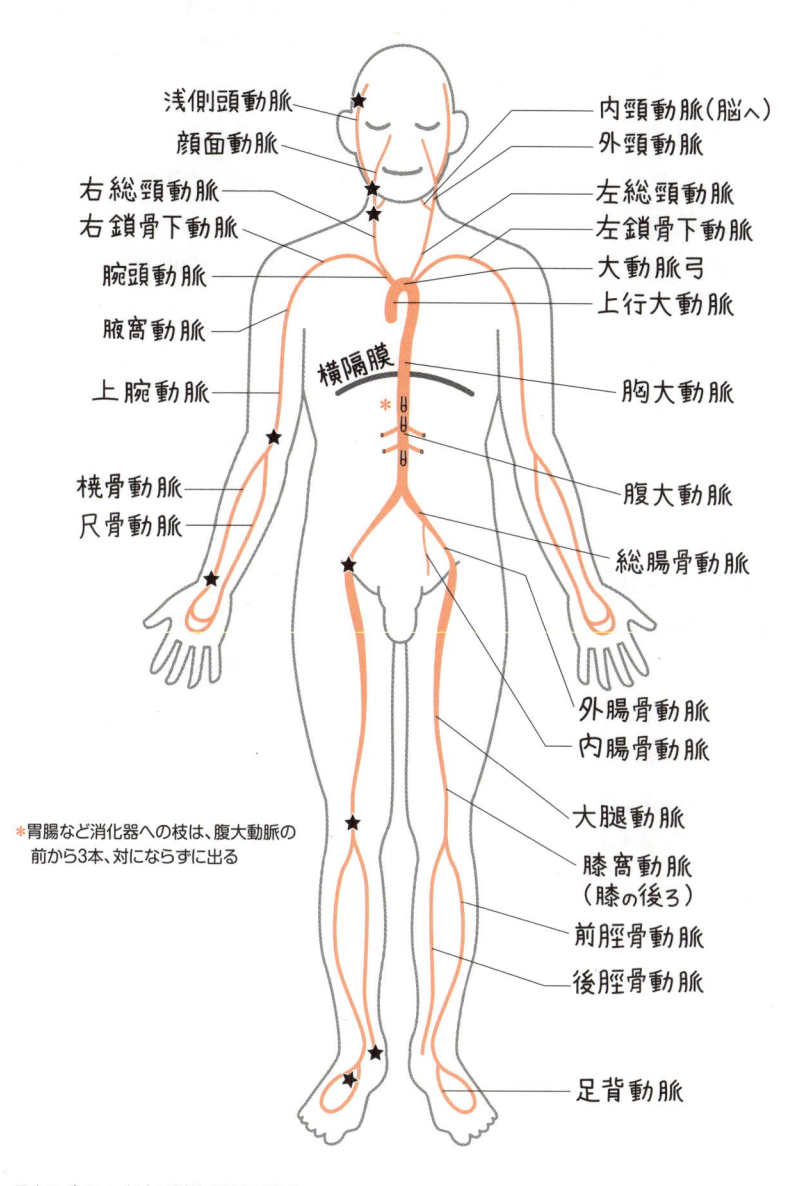

浅側頭動脈
顔面動脈
右総頸動脈
右鎖骨下動脈
腕頭動脈
腋窩動脈
上腕動脈
橈骨動脈
尺骨動脈

内頸動脈（脳へ）
外頸動脈
左総頸動脈
左鎖骨下動脈
大動脈弓
上行大動脈
横隔膜
胸大動脈
腹大動脈
総腸骨動脈
外腸骨動脈
内腸骨動脈
大腿動脈
膝窩動脈（膝の後ろ）
前脛骨動脈
後脛骨動脈
足背動脈

＊胃腸など消化器への枝は、腹大動脈の前から3本、対にならずに出る

図中のポイント（★）は脈拍の触れる部位

第1章 セラピストが知っておきたい「からだのキホン」 31

2-5. 主な静脈の名前を覚えよう

> 皮膚のすぐ下に透けて見える血管は、なんだかみんな青っぽい色をしていて、脈を計れません…実はこれは全部静脈血が入った静脈なのです。静脈は壁が薄いので中の血液が透けて見えています。

　全身から心臓へ帰る静脈の走行は2系統あります。動脈と同様に体の深部を走る**深部静脈**と、動脈にはない経路で全身の皮膚のすぐ下を走る**皮静脈**です。皮静脈は最終的に深部静脈に合流して心臓に戻ります。

　深部静脈の多くは動脈とほぼ同じ場所を走り、動脈と同じ名前がついています。上腕静脈、大腿静脈など、これらは動脈の名前と一緒に覚えられますね。動脈と大きく違う深部静脈には、心臓（右心房）に直接入る上大静脈と下大静脈（1-2-3）、左右対称にある腕頭静脈などがあります。内頸静脈が鎖骨下静脈と合流する部位を**静脈角**といいます。静脈角はリンパの流れを理解するのに重要な部位です。

　皮静脈は人によって走行が全く違います。指先や掌の静脈パターンは個人認証にも使われていますよね。ですから、およその走行と名前を知っていれば充分です。肘窩の肘正中皮静脈はよく注射をされる場所。大伏在静脈は下腿と大腿の内側を上行して鼠径部で大腿静脈に合流する太い皮静脈です。

　胃腸や膵臓といった消化器からの静脈は、そのまま心臓へは戻らず、必ず肝臓を通過することになっています。つまり、腸で吸収された栄養がそのまま全身を巡ることはないのです。通常の循環では毛細血管は1回しか通りませんが、この場合は毛細血管を2回通ることになります。毛細血管の間の血管を**門脈**といいます。脂肪以外の栄養は腸で吸収されるとまず門脈を通って最初に肝臓へ行き、そこでいろいろな代謝がなされた後に下大静脈から心臓に入り、それから全身を巡ります。

　直接血液に入る静脈注射や点滴と違って、腸から吸収される飲み薬は最初に肝臓で分解されないものを作らないと効きません。でも直腸の下部から来る静脈だけは門脈に入らず普通の静脈の経路で心臓へ戻ります。そのため、お尻（肛門）に入れる座薬は効き目が速く強いのです。

✹ 知っておきたいポイント ✹

- 静脈には深部静脈と浅い皮下を走る皮静脈の2系統がある
- 静脈は最終的に上大静脈か下大静脈へ入って右心房へ戻る
- 胃腸からの血液は門脈を通って肝臓へ行った後に心臓へ戻る

主な静脈の名前

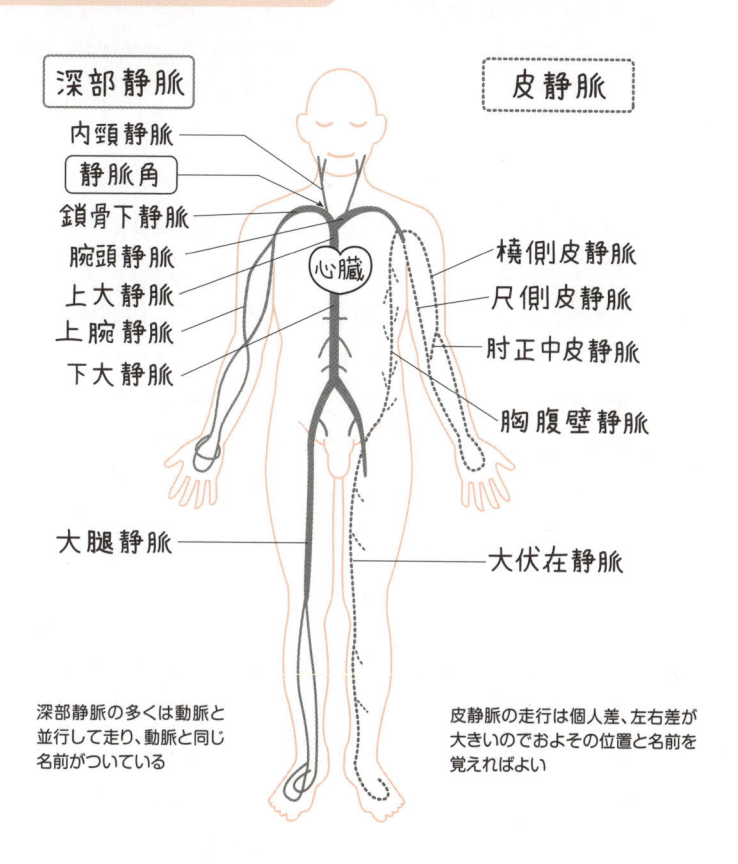

深部静脈
- 内頸静脈
- 静脈角
- 鎖骨下静脈
- 腕頭静脈
- 上大静脈
- 上腕静脈
- 下大静脈
- 大腿静脈

皮静脈
- 橈側皮静脈
- 尺側皮静脈
- 肘正中皮静脈
- 胸腹壁静脈
- 大伏在静脈

心臓

深部静脈の多くは動脈と並行して走り、動脈と同じ名前がついている

皮静脈の走行は個人差、左右差が大きいのでおよその位置と名前を覚えればよい

胃腸と肝臓、門脈の関係

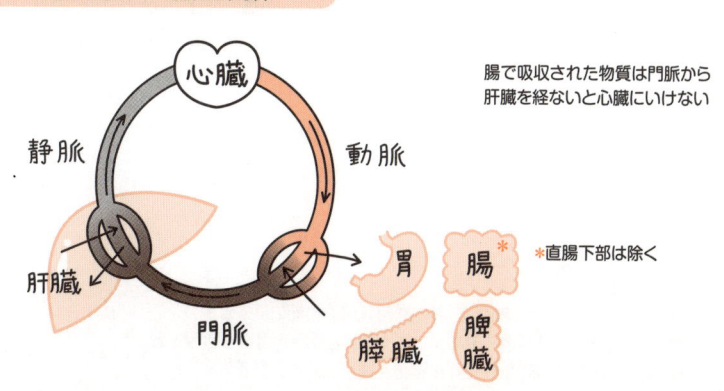

心臓
静脈
動脈
肝臓
門脈
胃
腸*
膵臓
脾臓

＊直腸下部は除く

腸で吸収された物質は門脈から肝臓を経ないと心臓にいけない

第1章 セラピストが知っておきたい「からだのキホン」

2-6. リンパとは何か？

リンパ管のおかげでむくみは解消し、細胞の周囲にある老廃物は除去され、細胞で作られたものは血液に送り届けられます。しかも途中のリンパ節では体に良くない異物を退治してもらえるのです。

リンパ管は間質液を吸い上げて血液の循環の中に入れるための通路です。毛細血管や細胞から間質にしみ出た間質液の一部は毛細血管に直接戻りますが、残った間質液はリンパ管によって吸い上げられることで静脈の中に戻っていきます。また、細胞で作られ間質中に出てきたタンパク質などの大きな分子は毛細血管に直接入ることができないので、リンパ管だけが血液に入る唯一の道となります。間質に存在する細胞の老廃物や異物も、リンパ管が吸い上げることでその場から除去されます。

リンパ管の中を流れる体液は、中にリンパ球（白血球の一種）が多く含まれるので**リンパ（リンパ液）**と呼ばれますが、その正体は間質液と同じです。ただし、腸から来るリンパ管には小腸で吸収された脂肪がたくさん流れています。脂肪は小腸で吸収されると門脈（1-2-5）ではなくリンパ管に入るのです。脂肪が含まれるためにここのリンパは白い色をしていて「乳び」と呼ばれます。腸からのリンパ管が**胸管**という太いリンパ管に合流する袋状の部位を「乳び槽」というのもそのためです。

リンパ管は身体の浅い場所にも深い場所にも全身にくまなく存在します。リンパ管は始めは細く、毛細血管とともに無数にありますが、いくつもの川が合流して大河となっていくように、だんだん集まって太くなっていきます。最終的に鎖骨の根元あたりにある**静脈角**（1-2-5）で静脈に流れ込み、血漿となって心臓に入り全身を流れていくのです。リンパの流れは左右対称ではなく、右上半身のリンパは最終的に右静脈角で静脈に合流します。それ以外の広い範囲、左上半身と両下半身は胸管という腹部からやってくる太いリンパ管に合流して左静脈角で静脈に入ります。

リンパ管の途中には**リンパ節**という関所があり、そこにはリンパ球をはじめとした白血球が大集合していて、細菌などリンパの中を流れてくる異物を血液に入れないように退治しています（1-3-3）。

✴ 知っておきたいポイント ✴

- リンパ管は毛細血管からしみ出た間質液を血液に戻す
- リンパ管は間質液中にあるタンパク質、老廃物や異物を回収する
- リンパ管は小腸で吸収された脂肪を運び血液に入れる

リンパ管と血管の関係

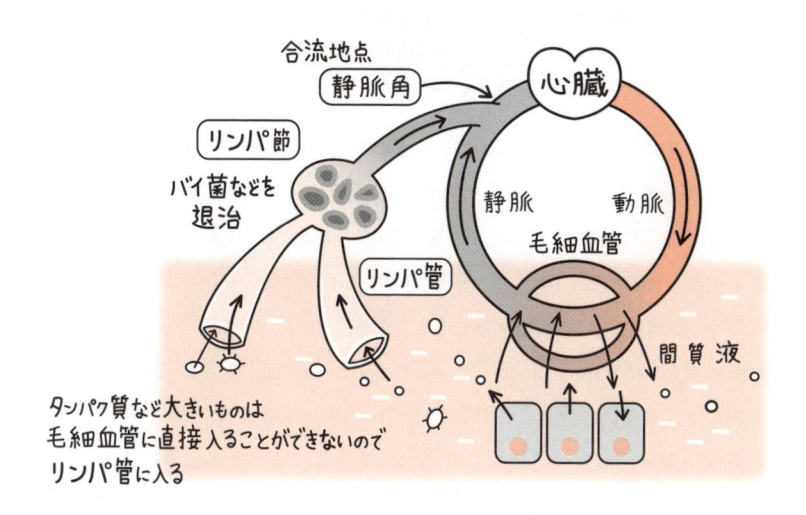

合流地点
静脈角
心臓
リンパ節
バイ菌などを退治
静脈　動脈
毛細血管
リンパ管
間質液

タンパク質など大きいものは毛細血管に直接入ることができないのでリンパ管に入る

全体的なリンパの流れ

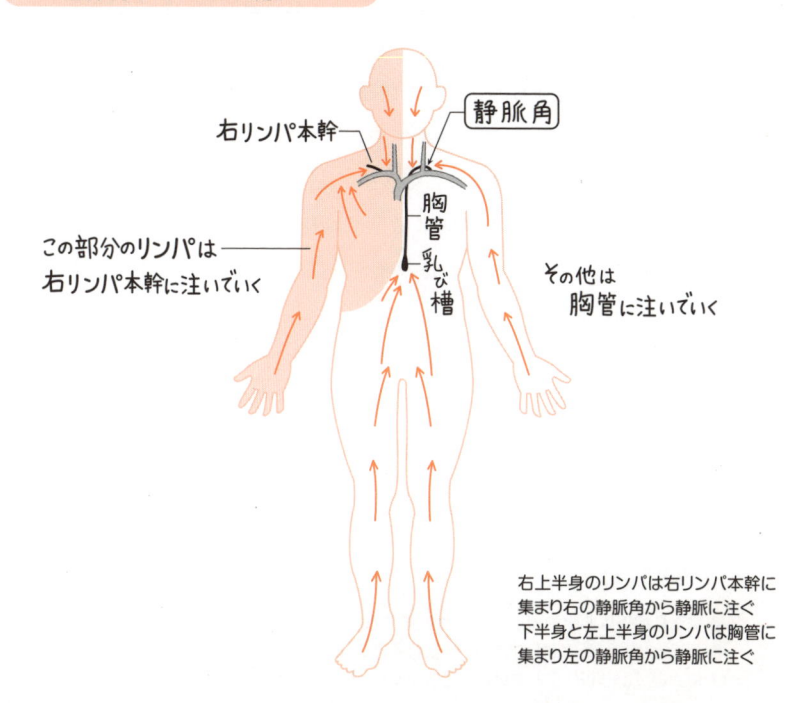

右リンパ本幹
静脈角
胸管
乳び槽

この部分のリンパは右リンパ本幹に注いでいく

その他は胸管に注いでいく

右上半身のリンパは右リンパ本幹に集まり右の静脈角から静脈に注ぐ
下半身と左上半身のリンパは胸管に集まり左の静脈角から静脈に注ぐ

2-7. 血液とリンパ液を流す力

動脈は脈が触れるけれど、静脈はドクドクしないのはなぜでしょう？血液やリンパはどのようなしくみで管の中を流れていくのでしょうか。これがわかると血の巡りを良くし、むくみを解消するヒントにもなります。

動脈の流れの原動力はなんといっても強力な心臓のポンプ圧です。でも、動脈が土管のようなものだったとしたら、例えば立っている人の頭まで下から血液を連続的に送り続けるのは難しいでしょう？動脈の中を血液が流れる秘密は動脈の壁にもあります。太い動脈の壁の中には、平滑筋とともに伸び縮みする**弾性線維**が重なっているので、動脈はとても弾力があります。動脈の壁は、心臓が収縮して血液が送られると膨らみ、心臓が緩んでいる間には自らの壁の弾力で血管を収縮させさらに末端に血液を送ります。このように動脈の中はいつも勢いよく血液が流れています。

動脈は毛細血管に向かって細くなると弾力もなくなり、毛細血管に至る頃には血液の流れはすっかり緩くなり、静脈に届く心臓や動脈の流れの力はわずかです。その上、静脈の壁は薄くて弾力はなく、血液が緩く溜まるようになっています。ですが、静脈には内側に**弁**という血液の流れを助ける便利な装置がついています。弁は逆流防止装置で、血管が押されると中の血液は必ず一方向へ流れます。静脈の中の血液は、弁があるために外から押されると自然に心臓側へと流れていくのです。

その流れを作る大きな力が筋肉の収縮です。これを**筋ポンプ**といい、特に下肢で力強くはたらきます。筋肉が静脈をしごく感じが乳搾りに似ているのでミルキング・アクションともいいます。さらに、呼吸によって胸腔が膨らみ、血液が下から上へ吸い上げられる力もはたらきます。これは**呼吸ポンプ**と呼ばれます。筋肉を使い呼吸をたくさんする運動が血液の流れを良くするのはこのようなしくみのためです。

リンパ管も静脈と同様に、ある程度の太さになると弁がついています。そして筋ポンプや呼吸ポンプの力を借りて流れます。リンパ管と静脈は、体の深部では動脈と接して走行していることが多いので、動脈の拍動によって押されたり、消化管の動き、自律神経による管の壁の調節なども流れの助けになっています。

知っておきたいポイント

- 動脈の血液は心臓の押し出しと動脈壁の弾力で流れる
- 静脈とリンパ管には弁があり、押されることで一方向に流れる
- 静脈とリンパ管の流れを助ける主なものは筋ポンプと呼吸ポンプ

動脈の血液はなぜ流れる？

動脈では心臓のポンプと動脈壁の弾力で血が流れる

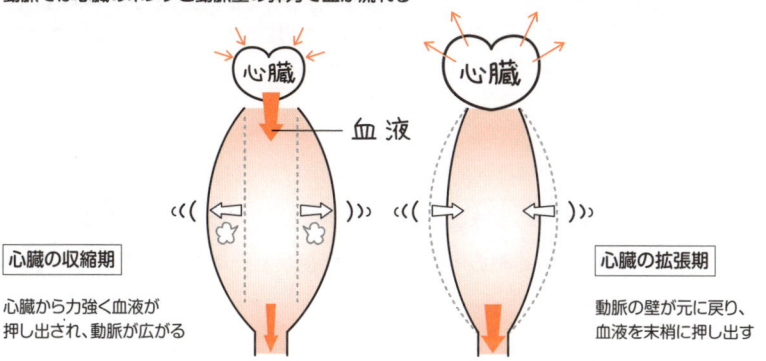

心臓の収縮期
心臓から力強く血液が押し出され、動脈が広がる

心臓の拡張期
動脈の壁が元に戻り、血液を末梢に押し出す

静脈の血液はなぜ流れる？

静脈とリンパ管では筋ポンプと呼吸ポンプがはたらく

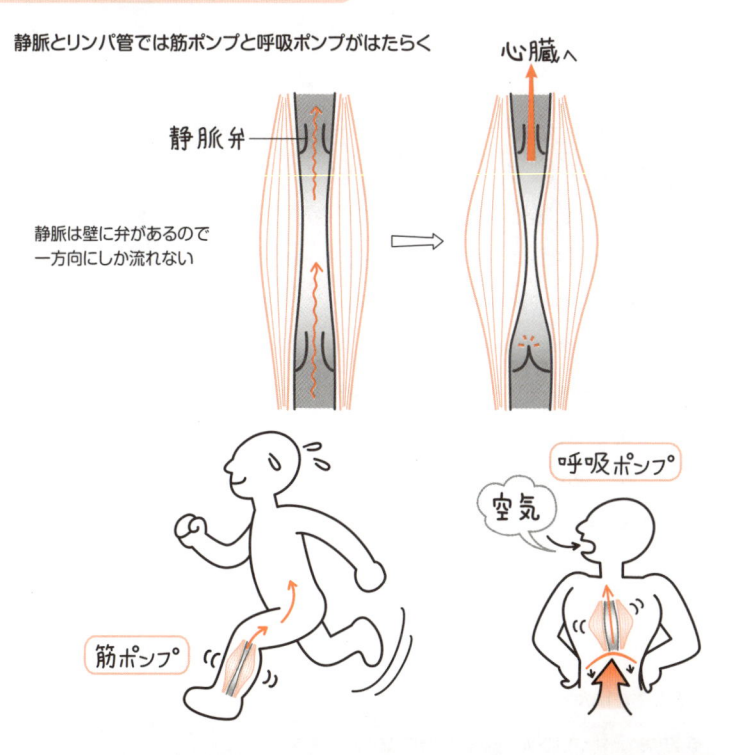

心臓へ

静脈弁

静脈は壁に弁があるので一方向にしか流れない

筋ポンプ
周りの筋が静脈を圧迫して血液が上に流れる

呼吸ポンプ
空気
胸腔が拡大して胸腔内の静脈が広がり、腹腔は横隔膜に押されて圧が高まり、血液は腹腔から胸腔へ吸い上げられる

第1章　セラピストが知っておきたい「からだのキホン」

3. 内側から自分を守るしくみ 免疫系

3-1. 防衛部隊、白血球たちのはたらき

体に病原体が侵入しても、がん細胞が生まれても、白血球という兵隊達が頑張ってくれます。白血球の戦い方は1つではありません。顔が違う仲間がいてそれぞれが違う戦法をもっています。

　体を守る白血球は何種類かに分けられます。細胞内に顆粒を含む**顆粒球**は、染まる染色液の種類（酸性・中性・アルカリ性）によって、**好酸球、好中球、好塩基球**に分けられます。少し大きい**単球**は、血管の外（組織中）に出ると**マクロファージ**と呼ばれる細胞になります。組織の中には他にも、樹状細胞や**肥満細胞**といった血液中とは違う白血球の仲間がいます。**リンパ球**は敵の一部を感じるアンテナがついた白血球で、T細胞、B細胞、そしてNK（ナチュラルキラー）細胞があります。

　これらはそれぞれが違う戦術で戦います。異物が体内に侵入した時に真っ先に出動するのが好中球です。好中球は毛細血管から飛び出しアメーバ運動をして敵に向かっていきます。これを**遊走**といいます。好中球は**貪食**（食作用）といって、敵を食べて片づけます。貪食して細胞内に取り込んだ異物はリソソーム（1-1-1）の消化酵素のはたらきで消化してしまいます。ケガの後にできる膿は、バイ菌とそれを食べた白血球の死骸の山です。さらに貪食するのがマクロファージです。マクロファージとは「大食らい」の意味で、異物を食べた好中球ごと飲み込めるほどの大食漢です。好酸球は寄生虫やアレルギーで増え、好塩基球は炎症と深い関係があります。

　NK細胞は毎日体の中をパトロールして回っています。そして、生まれたてのがん細胞やウイルスに感染した細胞など、本来の自分の細胞と違う細胞を見つけると、それに接近して穴を開けて自滅を促す物質を注入し、細胞をまるごと始末します。がん細胞は誰でも毎日体の中で生まれていますが、こうしてNK細胞が退治してくれているので、みんながんという病気になってしまうわけではないのです。

　これら前線部隊が活躍している間に、別の部隊が着々と組織的な戦闘準備を進めています。それを担うのはT細胞とB細胞のリンパ球で、次の項で示す「免疫」という戦いをします。

✵ 知っておきたいポイント ✵

- 好中球とマクロファージは食作用で異物を除去する
- NK細胞はがん細胞やウイルスに感染した細胞をやっつける
- T細胞とB細胞のリンパ球は免疫を担当する

勇敢な白血球のはたらき

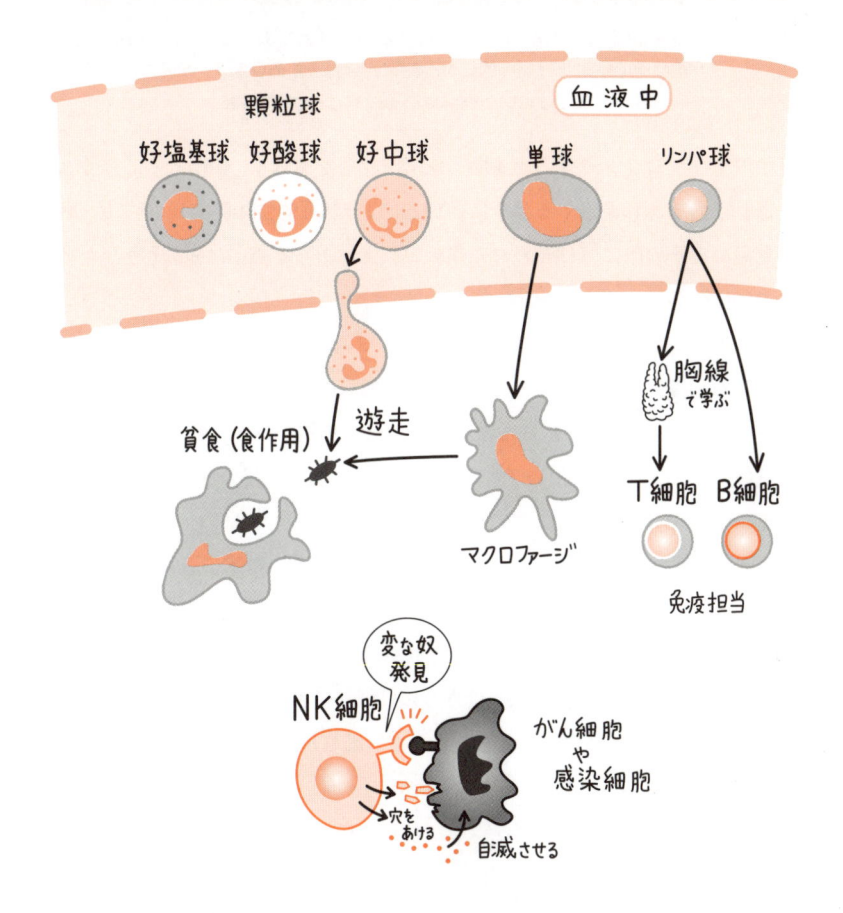

血液中
顆粒球：好塩基球／好酸球／好中球
単球
リンパ球

遊走
貧食（食作用）
マクロファージ

胸線で学ぶ
T細胞　B細胞
免疫担当

変な奴発見
NK細胞
穴をあける
自滅させる
がん細胞や感染細胞

いろいろな白血球とそのはたらき

顆粒球	好塩基球	ヒスタミンを含み炎症に関与
	好酸球	寄生虫と戦う　アレルギーで増える
	好中球	一番数が多く、食作用で戦う
単球（組織中ではマクロファージ）		食作用で戦い、T細胞に報告する
リンパ球	T細胞	胸腺で分化し、細胞性免疫を担う
	B細胞	抗体を作って液性免疫を担う
	NK細胞	ウイルスに感染した細胞やがん細胞を退治

3-2. 強力戦法－免疫という戦い方

> 敵なら何であれ戦うという兵隊ばかりではありません。いったん敵を定めたらその敵とだけ集中的に戦う組織的な戦法があります。準備が遅くて、他の敵はそっちのけという難点はあるけれど…とても強い！

好中球やマクロファージ、NK細胞などは、相手を選ばず、体にとって良くない異物であれば何であれ退治するように戦います（非特異的生体防御）。ですが、戦う相手を見極めてその敵にだけ合わせた作戦で戦えばもっと強いはず。そうした戦いを特異的生体防御＝**免疫**※といいます。

免疫は非常に組織的な戦いです。そのトップに立つのが**ヘルパーＴ細胞**です。Ｔ細胞になる細胞は骨髄を出ると**胸腺**という器官に行き、そこで免疫の仕事を学びます。胸腺は厳しい学校で、きちんと学べなかった細胞はみんな殺され、一握りの優秀な細胞のみが生きて卒業し、Ｔ細胞として全身に出て免疫の指揮をとるのです。

マクロファージは異物を貪食するとその断片を司令官であるヘルパーＴ細胞に差し出します。敵の侵入を知ったヘルパーＴ細胞は、数種の情報伝達物質（サイトカイン）を出し、マクロファージを励まして戦闘態勢を高め、殺し屋担当のＴ細胞にも命令して感染した細胞を破滅させます。これは細胞が細胞をやっつけるので「**細胞性免疫**」といいます。ヘルパーＴ細胞はさらにＢ細胞にも連絡し奮い立たせます。問題の敵に合致する武器（**抗体**）の材料をもったＢ細胞が分裂増殖し、形質細胞に変身し、抗体を作ります。抗体は敵にとりつくと力を奪い、血液中の補体というタンパク質をはたらかせて敵に孔を開けることもできるなど様々な力をもった非常に強力な武器です。この免疫は血漿中の抗体が主役なので「**液性免疫**」といいます。

免疫は発動に数日かかるという欠点があります。でも、記憶担当のＴ細胞とＢ細胞がいて、２度目に同じ敵が来た時にはすぐに出撃します。そのしくみを利用したのが予防接種です。弱めた病原体（**ワクチン**）をあらかじめ体に入れて実戦練習で記憶させ、本物の敵の襲来時には即座に強力な戦闘態勢で臨めるようにするのです。

※免疫……非特異的生体防御を自然免疫、特異的生体防御を獲得免疫ともいう。自然免疫は生まれつき体に備わった防御機構で、白血球以外に粘膜や皮膚の防御作用なども含む。

✦ 知っておきたいポイント ✦

- 免疫（獲得免疫）は特定の異物とのみ戦う生体防御である
- 免疫にはＴ細胞による細胞性免疫と抗体による液性免疫がある
- 予防接種は体に病原体を記憶させ、同じ敵が次に来た時の免疫発動を早める

免疫（特異的生体防御・獲得免疫）のしくみ

細胞性免疫

マクロファージが抗原を食べ、消化し、断片をヘルパーT細胞に差し出す

抗原の侵入を知ったヘルパーT細胞は、数種の情報伝達物質（総称；サイトカイン）で指令を出す

殺し屋のT細胞はウイルスに感染した細胞を始末する

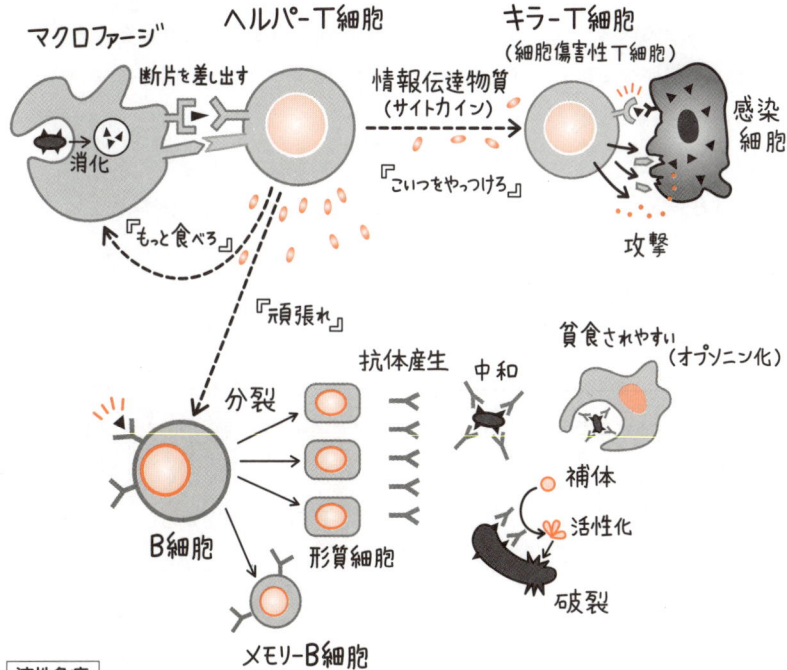

マクロファージ → 断片を差し出す → **ヘルパーT細胞**
消化
『もっと食べろ』

情報伝達物質（サイトカイン）
『こいつをやっつけろ』

キラーT細胞（細胞傷害性T細胞） → 感染細胞 / 攻撃

『頑張れ』

抗体産生 / 中和 / 貪食されやすい（オプソニン化）

分裂 → 形質細胞 / メモリーB細胞
B細胞

補体 → 活性化 → 破裂

液性免疫

ヘルパーT細胞の指令で活性化したB細胞は、分裂して形質細胞に分化し、抗体を生み出す

B細胞の一部は情報を記憶し、次回の攻撃には素早く抗体を作る

抗体は抗原の働きを抑え（中和）、マクロファージに貪食されやすくし、補体を活性化して有害な細胞を破壊する

＊なぜエイズ（AIDS）：後天性免疫不全症候群がおこるの…？
ヘルパーT細胞はこのように免疫の中心的役割を果たす重要な白血球だが、エイズを引き起こすウイルス（HIV）はヘルパーT細胞を破壊する。
そのため、HIVに感染して治療しないと、免疫系全体が壊滅的な打撃を受け、普通なら問題にならないような弱い病原体にやられてしまうようになる。

3-3. リンパ節で起きていること

リンパ管の所々に集まって存在するリンパ節－ここにはリンパ球などの白血球が常駐し、細菌やウイルスなどの異物、体に良くないものを血液に入れないための戦いが繰り広げられています。

リンパ節はリンパ管にある関所のようなもので、リンパが静脈に入るまでの道筋に、何カ所も集まっています。リンパ節から出るリンパ管の数は、入るリンパ管の数より必ず少なくなっています。1つの広場に複数の道路から車がたくさんやってきた時、出口が少なければその広場は大渋滞になりますよね。同様にリンパ節ではリンパが滞ります。でもそれはわざと体がやっていること。その渋滞を利用して、リンパ節でうろうろする悪者をリンパ節にいる白血球たちが退治するのです。

白血球は骨髄で生まれますが、リンパ節にやってきてそこで増殖します。そのためリンパ節にはリンパ球をはじめたくさんの白血球が集まっていて、強い免疫がはたらきます。敵を即座に発見し、ヘルパーT細胞（1-3-2）に報告する樹状細胞という優秀なパトロール警官もいます。その仲間のマクロファージも異物をどんどん食べて始末しています。異物は1つのリンパ節をうまくすり抜けても、静脈角で静脈に合流するまでに何回もリンパ節を経なくてはなりません。こうして異物はリンパ節でどんどん濾過されて、なかなか血液に入れないようになっているのです。

リンパ節は体のあちこちに集まっています。耳の後ろや顎から鎖骨の上部にかけての頸周辺、腋窩、肘窩、鼠径部、膝窩など、体の浅い部位にあるリンパ節は腫れると、触ってわかります。体の深部でも、肺や心臓や食道、胃腸や肝臓や膵臓などといった内臓の周囲にくっついて、あるいは太い血管に沿って無数のリンパ節があります。リンパ節はあまりに数が多いので、全身のリンパ節の図に乗せられるのはたいてい体表近くにあるごく一部のリンパ節です。図に描いてなくても、実際は体内に非常にたくさんのリンパ節があるということを理解していてください。

がん細胞は転移する時に血管やリンパ管といった通路も利用します。そのため、がんが生まれた場所に近いリンパ節が最初のがんの転移場所となることもあります。

✴ 知っておきたいポイント ✴

- リンパ節では白血球によってリンパ中の異物が取り除かれる
- リンパ節は内臓や血管に沿って、あるいは体表の所々に集まって分布する
- リンパの流れはがんの転移経路ともなる

リンパ節の構造

リンパ節に入るリンパ管

リンパ節から出るリンパ管

リンパ節では、白血球がリンパの中に入ってきた細菌などの異物を退治し、これらが血液中に入るのを防ぐ

内臓のリンパ節
{ 上下腸間膜リンパ節
腹腔リンパ節
腰リンパ節 など }

リンパ節は、浅いところだけでなく、胸腹部の内臓や大血管に沿っても無数にある

全身のリンパ節

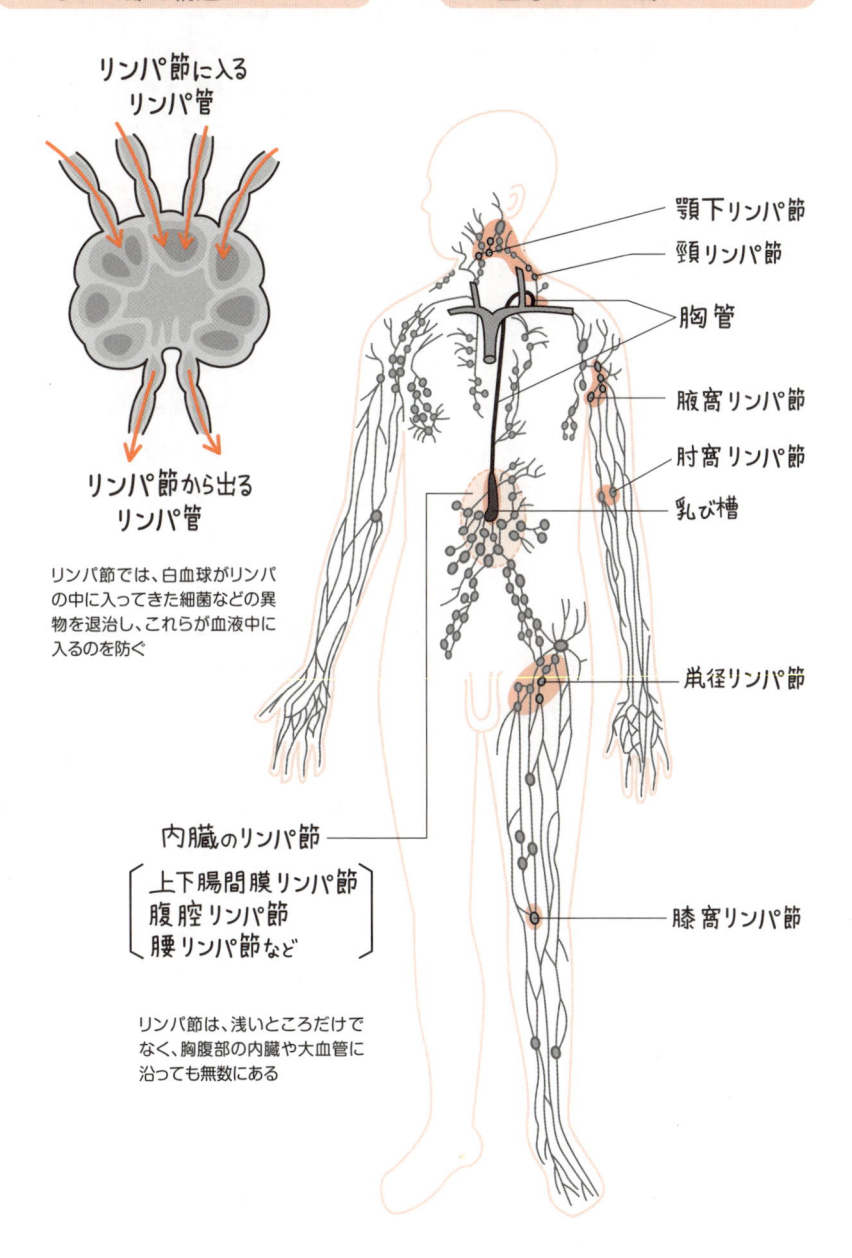

- 顎下リンパ節
- 頸リンパ節
- 胸管
- 腋窩リンパ節
- 肘窩リンパ節
- 乳び槽
- 鼠径リンパ節
- 膝窩リンパ節

第1章 セラピストが知っておきたい「からだのキホン」

3-4. いろいろな生体防御システム

体は病原体から何重にも防御されたシステムで守られています。リンパ節以外にも白血球が常駐して病原体と戦う器官があります。それに、白血球に頼る以前に体を守る最前線の外壁もあるのです。

　T細胞を育てる胸腺以外にも白血球が常駐するリンパ性器官がいくつかあります。**脾臓**(ひぞう)は胃の左後ろにあるクリームパンみたいな形の器官で、ここで抗体が盛んに作られます。脾臓はまた赤血球の墓場でもあります。赤血球は生まれて4ヶ月もすると老化して、脾臓や肝臓を通る時に壊れたり異物とみなされてマクロファージに食べられてしまうのです。小腸の内壁や虫垂、呼吸器や泌尿器の粘膜にもリンパ組織が集まっている部位がたくさんあります。のどの粘膜にある**扁桃**(へんとう)※は特に大きなリンパ組織の集合体で、のどを輪のように囲んで、中を通る病原体と戦います。

　上皮組織の表面では、病原体が体内に侵入しないように、白血球以外の生体防御も行われます。身体の外を覆う皮膚の防御機能は1-11-3で学びましょう。身体の内側を覆う粘膜にも多くの防御機能があります。まずは、変なものが入ってきたら、水分をたくさん出して追い出す機能があります。涙や鼻水で洗い流したり、下痢になって下から排泄してしまいます。尿を出せばバイ菌は膀胱へは入れません。粘膜からはネバネバした**粘液**が出され、異物がからめ捕らえられます。場所がのどなら、この塊は痰として咳で吐き出されます。また、粘液や唾液や涙には**リゾチーム**という殺菌酵素が入っていて、菌は殺されます。食物中の病原体は、胃の中で胃酸やタンパク質分解酵素を浴びるとたいていは死んでしまいます。また、大腸や膣の壁は、中に棲みついている乳酸菌の縄張りによって、悪い菌から守られています。

　そして、一見体に良くないように思える炎症や発熱も、実は体を守るための機能です。発熱で病原体は活動が抑えられ、リンパ球が活性化します。炎症が起きるとその部位の毛細血管が広がり血流が増して、組織を守るために必要な物質がしみ出します。好中球やマクロファージもどんどん出撃し、貪食が進むのです。

※扁桃…よく「扁桃腺が腫れた」といわれるが、扁桃はリンパ性器官であり分泌しないため、厳密には「腺」ではない。そのため、医学では「扁桃腺」とは呼ばない。

✦ 知っておきたいポイント ✦

- 胸腺、脾臓、多くの粘膜上にもリンパ組織があり生体防御を行う
- 皮膚・粘膜にもいろいろな防御機能がある
- 発熱や炎症も生体防御の過程である

リンパ性器官

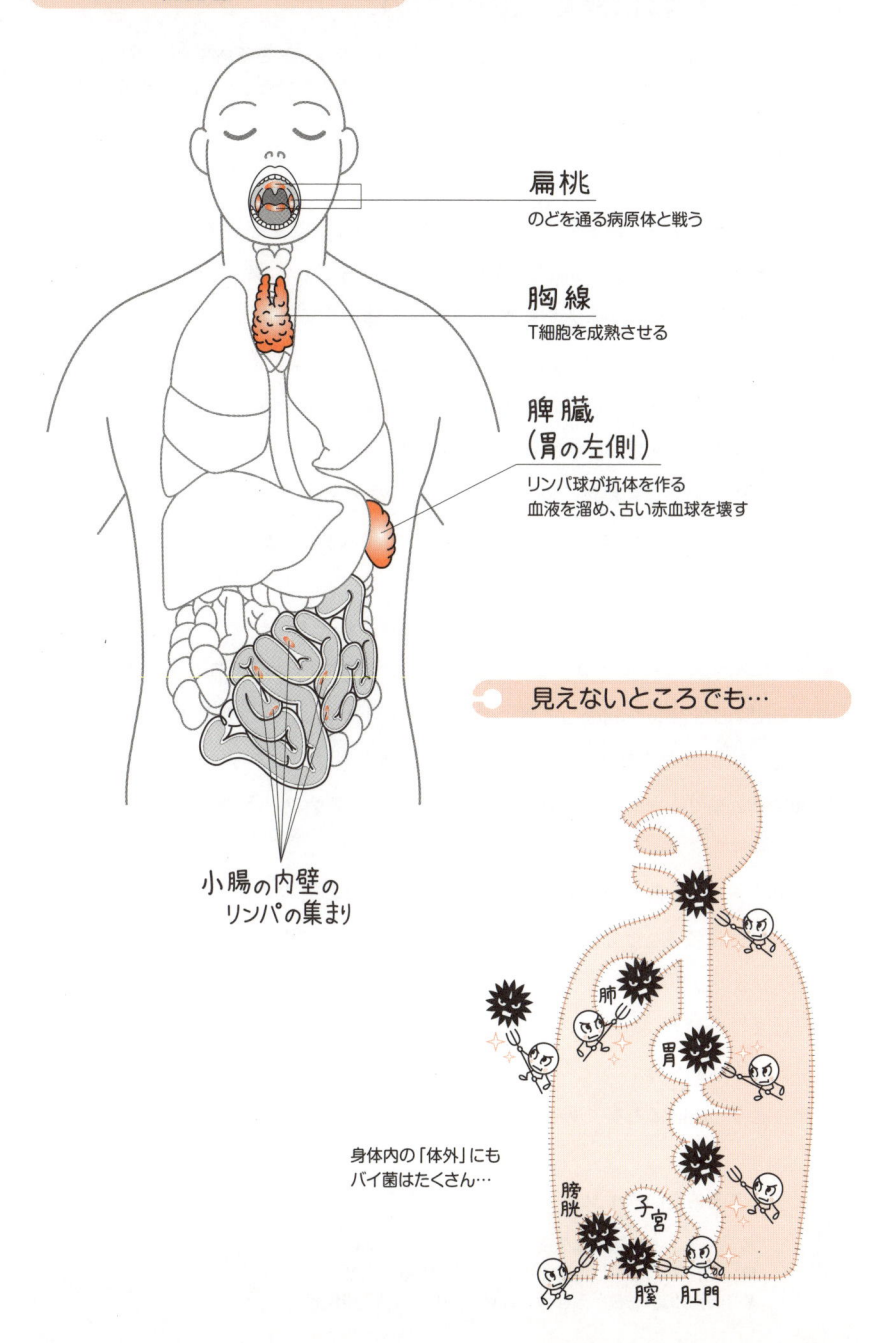

扁桃
のどを通る病原体と戦う

胸線
T細胞を成熟させる

脾臓（胃の左側）
リンパ球が抗体を作る
血液を溜め、古い赤血球を壊す

小腸の内壁の
リンパの集まり

見えないところでも…

身体内の「体外」にも
バイ菌はたくさん…

肺　胃　膀胱　子宮　膣　肛門

第1章　セラピストが知っておきたい「からだのキホン」

3-5. 免疫は時には困りもの

免疫は自分の体を守る機能です。それなのにやり過ぎで体を壊したり、自分自身を攻撃するという困った事態が起きることがあります。これがアレルギーと自己免疫疾患です。

アレルギー

アレルギーは「やり過ぎの免疫」です。いくつか違う型がありますが、一番身近なのが花粉症などを起こす即時型（Ⅰ型）アレルギーでしょう。Ⅰ型アレルギーを起こす人の場合、異物である**アレルゲン**（**抗原**）が体に入ると、ヘルパーT細胞（1-3-2）はB細胞に命じて**IgE**（アイジーイー）という抗体を作らせます。IgEは体を巡り、皮膚や粘膜の下に多く存在する**肥満細胞**にくっつきます。肥満細胞は中に**ヒスタミン**など炎症を起こす物質を含んだ袋（顆粒）をもっていて、自分にくっついたIgEにアレルゲンが結合すると、中の炎症物質を外に放出して人体に炎症が起きます。

炎症では、血管が拡張し皮膚が赤くなり、毛細血管から血漿が外に出るのでむくみや痛みが起きます。白血球もどんどん出動します。これらは本来異物を排除するための反応なのですが、やりすぎると組織も壊されてしまいます。炎症物質が鼻の粘膜に作用すれば鼻水や鼻づまりになります。気管支に作用すると粘膜が腫れて痰が増え、壁の平滑筋が収縮して呼吸が苦しくなります。これが気管支喘息です。

Ⅰ型アレルギーは激烈に起こると血圧が急激に下がり、さらに気管支が狭まって呼吸困難となり、命が危険にさらされます。これが**アナフィラキシーショック**です。

自己免疫疾患

免疫の基本は「自己と非自己の区別」です。自分の細胞ではないものだけを攻撃するのが免疫です。ところが自己免疫疾患では、免疫を学んだはずのT細胞やB細胞がなぜか自分の細胞を異物とみなして攻撃します。結果的に組織が破壊され、生体の正常な機能がはたらかなくなってしまうのです。例えば、バセドウ病や橋本病は自分の甲状腺に抗体がとりついて攻撃してしまう病気です。関節リウマチや重症筋無力症など、他にも多くの病気が免疫と深い関わりをもっています。

> ✴ 知っておきたいポイント ✴
> - アレルギーは過剰な免疫現象
> - Ⅰ型アレルギーは血管拡張や気管支収縮を起こす
> - 自分の細胞を敵とみなして攻撃するのが自己免疫疾患

即時型（Ⅰ型）アレルギー

ヘルパーT細胞に命じられたB細胞が形質細胞に分化し、特定のアレルゲン（抗原）に対しIgEという抗体を作る

IgEが肥満細胞にくっつく

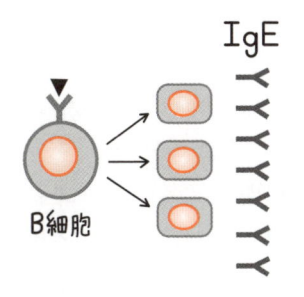

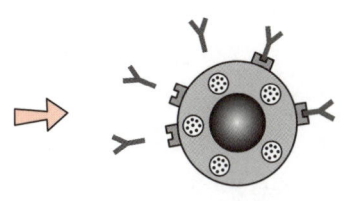

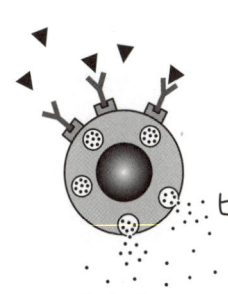

IgEに同じ抗原がくっつくと、肥満細胞は顆粒の中身（炎症物質）を放出

血管が拡張し赤くなる

血管の透過性が高まり、血漿が外に出てむくみ、痛みを感じる

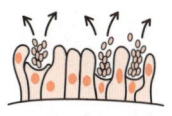

粘液分泌が高まって、気管支が収縮し、くしゃみや鼻水が出る

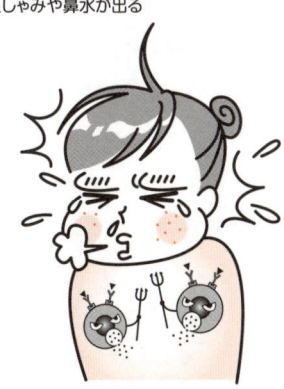

4. 吸って吐いて 呼吸のしくみ 呼吸器系

4-1. 空気が肺までたどる道－気道

ヒトは口からも息が吸えますが、本当の空気の通り道は鼻から始まり、鼻から息を吸った方がずっと体に良いことがあるのです。鼻から肺まで吸った空気の通り道をみていきましょう。

空気の通り道を気道といいます。気道は鼻の孔から始まります。奥は**鼻腔**という広い空間となっていて、さらに後はいわゆるのど、**咽頭**です。その後食道と分かれて前下方の**喉頭**へとつながります。ここまでを上気道といいます。喉頭より下は下気道です。気管が左右に分かれて**気管支**となり**肺**の中に入っていきます。

鼻腔は中央に鼻中隔という仕切りがあり左右に分かれています。鼻腔の左右両側の壁にはタラコのようなでっぱりが3段ついています。この凸凹で鼻腔の表面積は大きくなっています。鼻周囲の顔や頭の骨の中には空洞があります。これらの空洞は**副鼻腔**といって、空洞の出口は鼻腔に通じ鼻腔と同じ粘膜で覆われています。つまり鼻腔という空間は、副鼻腔も含めると、ものすごく広い表面積をもつのです。ここで空気は、多くの毛細血管によって温かく湿った広い粘膜に触れ、暖まり湿気を与えられ、冷たく乾いた悪い空気が肺に行かないようにできているのです。

咽頭は食物と空気の両方が通ります。だから食べ物がのどに詰まると窒息するという困ったことが起きます。咽頭は口にも通じるので口で息も吸えますが、鼻腔のはたらきを知れば、口は食べる所、息を吸うのは鼻からが良いことがわかるでしょう。

喉頭は声を作る所です。組み合う軟骨を筋肉で動かし中の粘膜のヒダ（**声帯**）を振動させて音を出します。この軟骨の一部はのどぼとけとして触れます。

気管は前面が軟骨で覆われ、左右の気管支に分かれて肺に入ると、木の枝のようにさらに細く分かれていき、最後は軟骨も消えて小さな袋となって終わります。

気道の上皮（粘膜）には細かい毛（**線毛**）が生えています。この線毛は必ず外の方向へ動きます。鼻毛でまず大きなゴミを取り、粘液で埃やバイ菌を絡め取り、線毛で外へ運び出してしまうしくみです。上気道の刺激でくしゃみ、下気道の刺激で咳が起き、異物を吐き出すこともやっています。こうして肺は守られているのです。

✴ 知っておきたいポイント ✴

- 気道：上気道（鼻腔－咽頭－喉頭）－下気道（気管－気管支→肺）
- 咽頭は空気の通り道と食物の通り道を兼ねる
- 吸った空気は気道で加温、加湿され、異物は取り除かれる

呼吸器の構造

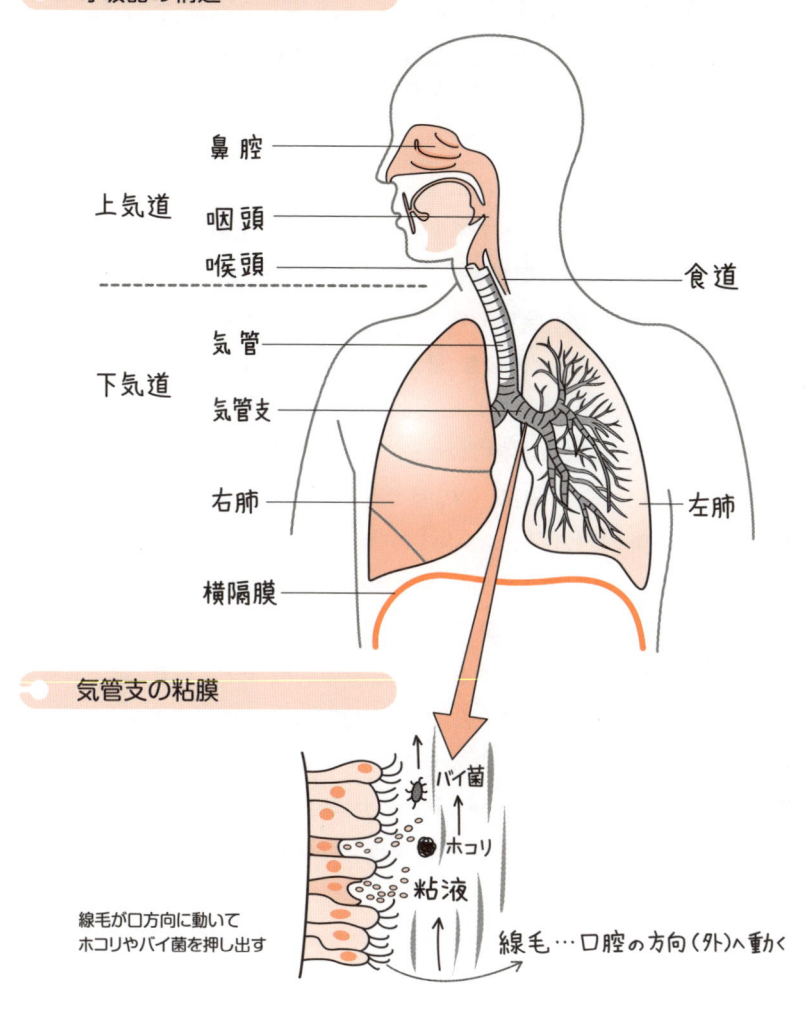

上気道
- 鼻腔
- 咽頭
- 喉頭

下気道
- 気管
- 気管支
- 右肺
- 左肺
- 横隔膜

食道

気管支の粘膜

バイ菌
ホコリ
粘液

線毛が口方向に動いて
ホコリやバイ菌を押し出す

線毛…口腔の方向（外）へ動く

副鼻腔

○ 副鼻腔
● 鼻腔

前頭洞
上顎洞

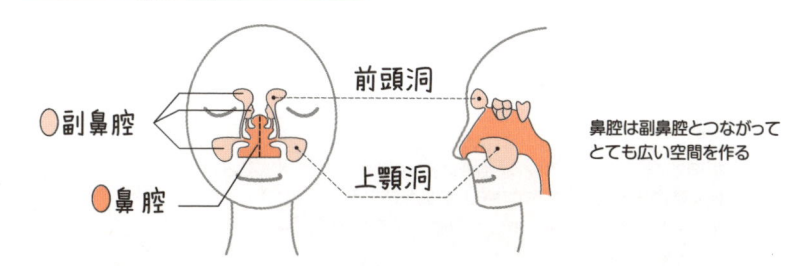

鼻腔は副鼻腔とつながって
とても広い空間を作る

4-2. 吸って吐くしくみ

息を吸って吐くことを呼吸といいます。でも呼吸は、息を吐く（呼）ことと吸うこと（吸）だけを指すのではありません。吸った空気は肺でどうなって、どこへ行くのでしょうか？

　肺に入った気管支は細く枝分かれし、最後に肺胞という小さな袋の集合になります。肺はこの肺胞が無数に集まってできています。肺胞は毛細血管で取り巻かれ、心臓から来た静脈血は肺胞の壁を通して二酸化炭素（CO_2）を出し、酸素（O_2）をもらって動脈血となって心臓へ戻ります。呼吸とはこのO_2とCO_2の受け渡し（**ガス交換**）のことです。息を吸うことを**吸息**（**吸気**）、吐くことを**呼息**（**呼気**）というので、呼吸とは吐いて吸うという意味ですが、目的はこのガス交換にあるのです。肺胞以外でも、毛細血管は体循環（1-2-2）において、からだのあらゆる細胞とガス交換を行っています。つまり、これも呼吸です。肺で行われるガス交換を**外呼吸**、毛細血管と全身の細胞との間で行われるガス交換を**内呼吸**といって区別します。

　肺は自分で膨らむことができません。肺が膨らむのは単純に周囲に引っ張られるからです。肺を包む胸膜内部の空間（胸膜腔）（1-1-6）は常に大気圧より低い状態に保たれている（陰圧）ので、肺はいつも外側に引っ張られ、たとえ呼息の時でも肺が縮んでしまうということは起きません。もしも胸膜が破れて胸膜腔に空気が入ってしまうと、肺を外に向かって引っ張る力がなくなり肺は縮んでしまいます。これが気胸という異常な状態です。吸息時は筋肉の力で胸腔が広がるので、骨や筋肉にくっついている外側の胸膜が引っ張られ、胸膜腔内の圧力がさらに下がり、肺は内側の胸膜にもっと引っ張られて膨らみ、結果的に肺に空気が引き込まれます。呼息時は筋肉が緩んで胸腔が狭まり肺も自分の弾力で縮んで息が吐き出されます。

　呼吸は自分である程度コントロールできますが、意識しないと止まってしまうということはありません。それは脳が自動的に調節しているからです。脳は血液中のCO_2濃度が上がったのを察知したり、O_2濃度の低下を動脈上で見張っている神経から連絡を受けたりすると、吸気担当の筋肉に指令を出して呼吸を促進させます。

✹ 知っておきたいポイント ✹

- 肺でのガス交換が外呼吸、血液と全身の細胞との間のガス交換が内呼吸
- 胸腔の拡大によって肺が膨らみ吸息が起きる
- 呼吸は脳の呼吸中枢によって自動的に制御されている

外呼吸と内呼吸

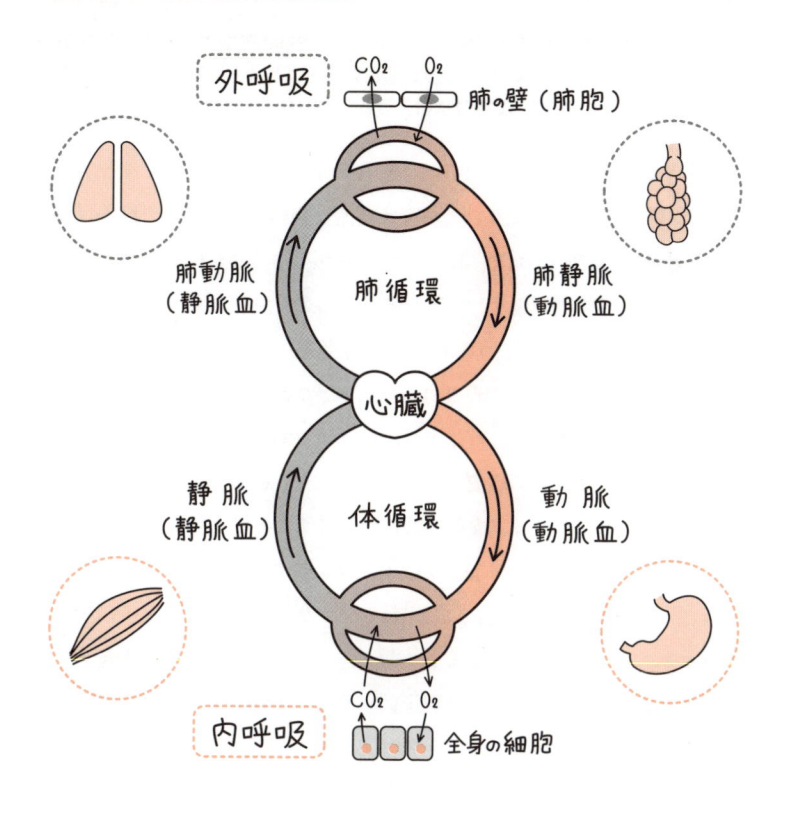

外呼吸
CO_2 O_2
肺の壁（肺胞）

肺動脈（静脈血）
肺循環
肺静脈（動脈血）

心臓

静脈（静脈血）
体循環
動脈（動脈血）

CO_2 O_2
内呼吸
全身の細胞

吸息と気胸

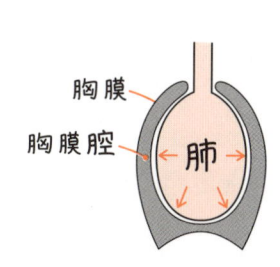

胸膜
胸膜腔
肺

肺は胸膜によって常に外側に引っ張られている

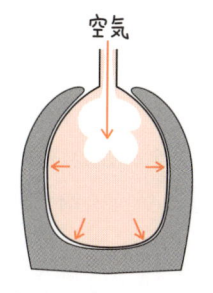

空気

吸息
胸腔が拡大し、胸膜腔がさらに陰圧になり、肺をもっと引っ張る。結果的に空気が引き込まれる

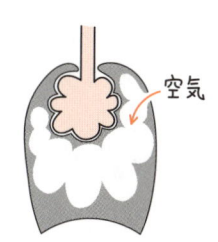

空気

気胸
胸膜腔に空気が入ってしまうと肺は縮んでしまう

4-3. 腹式呼吸とは

お腹を突き出したり引っ込めたりして息をするのが腹式呼吸…という単純なことではありません。腹式呼吸と胸式呼吸とはそれぞれ何なのか、呼吸に関わる筋肉について学びましょう。

筋肉の動きで胸腔が広がることで肺は膨らみますが、その最大の原動力は**横隔膜**(おうかくまく)の収縮です。横隔膜は名前は膜ですが実は立派な骨格筋です。この筋肉は胸腔の底面にドーム状に張っているため、収縮すると平べったくなり胸腔の底面が下がります。結果的に胸腔の体積が増え、空気が肺に入るのです。しゃっくりはこの横隔膜が何かの理由でピクピクしている（けいれん）状態です。この横隔膜を使った呼吸のことを**腹式呼吸**といいます。自然な呼吸では、お腹は緊張せずに、吸息の時は膨らみ呼息の時はへこみます。これは腹筋の動きよりも横隔膜の動きを反映しているのです。吸息は主に横隔膜の収縮に頼っているので、横隔膜が麻痺してしまうと呼吸が止まり死んでしまいます。横隔膜は直接命に関わる骨格筋なのです (1-7-7)。

横隔膜以外にも呼吸に関わる筋肉があります。胸の両側に手を当てて大きく息を吸ってみてください。胸が左右に広がるのがわかるでしょう。同様に前後にも広がっています。これは各肋骨の間に斜め前下方向に張っている**外肋間筋**(ろっかんきん)が収縮して肋骨を引き上げるからです。それで結果的に胸腔が前後左右に広がり空気が肺に入ります。呼息は横隔膜や外肋間筋が弛緩するだけで可能です。この肋間筋を主体として行う呼吸を**胸式呼吸**といいます。通常の呼吸では腹式呼吸が8割、胸式呼吸が2割くらいで両方合わせてやっていますが、お腹の大きくなった妊婦さんは子宮が邪魔して横隔膜が下がりにくいので胸式呼吸の割合が増えます。

自然な呼吸はそれだけでいいのですが、通常よりも深く息を吸ったり吐いたりする時には他の筋肉も使います。深く吐きたい時には外肋間筋と反対方向の走行をもつ内肋間筋を収縮させてさらに胸腔を狭めます。さらに強く吐く時にはお腹もしっかりへこましますよね。腹筋も大きく収縮させるのです。逆に大きく吸い込む時は、**胸鎖乳突筋**(きょうさにゅうとっきん)や**斜角筋**(しゃかくきん)や**大胸筋**(だいきょうきん)といった頸や肩や胸の筋なども補助として使います。

✨ 知っておきたいポイント ✨

- 横隔膜は最大の呼吸筋である
- 横隔膜主体の呼吸を腹式呼吸、肋間筋主体の呼吸を胸式呼吸という
- 意識的な呼吸の場合は内肋間筋や腹筋や胸や頸の筋なども補助として使う

腹式呼吸と胸式呼吸

吸息時は横隔膜が収縮して下がり、外肋間筋が収縮して肋骨が引き上げられるため、胸腔が広がる

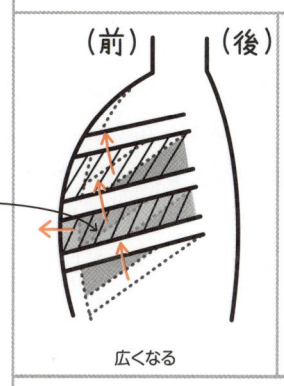

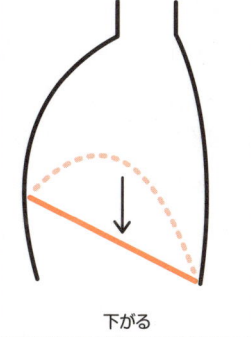

外肋間筋

横隔膜主体の呼吸が腹式呼吸
肋間筋主体の呼吸が胸式呼吸
ふだんは両方合わせて呼吸している

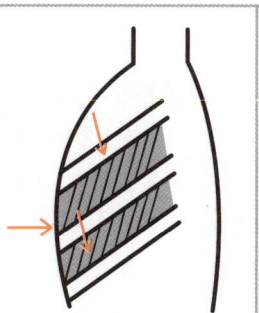

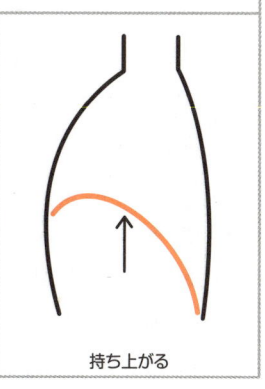

	胸郭	横隔膜
すう時	（前）（後）広くなる	下がる
はく時	狭くなる	持ち上がる

胸郭と横隔膜の動きを感じてみよう！

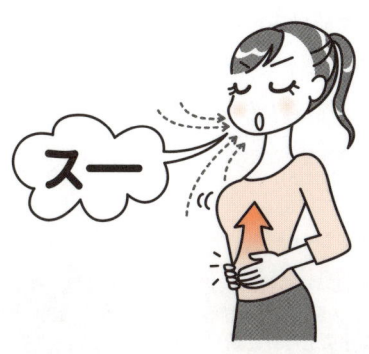

スー

5. 食べてこなれて　吸収するしくみ　消化器系

5-1. 口から肛門まで食物の通る道

人体には口から肛門まで外と通じた1本のトンネル（消化管）があります。口から飲み込んで体に吸収されなかった食物は、便として肛門から出てきます。その間に何が起きるのでしょうか？

まずは消化管の名前を、食べたものの通過順に覚えましょう。口の中を**口腔**といい、その奥は咽頭です。気道と別れて、食物は食道に入り横隔膜を通り抜けて胃に入ります。胃の次は小腸です。小腸は3つに区分され、上から順番に、**十二指腸**、**空腸**、**回腸**といいます。その先が大腸です。大腸の始まりはお腹の右下にある盲腸です。盲腸の下端には細い虫垂※がついています。盲腸の次に来る大腸は**結腸**と呼ばれます。結腸は4つに区分され、まずは右下から上に行く上行結腸、曲がって左へ向かう横行結腸、左の上から下へ向かう下行結腸、そして骨盤の中へうねって入っていくS状結腸と長旅が続きます。最後は直腸、そして肛門から便が外に出てきます。

それぞれの機能をみていきましょう。口腔では食物を噛み砕き（**咀嚼**）、唾液と良く混ぜます。飲み込むことは**嚥下**といいます。咽頭は気道である喉頭にもつながりますが、食物は喉頭へは落ちません。嚥下の瞬間に喉頭が持ち上がって**喉頭蓋**という蓋にぶつかるために喉頭への道は通行止めとなり、食べ物は間違うことなく食道に下りるからです（この反応が鈍ると、時々食物が喉頭・気管の方へ行ってしまいます。これが**誤嚥**です）。食道は上から絞るように次々に収縮して食物を胃に送ります。消化管のこのような動きを**蠕動運動**といいます。胃は食物を一時的に溜めてこねてお粥状にし、胃液で殺菌とタンパク質の分解を行います。胃では栄養は吸収されません。消化酵素がたくさん出てきて消化吸収の山場となるのが小腸です。小腸で吸収されずに残った食物のカスは大腸に送られます。大腸では水と電解質が吸収され、便ができます。大腸の中には乳酸菌や大腸菌などが棲みついていて、ビタミンを作ったり便の性質を整えたりしています。このように長い旅を経て、やっと食べ物の名残が便となって直腸から肛門に排泄されるのです。

※虫垂…虫垂はリンパ組織が集まり炎症を起こしやすい。虫垂炎は俗に盲腸炎と呼ばれることがあるが、盲腸と虫垂は別の部位なので厳密には誤り。

★ 知っておきたいポイント ★

- 消化管の名前：口腔→咽頭→食道→胃→小腸→大腸→肛門
- 小腸は3つに、大腸は盲腸→結腸（4つに区分）→直腸に分けられる
- 栄養の吸収は小腸で行われる

消化管の名前と機能

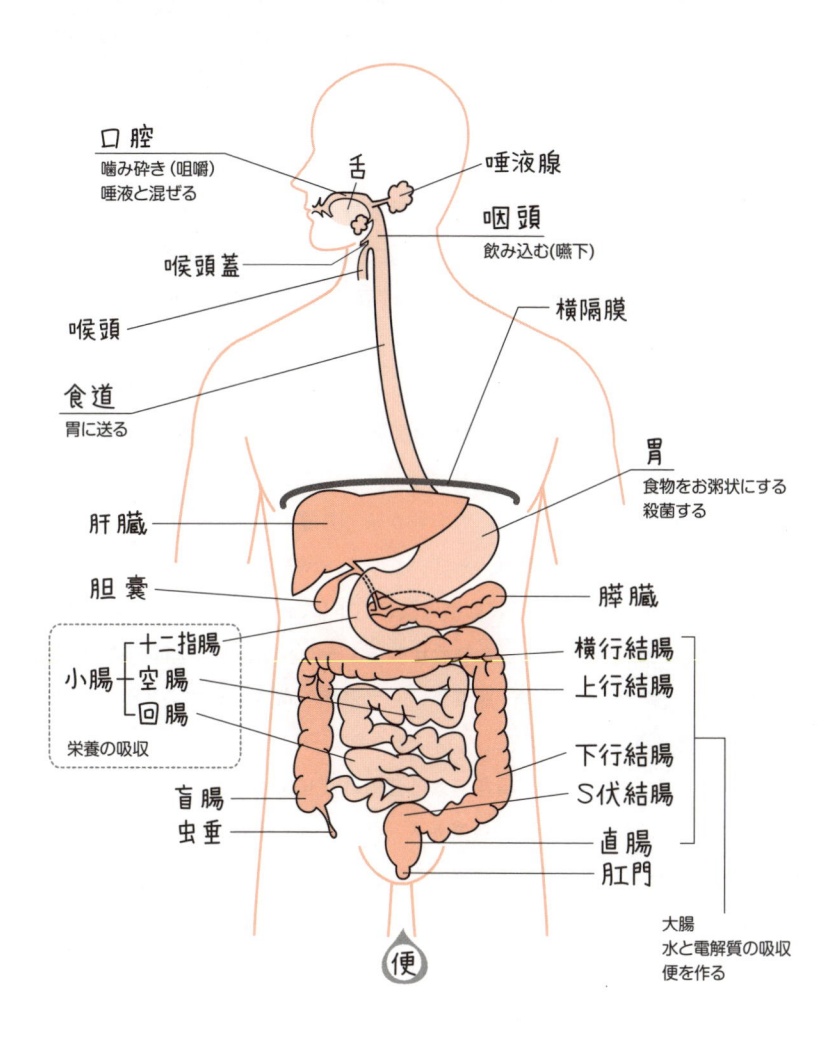

- **口腔**: 噛み砕き(咀嚼) 唾液と混ぜる
- **舌**
- **唾液腺**
- **咽頭**: 飲み込む(嚥下)
- **喉頭蓋**
- **喉頭**
- **横隔膜**
- **食道**: 胃に送る
- **胃**: 食物をお粥状にする 殺菌する
- **肝臓**
- **胆嚢**
- **膵臓**
- **小腸**(十二指腸・空腸・回腸): 栄養の吸収
- **横行結腸**
- **上行結腸**
- **下行結腸**
- **S状結腸**
- **盲腸・虫垂**
- **直腸**
- **肛門**
- **大腸**: 水と電解質の吸収 便を作る

→ 便

消化管の流れ

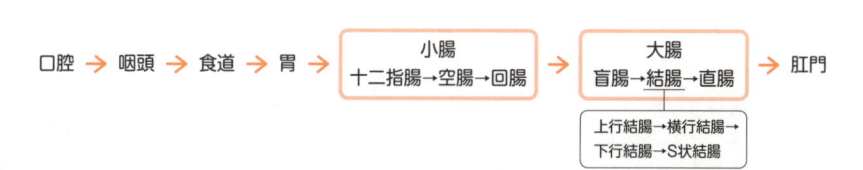

口腔 → 咽頭 → 食道 → 胃 → 小腸(十二指腸→空腸→回腸) → 大腸(盲腸→結腸→直腸) → 肛門

結腸: 上行結腸→横行結腸→下行結腸→S状結腸

5-2. 消化を助ける付属器官

> 消化に関わるのは消化管だけではありません。消化管というトンネル内には、消化を助ける唾液や膵液や胆汁といった液体が導管を通して注入されます。それらを作る工場はどこに？

唾液にはムチンというネバネバ成分が入っていて食物に粘り気が与えられます。デンプン（炭水化物）を分解する酵素や殺菌成分も入っていて、良く噛んで唾液と食物を混ぜ合わせることは体にとって良いことずくめ、早食いはダメです。唾液を作って口腔内に送り出す大きな**唾液線**には、耳下腺、顎下腺、舌下腺の3対があります。耳下腺は耳のすぐ前下方にあり、おたふく風邪で腫れる所です。

小腸で活躍する**膵液**は膵臓で作られます。膵臓は腹部の消化器ですが、腹膜に包まれず背側にあります（1-1-6）。そのため膵臓の病気では背中に痛みを感じることもあります。膵臓で作られた膵液は膵管を通じ十二指腸の中に放出されます。膵液はアルカリ性で、胃酸で酸性になった食物が来ても腸の壁を傷めないように中和します。膵液には様々な消化酵素が入っているので、小腸では消化吸収が進みます。

胆汁は肝臓で作られます。肝臓は横隔膜の右下にある大きな臓器です。胆汁は、マヨネーズのように、脂肪を水となじむ状態にすること（**乳化**）で脂肪の吸収を助けます。胆汁は肝臓で作られた後、胆嚢に送られ濃縮貯蔵されます。胆汁は必要時に胆管を通り、最終的に膵管に合流して膵液と一緒に十二指腸の中に放出されます。

ところで、肝臓の病気で肌が黄色くなる**黄疸**はなぜ起きるのでしょうか？胆汁の成分にビリルビン※という黄色い色素が入っています。肝臓や胆汁の経路に問題があると、胆汁と一緒に体外（十二指腸）に排泄され便を黄色くするはずのこの色素が血液中に増えるため、皮膚が黄色くなるのです。白い便が出ることもあります。

肝臓は胆汁作り以外にもたくさんの機能をもっています。解毒や栄養素の代謝も行い、血液や鉄やビタミンを貯蔵しています。血液凝固を助ける成分やアルブミン（1-2-1）も作るので、肝臓の病気で出血しやすくなったり、むくんだりします。

※ビリルビンはもともと赤血球が破壊された時に中から出て来る色素なので、赤血球が異常にたくさん壊れた場合も黄疸が起きる。

知っておきたいポイント

- 大唾液腺：耳下腺・顎下腺・舌下腺
- 膵液は膵臓で作られ十二指腸へ放出される
- 胆汁は肝臓で作られ十二指腸へ放出される

3大唾液腺

大唾液腺の他にも、小さい唾液腺が舌など口腔内の粘膜下に多数ある

食物の感触や味やにおいなどの刺激で唾液が各方面から分泌される

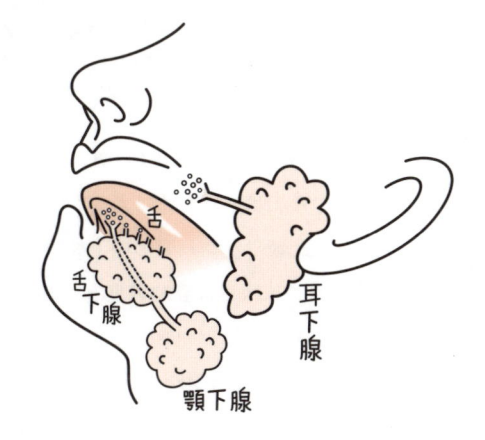

舌
舌下腺
耳下腺
顎下腺

肝臓と膵臓

胆汁は肝臓で作られ胆管を通り、膵液は膵臓で作られ膵管を通り十二指腸に放出される

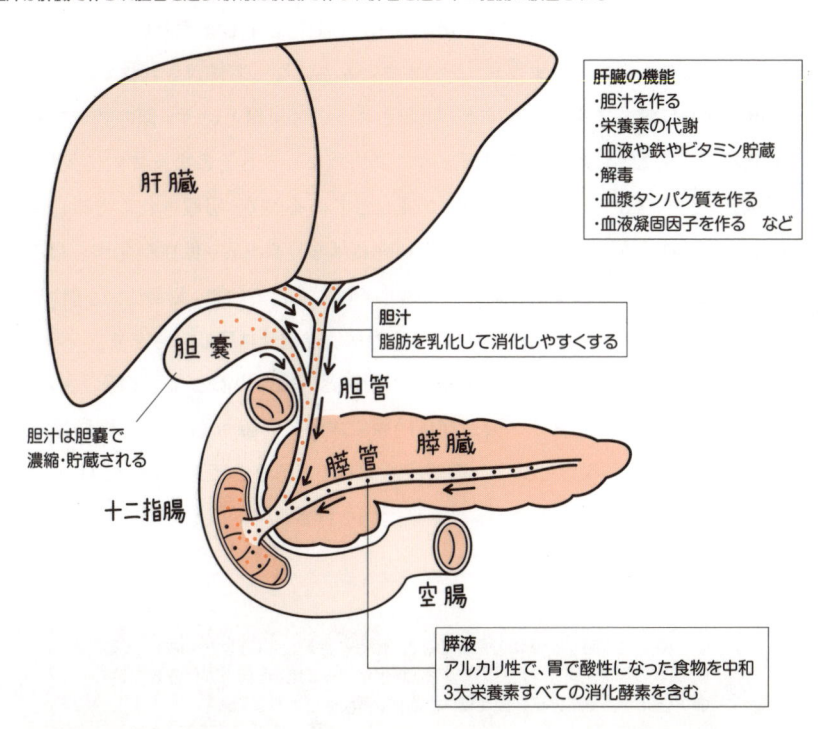

肝臓の機能
・胆汁を作る
・栄養素の代謝
・血液や鉄やビタミン貯蔵
・解毒
・血漿タンパク質を作る
・血液凝固因子を作る　など

肝臓
胆嚢
胆汁は胆嚢で濃縮・貯蔵される
胆管

胆汁
脂肪を乳化して消化しやすくする

膵管　膵臓
十二指腸
空腸

膵液
アルカリ性で、胃で酸性になった食物を中和
3大栄養素すべての消化酵素を含む

第1章　セラピストが知っておきたい「からだのキホン」

5-3. 食物はどうやって吸収される？

美容食品で人気のコラーゲンですが、実は食べても吸収されません。それは、コラーゲンがタンパク質だから。ではなぜタンパク質は吸収されないのか…栄養の消化吸収についての基礎を学びましょう。

口腔から肛門までの消化管の中は体の「外」です（1-1-3）。食物は飲み込んだだけではまだ体外、便になるのは一度も体に入ってない食物のカスなのです。吸収とは、腸の壁（体の外）から血管やリンパ管の中（体の中）に栄養が入ることです。一方、**消化**とは、吸収するために大きな食物の塊を小さくバラバラにしていくことです。消化の方法は、歯で噛んだり胃でかき混ぜたりして小さくする機械的な方法もあれば、消化酵素を使って化学的に分解する方法もあります。

それぞれの栄養素がどれだけ小さくなると吸収してもらえるのかを学びましょう。**タンパク質**は**アミノ酸**がたくさんつながったものです。連なるアミノ酸の数が少ないものを**ペプチド**といいます。タンパク質は、ペプチドとなり、最後にアミノ酸1個の分子となってはじめて吸収されます。だからコラーゲンは食べても、吸収されるためにはバラバラのアミノ酸になって、変化してしまうということ。もし分解されずコラーゲンのままなら、そのままうんちになって排泄されます。

炭水化物は**糖**でできていますが、吸収されるのは単糖という1個の糖でできた分子です。ブドウ糖や果糖は単糖類なので消化しなくてもそのまま体内に入ります。デンプンは多糖類で、たくさんの糖が連なっているので、吸収されるためには消化によって単糖になるまで切り離されていかねばなりません。低血糖発作を起こしている人には、すぐに吸収されるブドウ糖をあげてくださいね。砂糖（ショ糖）や乳糖は2個の糖がつながった二糖類なので、1カ所切り離せば吸収できます。

中性脂肪は胆汁の助けで乳化され、他の脂肪と一緒に小滴となって吸収されます。

腸で吸収された後、アミノ酸と糖は門脈に入って肝臓へ（1-2-5）、脂肪はリンパ管へ入ります（1-2-6）。ビタミンの吸収も同様で、脂溶性ビタミン（A, D, E, K）はリンパ管へ、その他の水溶性ビタミンは門脈へ行きます。

✨ 知っておきたいポイント ✨

- 消化とは小さい分子に分解すること、吸収とは消化管の壁から体内に入ること
- 吸収の形：タンパク質→アミノ酸、炭水化物→単糖、脂肪→乳化され小滴に
- 小腸で吸収後、アミノ酸と糖は門脈に、脂肪はリンパ管に入る

消化と吸収

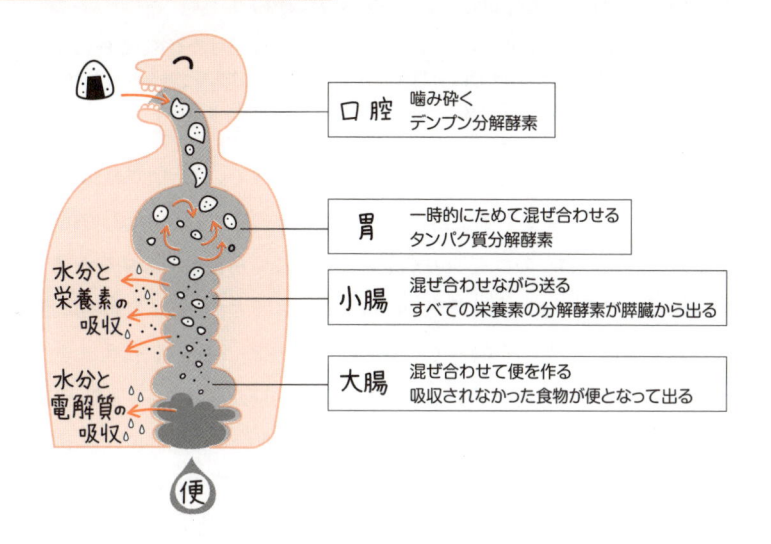

口腔	噛み砕く／デンプン分解酵素
胃	一時的にためて混ぜ合わせる／タンパク質分解酵素
小腸	混ぜ合わせながら送る／すべての栄養素の分解酵素が膵臓から出る
大腸	混ぜ合わせて便を作る／吸収されなかった食物が便となって出る

水分と栄養素の吸収
水分と電解質の吸収
便

3大栄養素の吸収の形

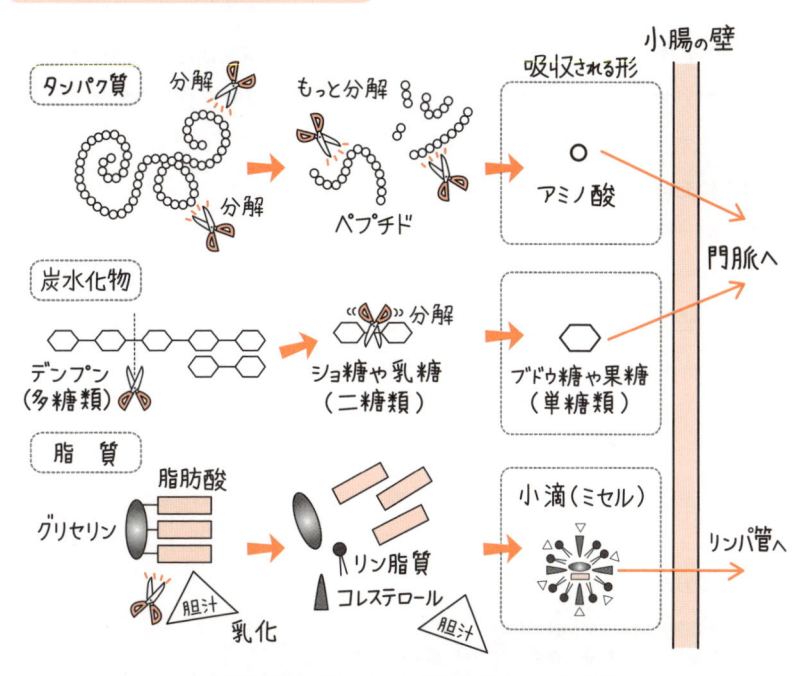

タンパク質: 分解 → ペプチド → もっと分解 → 吸収される形：アミノ酸 → 門脈へ

炭水化物: デンプン（多糖類）→ ショ糖や乳糖（二糖類）→ 分解 → ブドウ糖や果糖（単糖類）→ 門脈へ

脂質: グリセリン、脂肪酸 → 胆汁で乳化 → リン脂質、コレステロール、胆汁 → 小滴（ミセル）→ リンパ管へ

グリセリン、脂肪酸はコレステロールやリン脂質とともに小滴に

小腸の壁

5-4. うんちの出かた（排便反射）

毎日食べて、腸の中にはうんちが常にできているはずです。でも、いつもうんちがしたいわけではありません。うんちをしたいと思うきっかけは何でしょうか？そして排便はどのように起こるのでしょうか？

排便のポイントは**直腸**です。直腸は普段は空になっていて、便が結腸から直腸に進入し、直腸の壁が刺激されると排便反射が起きるのです。排便反射の指令は**仙髄**が出します。仙髄というのは脊髄の最下部で、ここに排便反射の中枢があります。直腸に便がやって来たという情報が仙髄に伝えられると、仙髄は自動的に便を出せという指令を直腸と、肛門を締めている**内肛門括約筋**（1-6-8）に伝えます。それで無意識に直腸が収縮して便が押し出され内肛門括約筋が開きます。仙髄とこれらとの間の情報伝達をしているのは副交感神経（1-9-1）という自動的にコントロールされる神経です。でもそれで便が自動的に出てこないのはなぜでしょうか？

排便には脳も関わります。直腸に便がやって来たという連絡が仙髄に入ると同時に、脳にもその情報が伝えられ、うんちがしたいという意識が生まれます。さて、そういう時にあなたがトイレに行けない状況だったら？自動的に直腸が収縮し内肛門括約筋が開き便が肛門から押し出されて…という恐怖の事態は起きずにしばらくは我慢が可能ですね。それは、排便できない時は脳が排便反射をある程度自動的に抑えるからです。さらに、肛門には自動的に開く内肛門括約筋の門の外にもう一つ、**外肛門括約筋**で調節される門があります。ありがたいことに、外肛門括約筋は自分の意志で開け閉めできる骨格筋です。だから、準備が整った所で脳がゴーサインを出し、外の門は自分の意志で開いて排便します。また、排便時には意識的にいきんで横隔膜や腹筋を収縮させると便の押し出しがさらにスムーズです。排便という行為には、自動的に調節される面と自分の意志で行う2つの面があるのです。

そうはいっても、下痢などで腸の活動が高まりどんどん便が押し出されて来るような状況下では、自分の意志で外の門を閉めておくのにも限界があります！なんとか頑張ってトイレに行きましょう。

知っておきたいポイント

- 排便反射は直腸に便が到達して起きる
- 排便反射は仙髄が中心となるが、脳も制御に関わる
- 内肛門括約筋は自動的に、外肛門括約筋は自分の意志で開く

排便のしくみ

意識
便がしたい
脳
仙髄
結腸
便
便が来た
副交感神経（自動的）
収縮しろ
開け
直腸
内肛門括約筋
外肛門括約筋
運動神経（自分の意志）
開け
今はダメ

腹筋収縮（自分の意志）
フンッ！
腹筋

無意識と意識…排便の2つのしくみ
- 直腸に便が入ると自動的に内肛門括約筋が緩んで便が押し出される
- 自分の意志で外肛門括約筋を緩める　腹筋も使って押し出す

第1章　セラピストが知っておきたい「からだのキホン」

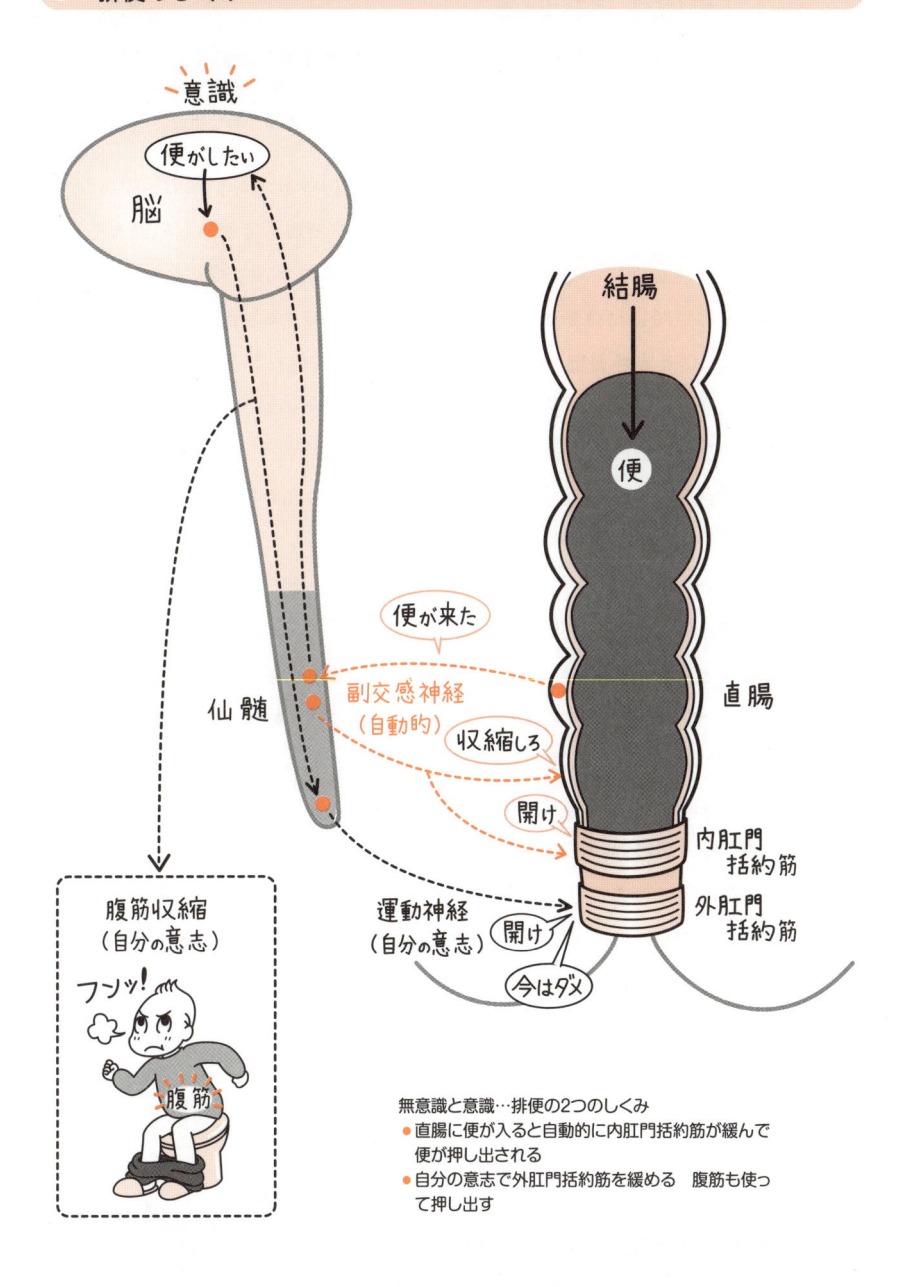

6. 装置としてのからだの動き 運動器系

6-1. 骨は生きている

骨は無機質な作り物のように見えますが、使えば強く、使わないと弱くなります。骨は生きているのです。体を動かし支え、臓器を守る以外にもカルシウムを貯蔵したり骨髄を入れたり、骨には様々な機能があります。

骨の表面は密で硬いですが、少し内側は海綿質というスポンジ状の組織になり、中心には髄腔（ずいくう）という空洞があります。もし骨が中心まで緻密でぎっしり詰まった組織だったら重くて動かすのも大変ですが、この構造のおかげで軽くなっています。髄腔と海綿質の隙間には骨髄が入っています。子供の時には、ほとんどの骨髄が造血（1-2-1）している**赤色骨髄**です。大人になると、大腿骨など長い骨の真ん中にある骨髄は造血を止めて脂肪に変わってしまうので、黄色骨髄と呼ばれます。それでも、偏平な形をした骨の中の骨髄は大人でも造血しています。骨髄検査や、骨髄移植のドナー（提供者）になる時は、胸骨や腸骨などから骨髄を抜き取ります。

骨の中では、骨を作る骨芽細胞（こつが）と骨を壊す破骨細胞（はこつ）がいつもせめぎ合い、骨を整形しています。骨が成長し、骨折しても治り、力がかかる方向に骨が強くなるのもそのためです。また、骨はカルシウムを貯蔵しているので、血液中のカルシウムが足りなくなると、破骨細胞によって骨が溶かされて血液にカルシウムが供給されます。骨はカルシウム銀行と思えば良いでしょう。なければ銀行からおろして使うのです。これで血中カルシウム濃度というホメオスタシス（1-1-4）が保たれています。

骨の端で関節を作る部分は必ず軟骨（関節軟骨）になっています。子供の頃にはその他にも、骨の端に近い部分に**骨端軟骨**（こったんなんこつ）という軟骨部分があります。この軟骨が成長し、次々と骨になることで骨が伸びていくのです。大人になり、骨端軟骨が全て骨になって**骨端線**となってしまうと、もう骨は長くなりません（1-9-9）。

骨の太さの成長は骨と骨膜の間で起こります。骨膜は骨を包む丈夫な結合組織で、骨折の治癒にも重要なはたらきをします。骨そのものには痛みを感じる器官がありません。なのに骨が痛いと感じるのは、この骨膜で感じているのです。だから、軽いヒビの骨折でも、骨膜が破れていたらものすごく痛いのです。

✴ 知っておきたいポイント ✴

- 大人の赤色骨髄は扁平骨の中にある
- 血中カルシウム濃度が低下すると骨が溶かされる
- 骨は骨端軟骨が骨になることで伸びていく

子供の骨の成長

- 関節軟骨
- ここで骨が伸びる
- 骨端軟骨 → 骨端線（もう伸びない）
- 骨膜
- ここで太くなる

大人の骨のしくみ

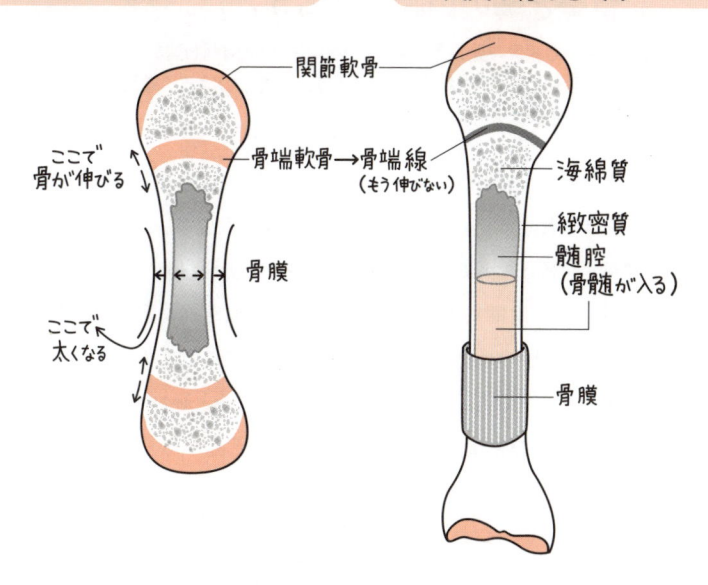

- 海綿質
- 緻密質
- 髄腔（骨髄が入る）
- 骨膜

大人の血を造る場所（赤色骨髄）

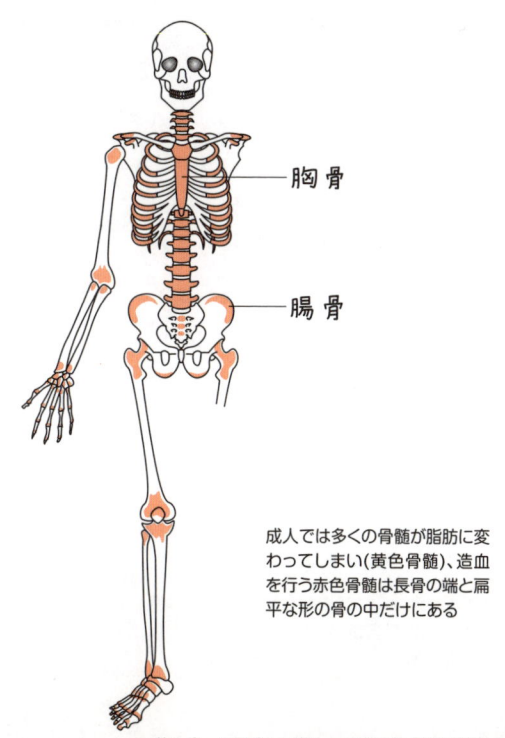

- 胸骨
- 腸骨

成人では多くの骨髄が脂肪に変わってしまい（黄色骨髄）、造血を行う赤色骨髄は長骨の端と扁平な形の骨の中だけにある

6-2. 背骨と胸の内臓を守るかご

焼き魚の背骨を見ると、なにやら短い円柱が何個も連なってできています。人間も似ていますが、数は違います。背骨についている肋骨の数や前後のカーブも決まっています。

　背骨1個を**椎骨**といい、その連なりが**脊柱**です。脊柱は上から、**頸椎**、**胸椎**、**腰椎**、**仙椎**、**尾椎**に分けられます。それぞれ英語の頭文字で表され、数が決まっています。頸椎（C）は7個、肋骨がつくのが胸椎（T）で12個（肋骨も12本です）、腰椎（L）は5個、仙椎（S）は5個、尾椎（Co）は3〜5個です。それぞれを記号と数字で呼び、例えば、上から5番目の頸椎はC5、L4は4番目の腰椎のことです。仙椎は大人になると合体して1個の**仙骨**となります。尾椎もまとめて**尾骨**と呼びます。

　椎骨には後方に3つの突起、前に**椎体**という丸い平面があります。中心にある椎孔は重なって脊柱管（1-1-6）というトンネルを作り、中に脊髄を入れています。椎体の間には、椎間板というコラーゲン線維の多い軟骨のクッションが挟まります。

　椎骨の中でC1とC2だけは全然違う形をしています。C1は**環椎**とも呼ばれ、輪状になっています。C2は**軸椎**といって、**歯突起**という頑丈な骨が飛び出てC1の中に入っています。ここを軸として、C1とC2の間で頸が回るのです。C7は**棘突起**という真後ろへ飛び出た突起がとりわけ長いので、**隆椎**とも呼ばれます。少しうなずくと、背中の頸の付け根あたりに飛び出て見える突起がC7だとわかります。

　脊柱は横から見るとまっすぐではありません。頸椎は前に、胸椎は後ろへ、腰椎は再び前に、そして仙骨と尾骨は後ろに**弯曲**しています。生まれたての赤ちゃんの脊柱は単に半円形にカーブしているだけですが、首がすわると頸椎が前弯し、立って歩くようになると全体の弯曲が完成します。つまり、脊柱の前後のカーブは、人間が2本足で立って歩くための自然な形なのです。

　胸椎と肋骨と胸骨は連結して、頑丈な骨のかご、**胸郭**を作っています。胸郭は鎧のように心臓や肺といった胸部内臓を守っています。また、横隔膜や肋間筋の動きで胸郭の大きさが変わることで呼吸もできるのです（1-4-3）。

✴ 知っておきたいポイント ✴

- 椎骨の記号と数：頸椎 C7、胸椎 T12、腰椎 L5、仙椎 S5
- 脊柱の自然な弯曲：頸前弯、胸後弯、腰前弯、仙骨部後弯
- 胸部は胸郭という骨のかごで守られる

脊柱の種類と数と曲がりかた

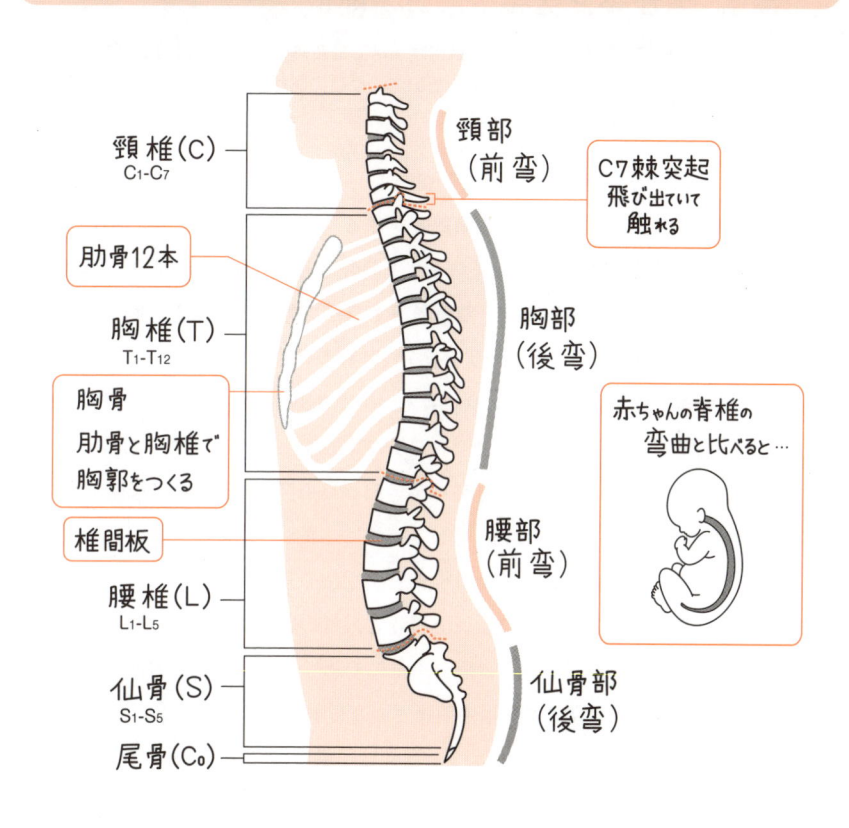

- 頸椎（C） C1-C7
- 肋骨12本
- 胸椎（T） T1-T12
- 胸骨　肋骨と胸椎で胸郭をつくる
- 椎間板
- 腰椎（L） L1-L5
- 仙骨（S） S1-S5
- 尾骨（C0）

- 頸部（前弯）
- C7棘突起 飛び出ていて触れる
- 胸部（後弯）
- 腰部（前弯）
- 仙骨部（後弯）

赤ちゃんの脊椎の弯曲と比べると…

椎骨の形

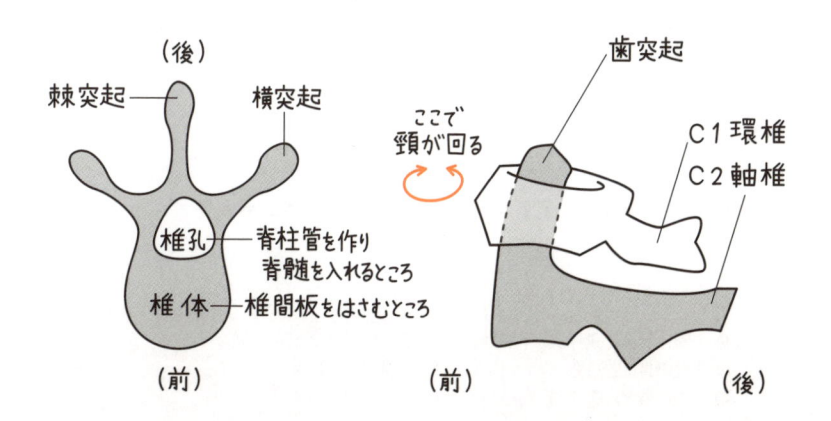

（後）
- 棘突起
- 横突起
- 椎孔　脊柱管を作り脊髄を入れるところ
- 椎体　椎間板をはさむところ

（前）

環椎と軸椎

- 歯突起
- ここで頸が回る
- C1 環椎
- C2 軸椎

（前）　（後）

第1章　セラピストが知っておきたい「からだのキホン」

6-3. 主な骨と体表で触れる部位

内蔵など体の中は透けて見えません。でも皮膚の表面から触ることのできる骨の部位を知っていると、だいたいどこに何があるかが外からわかります。骨と各部位の名前を知っていると便利ですよ。

頭蓋骨は数種の骨が組み合わさり、頭蓋腔という半球の容器を作って脳を入れています。おでこの骨は前頭骨という頭蓋腔を作る骨の1つです。それより下は十数個の骨からなる顔面の骨で、頬骨、上顎骨、下顎骨など多くは触ることができます。

第1肋骨は鎖骨の奥にあるので、鎖骨の下で自然に触れるのは第2肋骨です。左乳頭のやや内側、第5肋骨の下に心尖があり、鼓動を感じます（1-2-3）。

上肢と下肢が脊柱から直接出ていないことに気づきましたか？**鎖骨**と**肩甲骨**が上肢を、骨盤の骨が下肢を吊るすことで、腕や脚が体幹と離れ、比較的自由に動くのです。

鎖骨外端の下で肩甲骨の上部から前へ突き出る烏口突起、肩甲骨の後面で横に走る稜線（肩甲棘）とその先端の肩峰、そして鎖骨は体表から触れます。

上腕は**上腕骨**1本、前腕は親指側の**橈骨**と小指側の**尺骨**の2本からなります。肘頭は尺骨の一部で、肘の曲げ伸ばしは上腕骨と尺骨の動きです。手の付け根は小さい手根骨の集まりです。ガイコツは随分指が長く感じませんか？手の輪郭を描くとなぜだかわかります。手掌の中身は**中手骨**という5本の骨に分かれています。

骨盤は**仙骨**と**寛骨**からできています。寛骨は子供の頃は腸骨・恥骨・坐骨の3つに分かれているので、場合によってはそれらの名称で呼びます。坐骨結節は座るとお尻が椅子に当たる所。腸骨稜を左右結んだ線は脊柱のL4とL5の間ぐらいの高さの目安になります。上前腸骨棘はどんなに太った人でも触れます。右の上前腸骨棘と臍を結んだ線を3等分して臍から2/3の所に盲腸や虫垂があります。

大腿は大腿骨1本、下腿は**脛骨**と**腓骨**の2本の骨からなります。股関節の外側で触れるのは大腿骨の大転子です。膝の曲げ伸ばしは大腿骨と脛骨でやります。内果は脛骨、外果は腓骨のでっぱりです。脛骨前方の稜線は上に筋肉がなく、ぶつけると痛い弁慶の泣き所です。足も手と同様に、**足根骨**と**中足骨**と指骨からなります。

✴ 知っておきたいポイント ✴

- 上肢は鎖骨と肩甲骨、下肢は寛骨（骨盤の外側）に吊るされている
- 上肢の骨：上腕骨、尺骨・橈骨、手根骨・中手骨・指骨
- 下肢の骨：大腿骨、脛骨・腓骨、足根骨・中足骨・指骨

骨ほねホネ！

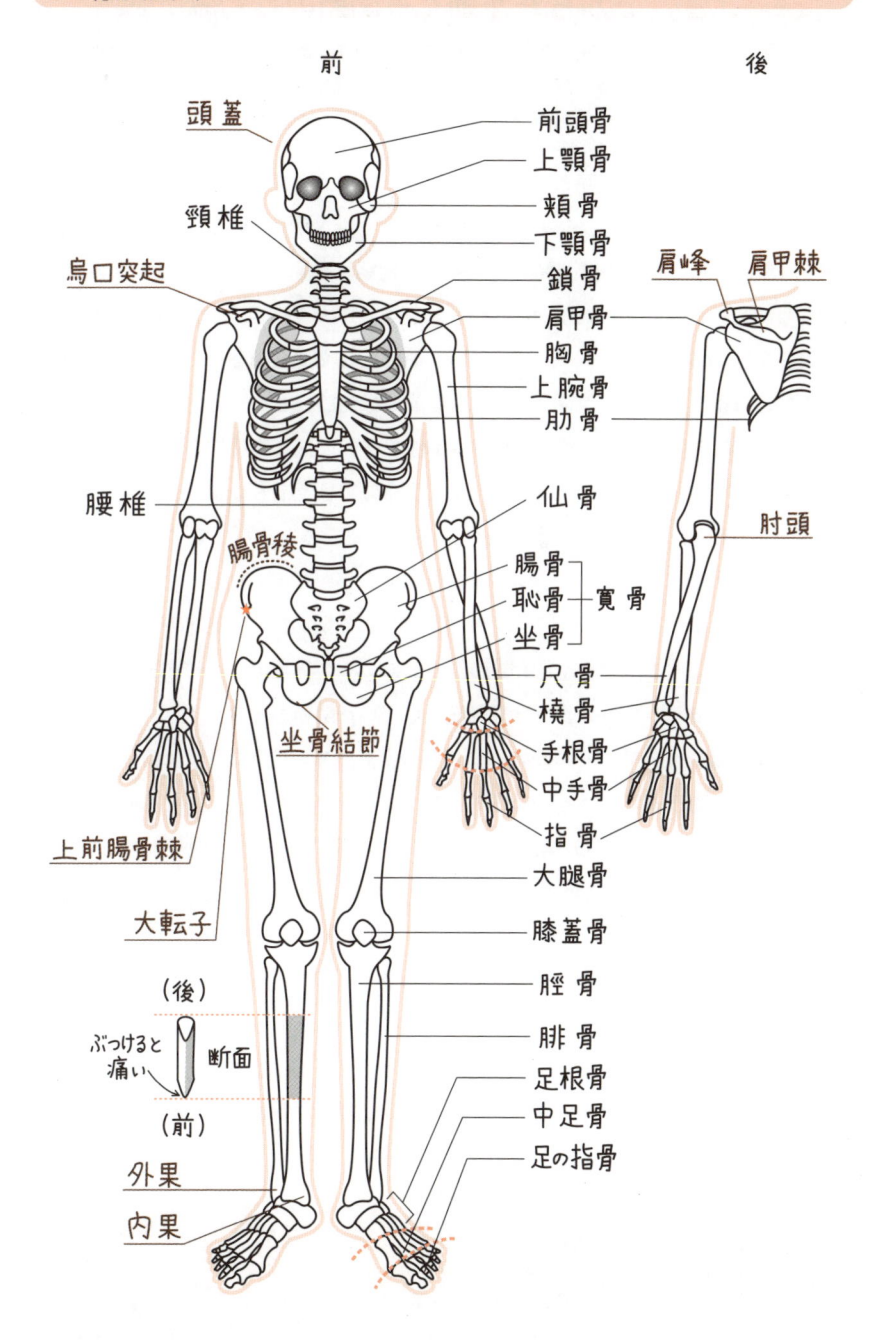

前　　　　　　　　　　　後

- 頭蓋
- 頸椎
- 烏口突起
- 腰椎
- 腸骨稜
- 上前腸骨棘
- 大転子
- （後）
- ぶっけると痛い
- 断面
- （前）
- 外果
- 内果

- 前頭骨
- 上顎骨
- 頬骨
- 下顎骨
- 鎖骨
- 肩甲骨
- 胸骨
- 上腕骨
- 肋骨
- 仙骨
- 腸骨 ┐
- 恥骨 ├ 寛骨
- 坐骨 ┘
- 坐骨結節
- 尺骨
- 橈骨
- 手根骨
- 中手骨
- 指骨
- 大腿骨
- 膝蓋骨
- 脛骨
- 腓骨
- 足根骨
- 中足骨
- 足の指骨

- 肩峰
- 肩甲棘
- 肘頭

第1章 セラピストが知っておきたい「からだのキホン」

6-4. ここでからだが動く－関節のしくみ

全身で200個もある骨のほとんどは他の骨と連結しています。しっかりと組み合って動かずに内臓を守ったり、あるいは互いに動くことで体を動かしたりしています。関節の基本の形を学びましょう。

骨と骨の連結部位を関節といいます。動かない関節もあります。頭蓋骨は**縫合**といって、縫い目のようにしっかりと互いに組み合わさり、動くことなく脳を守ります。仙骨と腸骨の間の仙腸関節も強い靭帯で補強され通常はほとんど動きません。こうした関節と違い、一般的に関節という場合は、骨が動く可動関節を指します。

可動関節の基本構造をみてみましょう。関節面は必ず**関節軟骨**で覆われ、骨どうしの間には関節腔という隙間があります。関節は**関節包**という2重の膜に包まれています。この内側の膜が**滑膜**で、滑膜は**滑液**を作って関節腔に出しています。滑液は、血管のない軟骨に外から栄養を与え、関節の動きを滑らかにします。つまり滑液を出す滑膜は、関節の命を保っているともいえる重要な膜なのです。

関節包の外では、**靭帯**という強靭な結合組織の帯が関節を補強しています。膝のように大きな力がかかる関節では、外側だけでなく関節内にも靭帯があります。また、椎骨の間にある椎間板や、膝関節の内部にある半月板のように、関節の中に衝撃を和らげるクッションのような軟骨を置いている関節もあります。

可動関節は動き方でいくつかの種類に分けられます。肩関節や股関節は**球関節**といって、球が回るようにいろんな方向に動かすことができます。頸を左右に回す環椎（C1）と軸椎（C2）の間の関節のように、軸の周りをクルクル回る動きをするのは**車軸関節**です。他にも、指の先の関節のように曲げるか伸ばすかどちらかの動きだけを行う**蝶番関節**など、部位によって、いろいろな動きをする関節があります。

手足の指の際には、小豆のような骨が時々あります。これは種子骨といって、摩擦のかかる腱の中にできる骨で、人により違う場所にできます。でも誰にでも必ず同じ所にある大きな種子骨があります。それが膝のお皿、**膝蓋骨**です。膝の曲げ伸ばしで摩擦がかかる腱の中にあり、内側は膝の関節包の中に埋め込まれています。

✴ 知っておきたいポイント ✴

- 可動関節の関節面は軟骨でできている
- 滑膜は滑液を出し関節を潤す
- 可動関節は種類により様々な動きをする

頭蓋骨の縫合

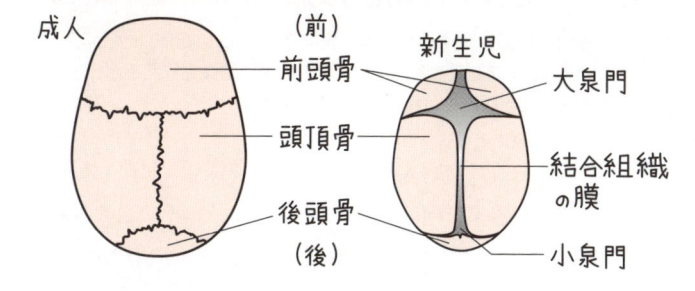

成人
- 前頭骨
- 頭頂骨
- 後頭骨
（前）
（後）

新生児
- 大泉門
- 結合組織の膜
- 小泉門

頭蓋骨の間は新生児の時は結合組織の膜になっているが、やがてしっかりと縫い目のように閉じてしまう（縫合）

可動関節のキホンのカタチ

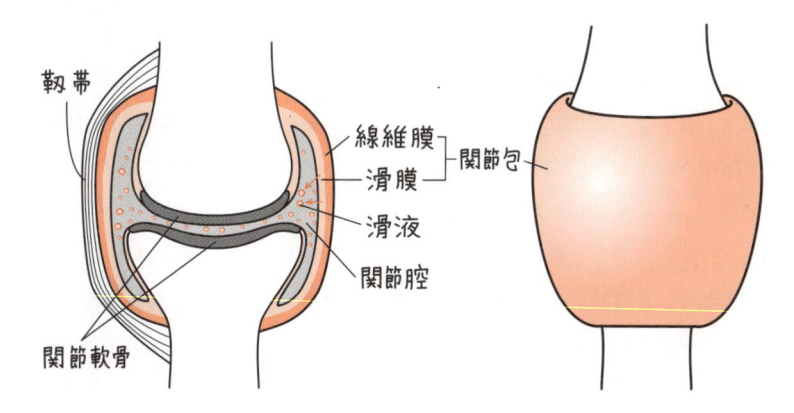

- 靭帯
- 線維膜
- 滑膜
- 関節包
- 滑液
- 関節腔
- 関節軟骨

いろいろな関節の動き

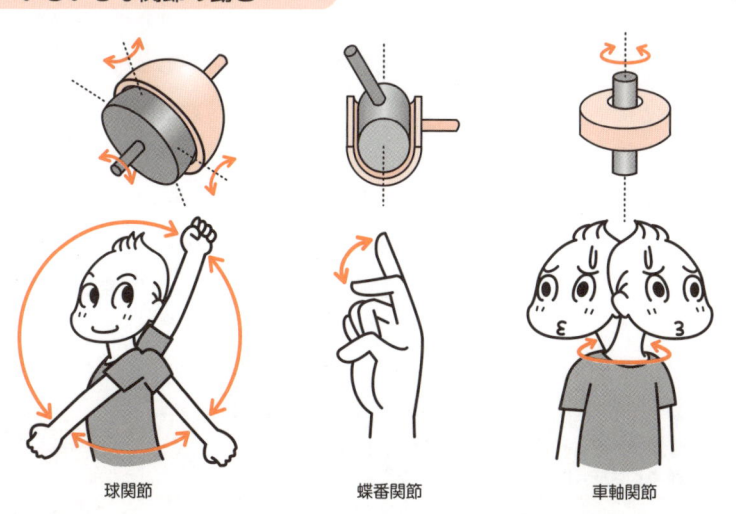

球関節　　蝶番関節　　車軸関節

第1章　セラピストが知っておきたい「からだのキホン」

6-5. 筋肉名を覚える前の基礎知識

単に骨格筋の名前と位置を覚えるだけでは役に立ちません。筋肉は使って意味のあるものです。動きを表す専門用語や筋肉の基礎知識を覚えると、特定の筋肉の基本的な動きが良くわかるようになります。

　運動の方向を表す専門用語をいくつか覚えましょう。曲げ伸ばしは屈曲・伸展です。上肢や下肢の先端を体幹から離す方向に回転させていくこと・その逆を外転・内転といいます。関節で外側・内側にねじることが外旋・内旋です。例えば膝を伸ばしたまま足先を外側に向けると、股関節は外旋します。手掌を上に向けたり下に向けたりする前腕の動きが回外・回内です。足のつま先を上げるのが背屈、爪先立ちにすることを底屈といいます。他にもありますが、そのつど覚えていきましょう。

　ある動きに一番大きく関与する筋肉を**主動筋**、反対の動きをする筋肉を**拮抗筋**といいます。例えば、肘屈曲の主動筋は力こぶを作る上腕二頭筋、拮抗筋は肘を伸展する上腕後面の上腕三頭筋です。拮抗筋はたいてい主動筋の反対側にあります。

　骨格筋が骨につく部位を**起始・停止**といいます。通常は大きく動く方が停止です。例えば、胸鎖乳突筋は胸骨と鎖骨から起始し、乳様突起という耳の後ろの骨の突起に停止します。この筋は左右同時に収縮すると頭が前に屈曲してうなずきます。筋肉の起始と停止を知っていると、それが身体をどのように動かす筋かがわかります。

　骨格筋の動きを助ける補助装置も覚えましょう。筋肉は**筋膜**という結合組織の膜に包まれています（1-1-3）。筋肉は痛みを感じませんから、筋肉が痛いと感じるのは、たいてい筋膜が感じている痛みです。骨格筋は**腱**という頑丈な結合組織のヒモを通して停止します。有名なのは足首の後ろにある太いアキレス腱です。手の甲や手首の前付近にたくさん縦に走って見えるすじも腱です。前腕の筋肉は特に長い腱を出して指や手首を動かしています。筋肉や腱が骨と擦れて痛まないように、その間には滑液の入ったクッション、**滑液包**が挟んであります。手指や手首は動きが特に激しいので、このクッションは腱の周りをぐるりと取り巻き、**腱鞘**と呼ばれます。それでも、すごい動きに耐えられなくなってここで起きる炎症が腱鞘炎です。

✴ 知っておきたいポイント ✴

- 動作時に主にはたらく筋が主動筋、反対の動きをする筋が拮抗筋
- 筋肉が骨に付着する部位を起始・停止という
- 筋肉は筋膜に包まれ、腱で停止する

体の動きを表すことば

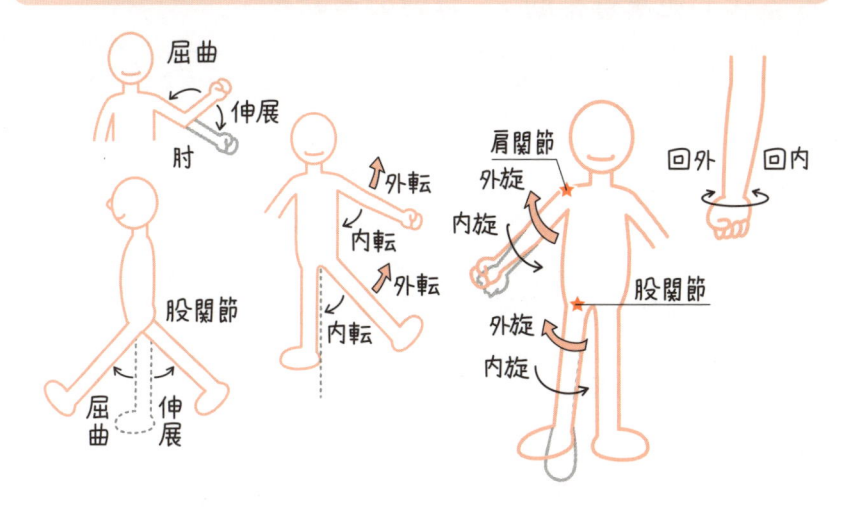

屈曲／伸展　肘
外転／内転
肩関節　外旋／内旋
回外／回内
股関節　屈曲／伸展
外旋／内旋

主動筋と拮抗筋（例）　上腕二頭筋と三頭筋

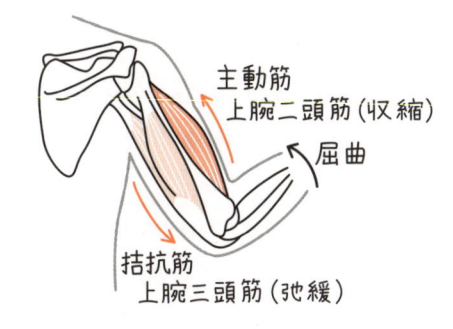

主動筋　上腕二頭筋（収縮）
屈曲
拮抗筋　上腕三頭筋（弛緩）

上腕二頭筋は肘屈曲、上腕三頭筋は肘伸展の主動筋
肘屈曲の場合、上腕二頭筋（主動筋）が収縮する時に上腕三頭筋（拮抗筋）は弛緩する

胸鎖乳突筋の起始と停止

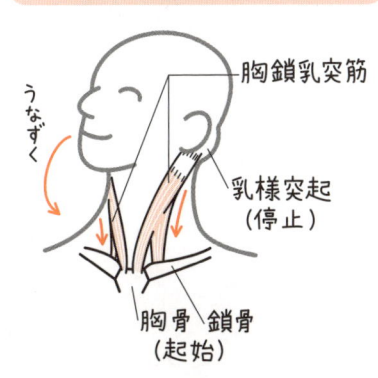

うなずく
胸鎖乳突筋
乳様突起（停止）
胸骨　鎖骨（起始）

骨格筋の補助装置

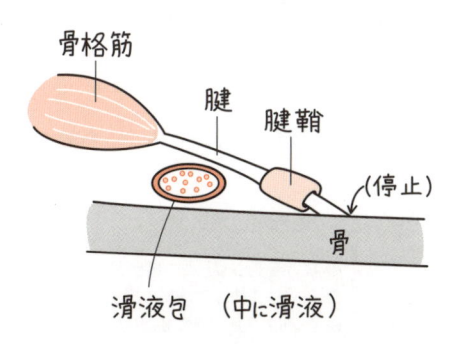

骨格筋
腱
腱鞘
（停止）
骨
滑液包　（中に滑液）

第1章　セラピストが知っておきたい「からだのキホン」

6-6. 主な骨格筋1　体幹の運動

胴体にある筋は体幹を動かす筋に決まっていると思ったら大間違いです。実は胸や背中の表面にある骨格筋は全て上肢を動かす筋なのです。体幹を動かす筋は浅い筋をめくった深い所にあります。

体幹を動かす主な骨格筋を上からみていきましょう。

頸の前両側に斜めに走る胸鎖乳突筋は、両側が一緒に収縮するとうなずきます（1-6-5）が、片方が収縮すると反対側の斜め上を見上げます。この筋の片方に問題が起きて左右の長さが違ってしまうと、首が斜め上に傾き**斜頸**となります。

胸部と背中の浅層の筋肉は基本的に上肢を動かす筋です。一方、体幹を動かす筋は深い所にあるので、体の浅い筋を描いた絵にはあまり載っていません。でも、発達していて体表に盛り上がって見える筋もあります。しゃんと背すじを伸ばした人の背中を見ると、背中の両側に脊柱に平行な筋肉の高まりが見えます。これが脊柱を後ろに反らせる**脊柱起立筋**です。実はこの筋は1つの筋の名前ではなく、椎骨や肋骨や骨盤や頭蓋骨に付着して、脊柱と頭部を動かす骨格筋群の総称です。最深部にある短い脊柱起立筋は、頭や頸を含む体幹の回旋の調整もしています。

お腹では、浅い層の筋も体幹を動かす筋、腹筋です。中央に縦に張るのが**腹直筋**です。この筋は筋腹に3、4個の腱画という腱が挟まります。腱画は誰にでもあるのですが、腹直筋が発達していると腱画の間の筋肉が盛り上がっていわゆる「腹筋が割れている」ように見えます。腹直筋は体を前屈、つまりお辞儀をする筋肉です。腹筋というと中央の腹直筋ばかりが注目されますが、両サイドの側腹筋も重要です。側腹筋は浅い方から外腹斜筋、内腹斜筋、腹横筋の3層構造になっています。それぞれ走行が異なり、外腹斜筋は前下方へ、内腹斜筋はその逆、腹横筋は横方向に走ります。背中側から起始し腹直筋を包む鞘に停止し、腹直筋とともに腹部の内臓を腹膜ごと包む形になっています。胸部と違って腹部は骨で囲まれていないので、腹筋が守り支える形になっています。脊柱起立筋は脊柱の近くに収まっているので、側腹筋はそのすぐ外側、背中からも触れることができますよ。

✴ 知っておきたいポイント ✴

- 体幹を動かす筋は、胸部と背部では深い所にある
- 背すじを伸ばす筋群はまとめて脊柱起立筋という
- 腹筋は中央の腹直筋と3層の側腹筋からなる

脊柱起立筋とその仲間

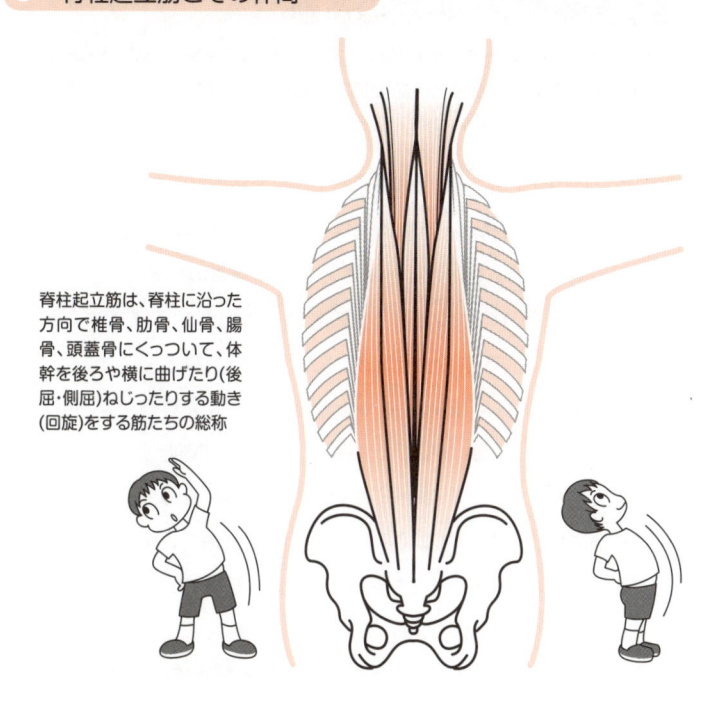

脊柱起立筋は、脊柱に沿った方向で椎骨、肋骨、仙骨、腸骨、頭蓋骨にくっついて、体幹を後ろや横に曲げたり（後屈・側屈）ねじったりする動き（回旋）をする筋たちの総称

腹筋のキホン

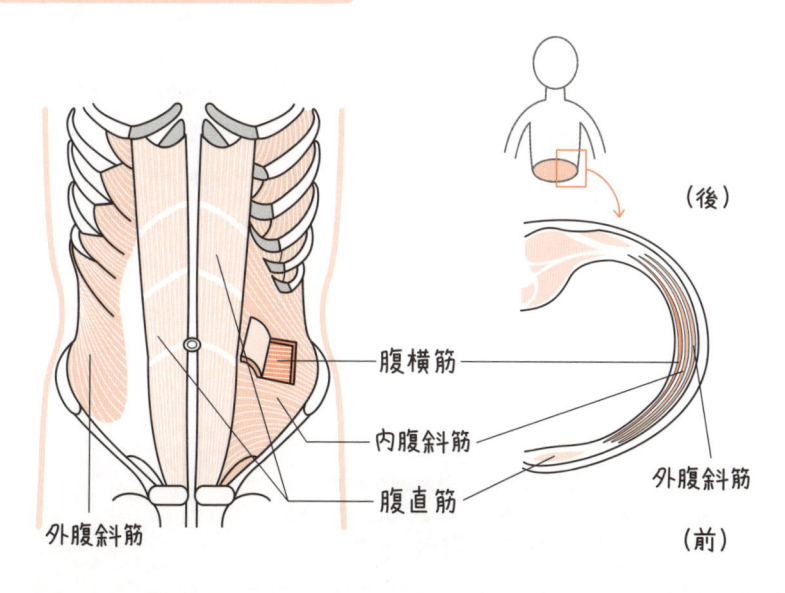

腹横筋
内腹斜筋
腹直筋

外腹斜筋

（後）
外腹斜筋
（前）

第1章 セラピストが知っておきたい「からだのキホン」

6-7. 主な骨格筋2　四肢の運動

上肢を動かす筋は胸や背中から始まっています。下肢を動かす筋は腰椎や骨盤から始まります。上肢と下肢の基本的な動きを主動筋と拮抗筋の組み合わせで覚えていきましょう。

鎖骨と肩甲骨につく筋のほとんどは、体幹にあっても上肢の動きに関わる筋です。

肩こりの筋として有名な**僧帽筋**は、西洋の僧侶の帽子に形が似ていることでその名がつきました。肩甲骨を動かす筋で、肩をすくめる動作はこの筋のはたらきです。

背中の下部に広がる名前通りの**広背筋**は、上腕を主に内転させる筋です。比較的薄いので脊柱起立筋のようには目立ちませんが、腋窩の後縁を作る筋です。

反対に腋窩の前縁を作るのは胸部で目立つ**大胸筋**です。大胸筋は上腕骨に停止し、上腕を体幹に引き付けます。四つんばいで踏ん張る格好に都合良くできています。人間の遠い祖先は4本脚で歩く動物だったのですね。肩の丸みを作る三角筋は上腕を主に外転する筋です。よく筋肉注射をされる筋肉でもあります。

上腕の筋は主に肘を動かします。肘を屈曲する**上腕二頭筋**は力こぶを作る筋です。こぶしを作って回外させながら肘を曲げてみましょう。とても大きな力が出る気がしませんか？上腕二頭筋は強力な回外運動の筋でもあります。後面の**上腕三頭筋**は肘を伸展させます。前腕にある筋の多くは主に手首や指を動かします。

股関節を屈曲する主動筋は**腸腰筋**です。腸の後ろにあるので外からはほとんど触れません。反対に股関節を伸展する（後ろに蹴り上げる）のは**大殿筋**です。お尻の形を作る大きな筋です。股関節を外転するのは大殿筋の下に半ば隠れた中殿筋、内転するのは内股にある内転筋群です。膝を伸展するのは大腿前面の筋群で、大腿直筋に3つの筋を合わせて**大腿四頭筋**といいます。反対の膝屈曲は大腿後面の屈筋群（**ハムストリング**）が主に行います。足の背屈は下腿外側の前脛骨筋が主動筋です。底屈するのはいわゆるふくらはぎの筋で、ヒラメ筋の上に2頭の腓腹筋が重なり、まとめて**下腿三頭筋**と呼ばれます。下腿三頭筋はアキレス腱となって踵の骨（踵骨）に停止します。アキレス腱が断裂すると、踵がぐらぐらになってしまいます。

✦ 知っておきたいポイント ✦

- 背中と胸の浅層の筋は主に上肢を動かす筋である
- 肘の屈曲・伸展の主動筋は上腕二頭筋と上腕三頭筋
- 股関節の屈曲・伸展の主動筋は腸腰筋と大殿筋

上肢を動かす背中と胸の筋・上腕の筋

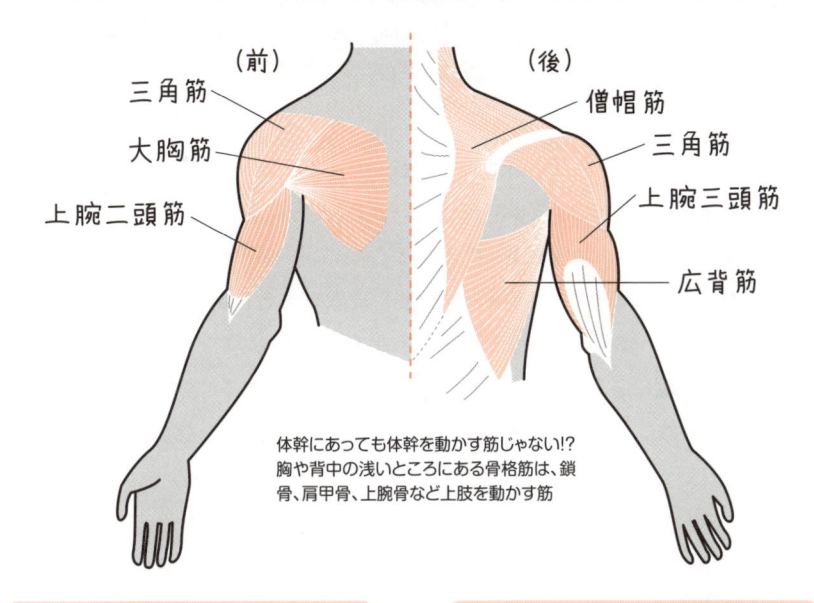

（前）
- 三角筋
- 大胸筋
- 上腕二頭筋

（後）
- 僧帽筋
- 三角筋
- 上腕三頭筋
- 広背筋

体幹にあっても体幹を動かす筋じゃない!?
胸や背中の浅いところにある骨格筋は、鎖骨、肩甲骨、上腕骨など上肢を動かす筋

下肢の筋

- 大腿四頭筋
- 大腿二頭筋など（ハムストリング）
- 前脛骨筋など
- 下腿三頭筋
- アキレス腱

運動にかかわる下肢の筋

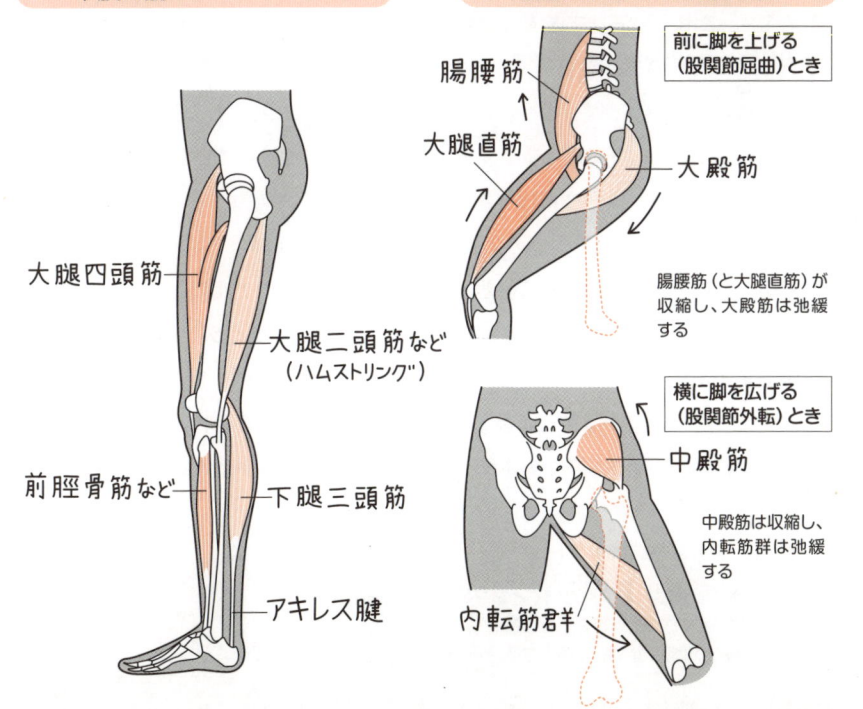

前に脚を上げる（股関節屈曲）とき
- 腸腰筋
- 大腿直筋
- 大殿筋

腸腰筋（と大腿直筋）が収縮し、大殿筋は弛緩する

横に脚を広げる（股関節外転）とき
- 中殿筋
- 内転筋群

中殿筋は収縮し、内転筋群は弛緩する

6-8. ちょっと変わり者の骨格筋

骨格筋は骨に付着して主に姿勢を保ったり運動したりする目的で使います。でも、中には骨につかず違う理由で使われるものがあります。そうしたちょっと変わり者の筋もみてみましょう。

　骨格筋は骨に起始・停止し骨を動かす筋…のはずでしたが、実は骨にくっついていない骨格筋があります。それは**皮筋**といって、皮膚について皮膚を動かすのが目的の筋です。犬や牛がお腹をブルブルさせて胴体についた水やハエを払ったりするのを見たことがあるでしょう。多くの動物は皮膚のすぐ下に、ボディスーツのように皮筋をまとい、体幹の皮膚を動かすことができます。人間ではこの筋は退化して顔と頸部の前面にあるだけです。顔の皮筋は顔の表情を作るので**表情筋**とも呼ばれます。表情筋のはたらきで目をぎゅっと閉じたり、おでこにシワを寄せたり口を突き出したりができます。歳をとった人の頸の前のシワは広頸筋のヒダです。でも頸部に普段そんな筋は浮き出て見えないですよね。表情筋はとても薄いのです。

　顔には骨を動かす筋もあります。こちらは下顎骨に停止して、噛む時に顎を動かす筋なので**咀嚼筋**といいます。つまり顔面には、表情筋と咀嚼筋の2種類の筋があるのです。これらの筋は支配する神経も違うので、必ず区別して覚えてください。

　目や口の周りの表情筋を見てください。ぐるっと輪になって孔を取り囲むこうした筋を**括約筋**と呼びます。括約筋は収縮することで孔を閉じることができます。括約筋は、自分の意志で動かせる骨格筋だけでなく、自律神経で自動的に制御する平滑筋にもあります。排便や排尿を制御する括約筋、肛門括約筋（1-5-4）や尿道括約筋（1-10-1）は骨格筋と平滑筋の2種類があります。平滑筋の括約筋は他にも、瞳孔を縮める瞳孔括約筋、胃の食道側と十二指腸側にある**噴門**と**幽門**という2つの門の開閉をする括約筋（このおかげで胃に食物が溜められる）などがあります。

　吸気筋である横隔膜（1-4-5）は、起始は周囲の骨（腰椎・肋骨・胸骨）ですが、停止は骨ではなく中央の**腱中心**に集まります。だから収縮すると骨と腱中心の距離が縮み、ドーム状に張った筋肉全体が下がり、胸腔を下に広げられるのです。

✴ 知っておきたいポイント ✴

- 顔の筋は、皮筋の表情筋と顎を動かす咀嚼筋に分けられる
- 括約筋は孔や管を閉める筋
- 横隔膜は腱中心に停止する

顔面の筋は2種類

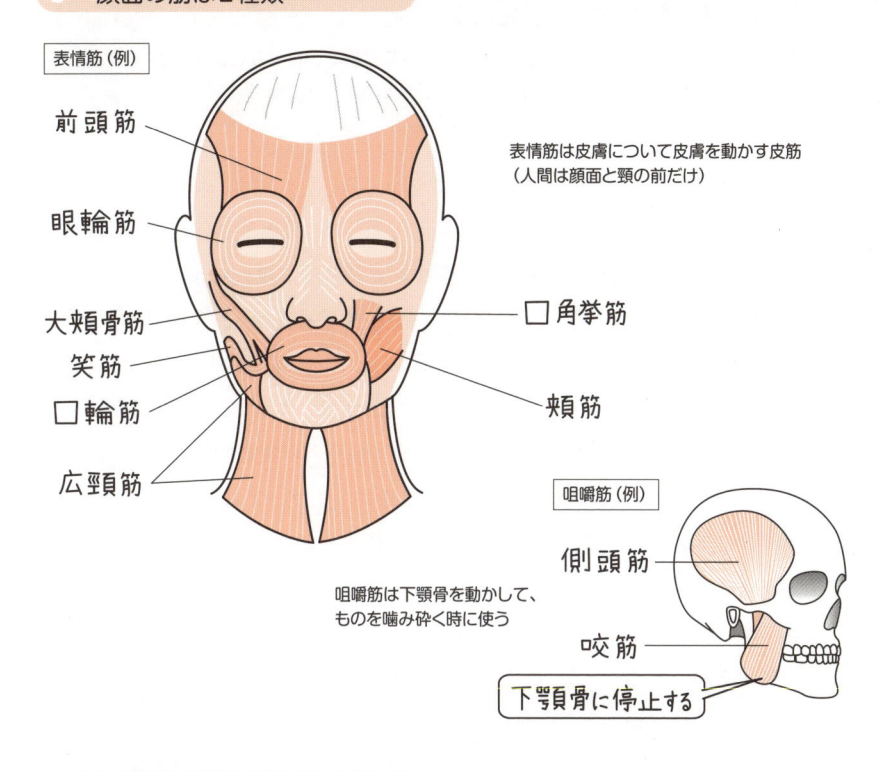

表情筋（例）

- 前頭筋
- 眼輪筋
- 大頬骨筋
- 笑筋
- 口輪筋
- 広頸筋
- 口角挙筋
- 頬筋

表情筋は皮膚について皮膚を動かす皮筋
（人間は顔面と頸の前だけ）

咀嚼筋（例）

- 側頭筋
- 咬筋

下顎骨に停止する

咀嚼筋は下顎骨を動かして、ものを噛み砕く時に使う

横隔膜の停止部

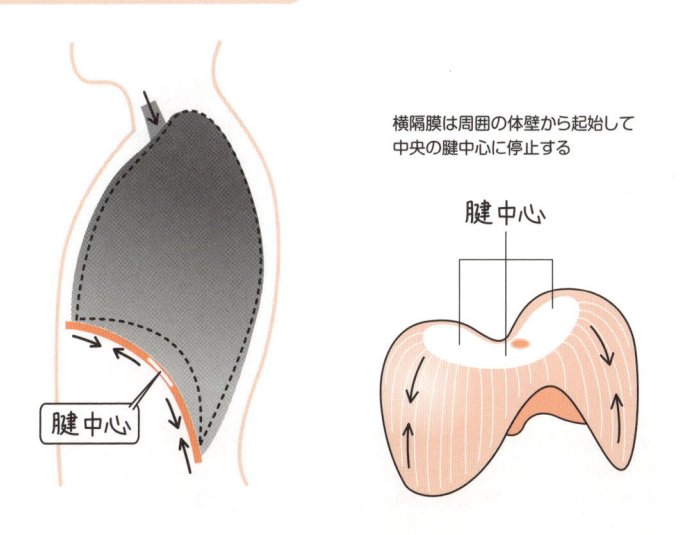

横隔膜は周囲の体壁から起始して中央の腱中心に停止する

腱中心

第1章 セラピストが知っておきたい「からだのキホン」

7. 脳とからだの連携のしくみ 神経系

7-1. 神経の分類と名前

脳は確かに多くの神経細胞が集まってできていますが、脳のことを脳神経と呼ぶのは誤りです。神経にはいろいろな呼び名がありますが、正しい分類を学んで正確に使い分けましょう。

神経はまず大きく**中枢神経**と**末梢神経**の2つに分けられます。中枢神経とは脳と脊髄のことです。末梢神経とは脳と脊髄から出て、体の末梢まで分布する神経のことです。中枢神経のうち、脳は頭蓋骨に囲まれた頭蓋腔に収められ、脊髄は椎骨の中を通る脊柱管に入っています (1-1-6)。つまり、末梢神経は、こうした体の中心の骨から外へ出ている神経ともいえます。末梢神経はさらに分類されます。

末梢神経は何に注目するかによって分類の仕方が違います。出ている場所で分けると、脳から出ているのが**脳神経**、脊髄から出ているのが**脊髄神経**です。「脳」は中枢神経、「脳神経」は末梢神経ですから、両者を混同して使ってはいけません。

末梢神経は支配する対象によっても2つに分けられます。筋肉や皮膚などを支配するのが**体性神経**で、内臓や血管を支配するのが**自律神経**です。体性神経の支配する筋肉はたいてい自分の意志で動かしますし、皮膚などの感覚は意識に上りやすいという特徴があります。一方、自律神経は意識されずに自動的に調節されます。体性神経と自律神経は脳の中で制御に関わる部位も違うのです。体性神経はさらに、筋肉を動かす**運動神経**と感覚を伝える**感覚神経**に分けられます。自律神経は**交感神経**と**副交感神経**に分けられます。

末梢神経は情報の伝わる方向でも分けられます。情報が中枢に向かうのが**求心性神経**で、中枢から出て行くのが**遠心性神経**です。体性神経のうち、運動神経は中枢の指令を筋肉へ伝えるので遠心性、感覚神経は皮膚などからの情報を中枢へ伝えるので求心性神経と決まっています。自律神経には遠心性も求心性も両方があります。

脳神経 (1-7-6) はそれぞれ個性があり、運動神経や感覚神経や副交感神経が単独で、あるいは混ざって入ります。脊髄神経 (1-7-7) では、ほとんど全てのレベルに運動神経と感覚神経の両方が含まれ、部分的に交感神経や副交感神経が入ります。

✴ 知っておきたいポイント ✴

- 中枢神経は脳と脊髄、末梢神経は中枢神経から出る神経
- 末梢神経は体性神経と自律神経に分けられる
- 体性神経は筋肉や皮膚を支配し、自律神経は内臓や血管を支配する

神経の分類と名前

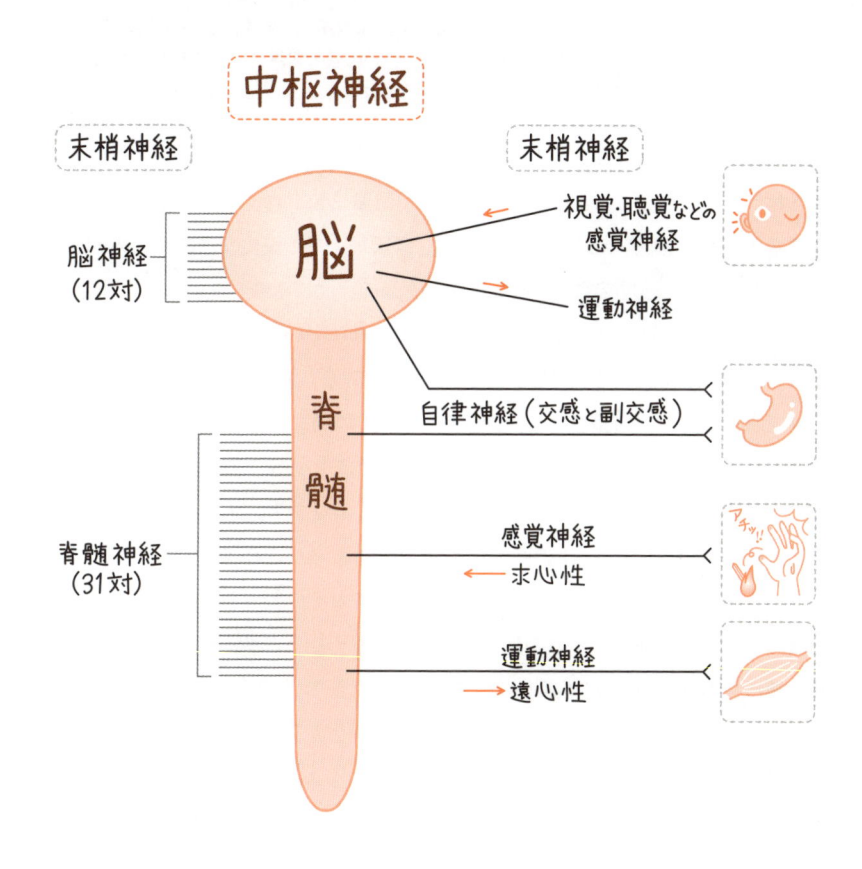

```
            中枢神経
末梢神経              末梢神経
              脳  →  視覚・聴覚などの感覚神経
脳神経         ←  運動神経
(12対)
              脊髄  ── 自律神経(交感と副交感)
脊髄神経        ── 感覚神経
(31対)              ← 求心性
              ── 運動神経
                   → 遠心性
```

神経系の分類

中枢神経	脳　(大脳・小脳・間脳・脳幹＜中脳・橋・延髄＞)		
	脊髄（頸髄・胸髄・腰髄・仙髄）		
末梢神経 脳神経12対 脊髄神経31対	体性神経	感覚神経（求心性神経）	
		運動神経（遠心性神経）	
	自律神経	交感神経	（求心性神経と遠心性神経）
		副交感神経	

第1章　セラピストが知っておきたい「からだのキホン」

7-2. 脳を包む膜と液体

頭蓋骨を取ってもいきなり脳は出てきません。脳はさらに3枚の膜の下で、液体の中に浮かんでいます。脳とこれらの膜の関係を理解すると、クモ膜下出血などの疾患がどういうことなのかがわかるようになります。

脳と脊髄は骨で囲まれしっかり保護されています。でも骨のすぐ下に脳や脊髄があるわけではありません。脳と脊髄はさらに**髄膜**に包まれています。髄膜は外側から**硬膜**、**クモ膜**、**軟膜**の3枚からなります。硬膜はとても頑丈な膜です。クモ膜はクモの巣のような半透明の膜で、軟膜は脳と脊髄の表面に密着している薄い膜です。

クモ膜と軟膜の間はクモ膜下腔という空間になっていて、ここに脳脊髄液が入っています。脳と脊髄は、脳脊髄液の中に浮かんで守られているのです。

脳脊髄液は脳内の**脳室**という空間にも入っています。脳室は脳の中にあるいくつかの複雑な形をした部屋の集まりで、それぞれが細い通路でつながっています。さらに、脳室からクモ膜下腔につながるトンネルもあります。つまり脳の中（脳室）と脳と脊髄の外（クモ膜下腔）の両方に共通の脳脊髄液が流れているのです。腰のあたりから採取した脳脊髄液で脳のことがわかるのもそのためです。

膜の字がつく脳関係の出血の意味を考えてみましょう。硬膜外血腫は頭蓋骨と硬膜の間に血の塊（血腫）ができたものです。ここは脳の外なので、脳そのものが損傷していなければ、血腫を取り除けば大丈夫です。硬膜下血腫は硬膜とクモ膜の間の出血で起こります。事故などで急激に起こるものは命に関わりますが、ジワジワと出血してできた血腫はすぐには問題が起きません。ここは脳と直接関係ないからです。高齢者が転んで1ヶ月後くらいに、急にボケたような時は硬膜下血腫も疑います。転んだ直後は検査で問題なく障害も出ません。しかし、ゆっくりとした出血で血腫が大きくなると、脳を圧迫するようになり症状が出ます。血腫を取れば認知症のような症状は治ってしまいます。クモ膜下出血とはクモ膜下腔に出血が起こることです。クモ膜下腔には脳の中へ入る重要な動脈が走っているので、ここで出血することは命に関わる重大事です。突然、ものすごく激しい頭痛が起きます。

✴ 知っておきたいポイント ✴

- 脳と脊髄は3枚の髄膜（硬膜・クモ膜・軟膜）に包まれる
- 脳室とクモ膜下腔はつながり、中に脳脊髄液が入っている
- クモ膜下出血とはクモ膜下腔に出血が起きた状態

脳を包む膜と液体

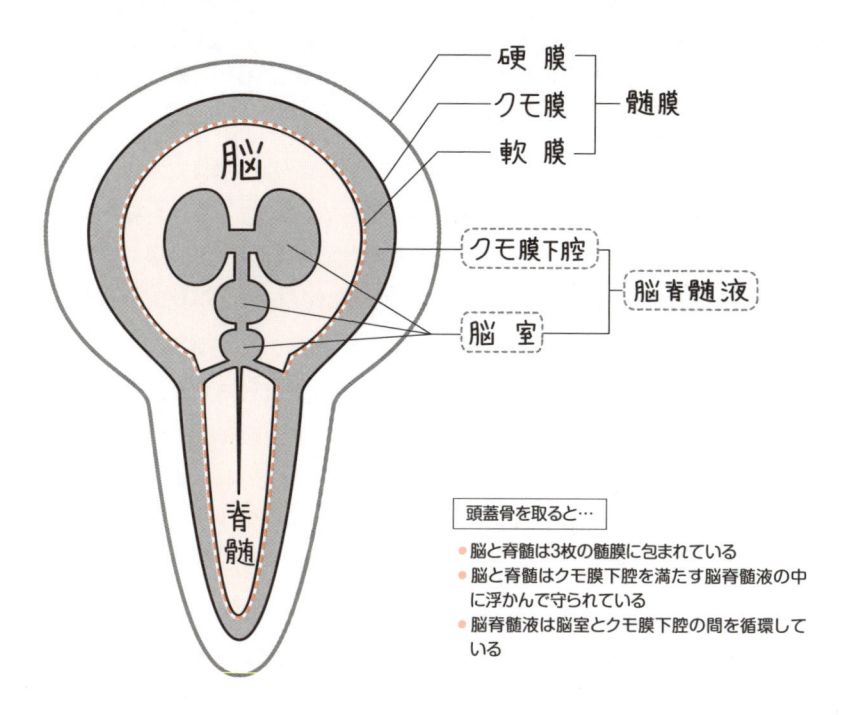

図中ラベル:
- 硬膜
- クモ膜　｝髄膜
- 軟膜
- 脳
- クモ膜下腔　｝脳脊髄液
- 脳室
- 脊髄

頭蓋骨を取ると…
- 脳と脊髄は3枚の髄膜に包まれている
- 脳と脊髄はクモ膜下腔を満たす脳脊髄液の中に浮かんで守られている
- 脳脊髄液は脳室とクモ膜下腔の間を循環している

硬膜下血腫とクモ膜下出血

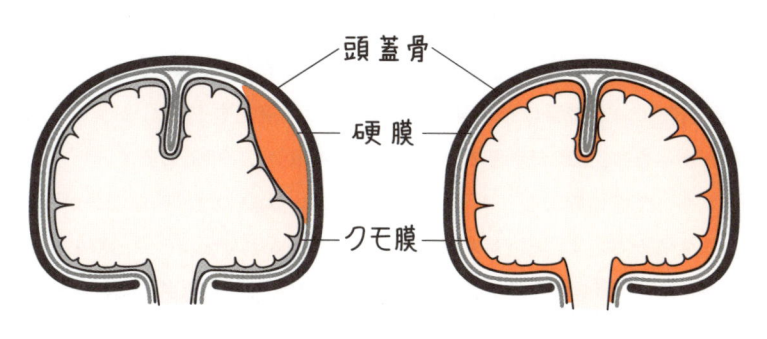

図中ラベル:
- 頭蓋骨
- 硬膜
- クモ膜

硬膜下血腫
血腫がゆっくりできた場合（慢性硬膜下血腫）なら、血腫を早めに取り除けば脳は大丈夫

クモ膜下出血
脳内に入る主要な動脈の出血で起きる、重篤な状態

7-3. 脳の役割分担

脳の障害で出る症状が人によって違ったりするのはなぜでしょうか？脳はいくつかの部位に分かれ、それぞれの部位が違う機能を担当しています。命と心は脳のどこに…？

脳はその構造によって、大脳、小脳、間脳、脳幹に区分されます。大脳は左右の大脳半球に分かれ、間の脳梁（のうりょう）という橋で連絡し合っています。小脳は大脳の後下方に半分隠れるようについています。間脳は大脳の深部で脳幹との間にあります。脳幹は中脳・橋（きょう）・延髄（えんずい）の3つからなり、大脳の中に木の幹のようにつっこんでいます。

大脳はとてもたくさんの機能を担っています。表面では、感覚情報を処理し、意識的な運動の指令を出し、言語をあやつり、理性的に思考するなど高度な機能をこなし、深部では無意識に体の動きを調節し、記憶の保持や感情とも関わります。

間脳は少し原始的な脳で、感覚情報の中継や本能や情動行動と深く関わります。

小脳は無意識の体の動きをコントロールします。筋肉がほどよく緊張状態を保っていたり、バランスをとったり、滑らかに体が動くのは小脳のはたらきです。

脳幹は生命維持の脳です。特に**延髄**には、呼吸、心臓や循環、嚥下、嘔吐など生きるために不可欠な中枢が集まっています。脳幹には、大脳に連絡し意識を保つ機能もあります。眠りそうな時に何かの刺激でハッと目が覚めるのも脳幹の機能です。

植物状態というのは、意識的な活動はなくても脳幹の一部の機能は保たれていて基本的な生命維持が可能な状態です。つまり脳幹は生きています。脳死というのは脳幹を含む脳全体が完全にダメになった状態です。人工呼吸器をつけなければ呼吸が止まるので、酸素が組織に届かずそのままほどなくして心臓も止まります（心臓死）。脳死判定の1つで目に光を当て瞳孔が縮むかを確認するのは、脳幹にこの反射の中枢があるため、脳幹が生きているかどうかを確認しているのです。

酔っぱらって感情的になり本能のまま動くのは、大脳の理性的な部分が眠り、間脳が暴走するからです。記憶が曖昧になり千鳥足になれば大脳の深部や小脳にお酒が回っています。急激に大量に飲んで脳幹の機能が止まったら命に関わりますよ。

✹ 知っておきたいポイント ✹

- 脳は、大脳、小脳、間脳、脳幹に分けられる
- 大脳は高度情報処理、間脳は本能や情動行動、小脳は無意識の運動に関わる
- 脳幹は生命維持に不可欠な脳である

脳の役割分担（正中断面）

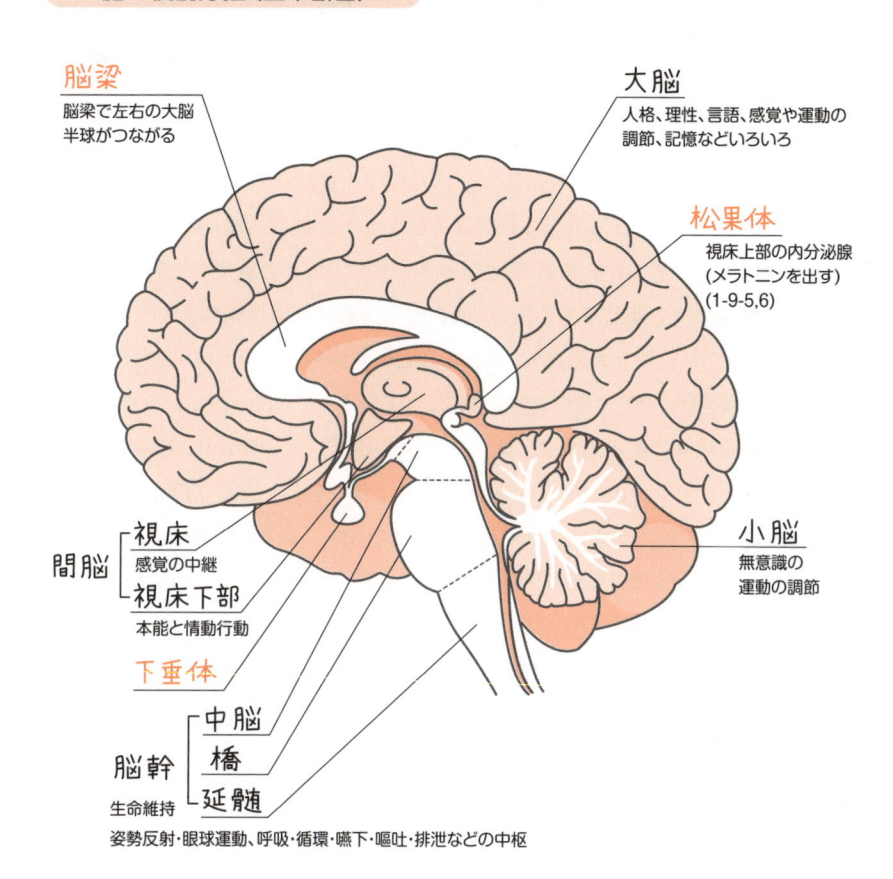

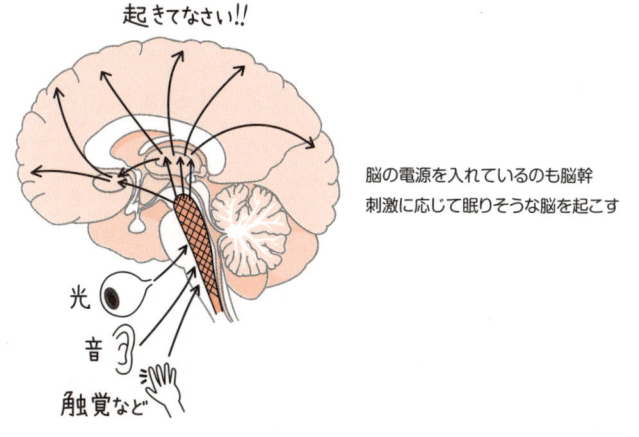

脳梁
脳梁で左右の大脳半球がつながる

大脳
人格、理性、言語、感覚や運動の調節、記憶などいろいろ

松果体
視床上部の内分泌腺（メラトニンを出す）(1-9-5,6)

間脳
- 視床 … 感覚の中継
- 視床下部 … 本能と情動行動

下垂体

小脳
無意識の運動の調節

脳幹 生命維持
- 中脳
- 橋
- 延髄

姿勢反射・眼球運動・呼吸・循環・嚥下・嘔吐・排泄などの中枢

起きてなさい!!

光
音
触覚など

脳の電源を入れているのも脳幹
刺激に応じて眠りそうな脳を起こす

7-4. 大脳のシワが担当していること

大脳を切ると、表面のシワのある部分は灰色をしています。ここには神経細胞の頭が集まって、様々な機能を担当しています。担当者の座席が決まっているように、部署ごとにきちんと区分けがなされています。

大脳を切ると灰色の部分(**灰白質**)と白い部分(**白質**)が見えます。神経細胞には核のある細胞体とそこから伸びる軸索がありますが、灰白質は細胞体が集まり、白質は軸索が集まっている部位です。つまり灰白質は司令塔の集合、白質は情報を伝える電線の集まりのようなものです。灰白質は大脳の表面と深部に集まっています。大脳表面の灰白質を**大脳皮質**、深部の灰白質を**大脳基底核**といいます。大脳基底核のはたらきは1-7-8で学びます。ここでは大脳皮質の機能をみていきましょう。

大脳皮質は表面に走る溝などによって大きく「葉」に区分けされ、場所ごとに機能が決まっています。それぞれの機能を担当する部位を「○○野」と呼びます。例えば、意識的に体を動かす指令を出すのは前頭葉の後端にある体性運動野、聴覚情報を処理するのは側頭葉の聴覚野です。これらの機能は左右の大脳でほぼ対称です。

こうした基本的な機能をやっている以外の広い部位は**連合野**といって、何か高度な情報処理を行っている場所です。連合野は左右の大脳半球で機能が違います。例えば、言語を処理する言語野は片方の大脳にしかありません※。運動性言語野が障害されると言葉が話せなくなり、感覚性言語野が障害されると話を聞いても理解できなくなります。このように脳の障害で言語機能に支障が出ることを**失語**といいます。連合野は障害の部位によって、目で見えているものが認識できない、体の障害はないのに衣服が正しく着られないなどといった症状も出てきます。おでこの部分の前頭連合野には人格に相当する機能もあるため、そこが障害を受けるとその人らしさが失われてしまうこともあります。連合野の障害は高次機能障害と呼ばれます。

大脳皮質の中でも、下のへりに押しやられている部分は古い皮質です。ここは近くの基底核と一緒に**大脳辺縁系**と呼ばれ、記憶や感情などの機能を受け持ちます。

※言語野のある側の大脳半球を優位半球という(ほとんどの人が左)。優位半球は論理的思考に優れ、反対側はイメージや音楽といった芸術的なはたらきに優れている。

知っておきたいポイント

- 大脳の灰白質は表面の大脳皮質と深部の大脳基底核に分けられる
- 大脳皮質は機能が場所によって決まっている(機能局在)
- 連合野は左右大脳半球で違い、高次機能を受け持つ

大脳のシワが担当していること

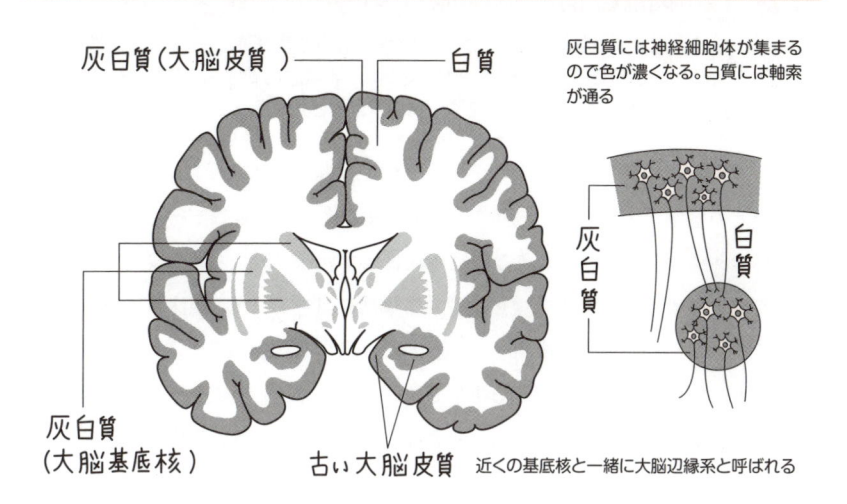

- 灰白質（大脳皮質）
- 白質
- 灰白質（大脳基底核）
- 古い大脳皮質　近くの基底核と一緒に大脳辺縁系と呼ばれる

灰白質には神経細胞体が集まるので色が濃くなる。白質には軸索が通る

大脳皮質・それぞれの機能

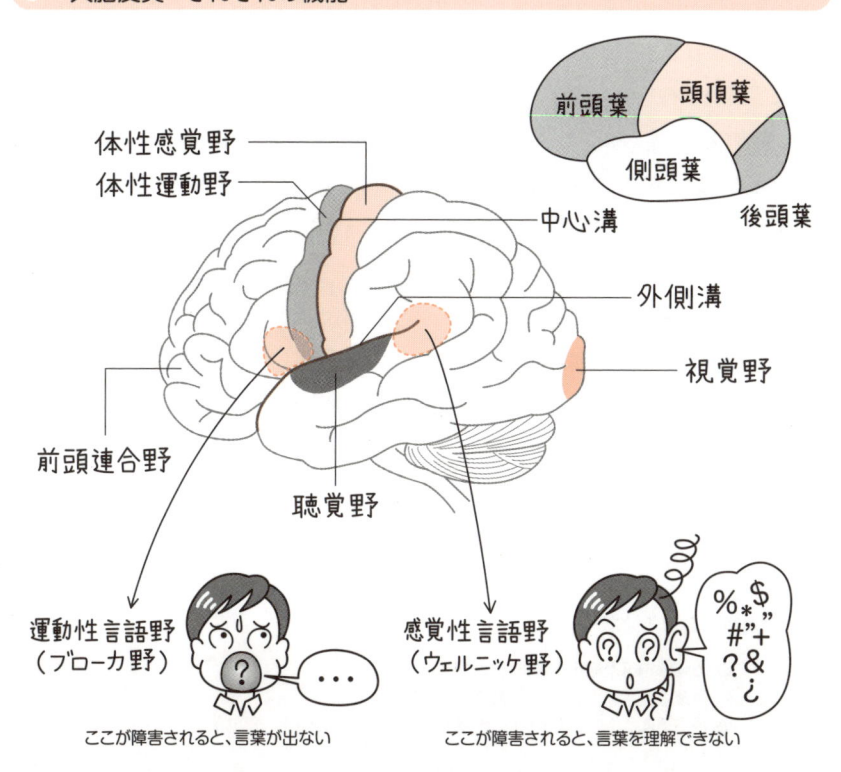

前頭葉　頭頂葉　側頭葉　後頭葉

- 体性感覚野
- 体性運動野
- 中心溝
- 外側溝
- 視覚野
- 前頭連合野
- 聴覚野
- 運動性言語野（ブローカ野）　ここが障害されると、言葉が出ない
- 感覚性言語野（ウェルニッケ野）　ここが障害されると、言葉を理解できない

7-5. 本能と情動は間脳にあり

間脳は高度な機能をもつ大脳と生命を保つ脳幹の間にある脳です。だから大脳と脳幹の影響を受けながら、ちょっと理性的ではないこともあるけれど、生命維持に必要な本能や感情的な行動を受け持っています。

間脳は**視床**と**視床下部**に分かれ、それぞれが役割を受け持ちます。視床は嗅覚以外の全ての感覚が中継される場所です。東北から大阪に新幹線で行くのに必ず東京で乗り換えるように、中枢を通る感覚情報は必ず視床で違う神経に乗り換えて、最終目的地である大脳皮質の感覚を処理する場所に到達します。視床が感覚に関わる一方で、視床下部は本能や感情的な行動（情動行動）を支配します。

視床下部には生命活動に関わる中枢が集まっています。食欲や性欲など本能の中枢や体温調節の中枢が視床下部にあります。血糖値が下がると空腹を感じて何か食べたくなり、逆にたくさん食べて血糖値が上がると満腹を感じて食欲がなくなるのは視床下部のはたらきです。体内の水分が不足して血液が濃くなると、おしっこを減らす指令を出すのも視床下部だし、のどが渇いて水が飲みたくなる飲水中枢も視床下部にあります。性欲は子孫を残したいという本能の発動です。でもいつ何時でも相手構わず性行動に走らないのは、大脳がきちんと間脳を制御しているからです。間脳の上に覆い被さるように乗っている大脳は、間脳が暴走しないように上から抑えてもいるのです。視床下部はさらに感情にあおられて起こる行動も支配しています。怒りや恐怖を感じるのは大脳ですが、その感情に伴って攻撃したり逃げ出したりする行動は視床下部のはたらきで起こります。感情に伴って自然に顔の表情が変わるのも視床下部のはたらきです。視床下部は大脳辺縁系（1-7-4）との関係が深く、これらと一緒に快感を感じたり、不快になったりして情動行動を起こします。

間脳の視床下部はいくつかのホルモンの最高中枢でもあります（1-9-5）。さらに、視床下部には自律神経の最上位のコントロールセンターもあります（1-9-2）。だから視床下部を通じて、感情や本能と自律神経やホルモンが互いに関わってくるのです。精神的ストレスでホルモンや自律神経に影響が出るのはこのためです。

知っておきたいポイント

- 間脳は視床と視床下部に分けられる
- 視床は嗅覚以外の全ての感覚の中継所
- 視床下部は本能、情動行動、自律神経、ホルモンの最高中枢である

間脳（視床と視床下部）

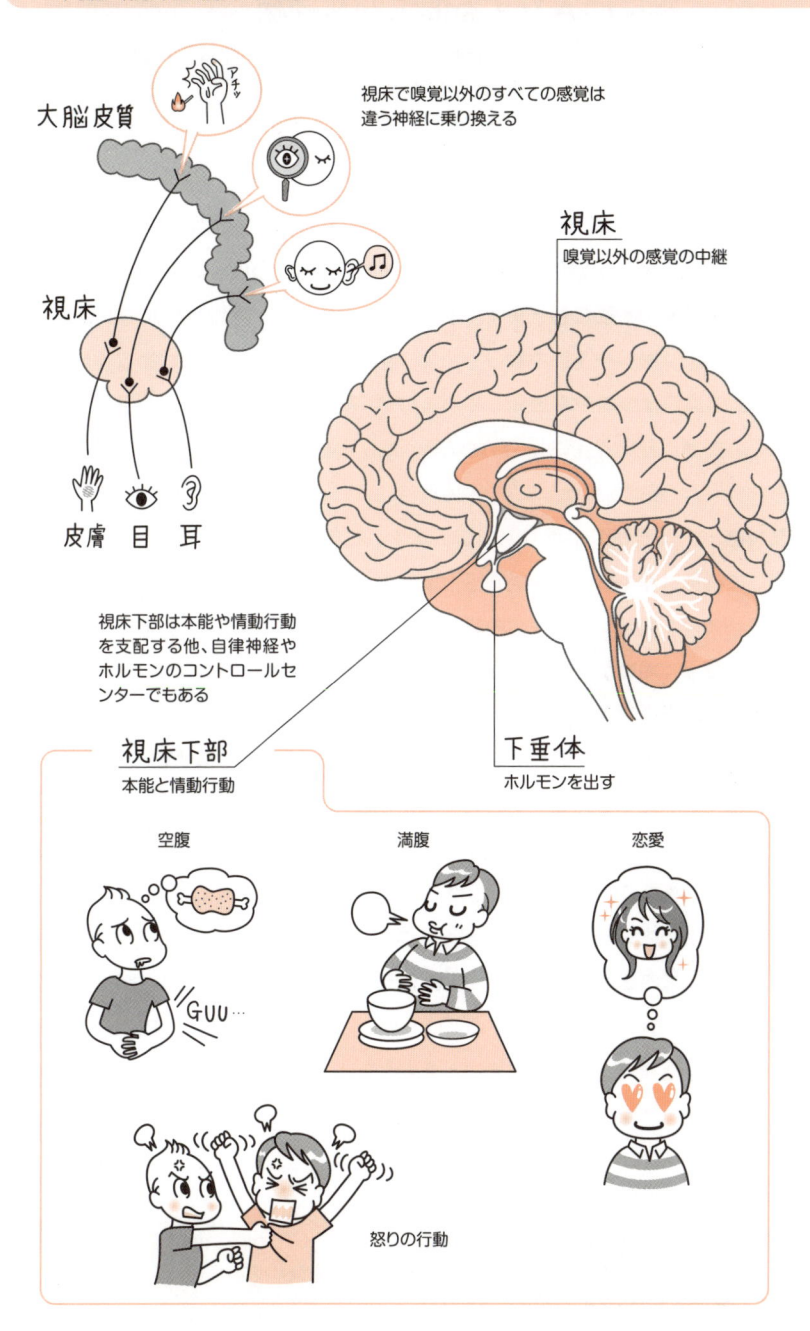

大脳皮質

視床で嗅覚以外のすべての感覚は違う神経に乗り換える

視床

皮膚　目　耳

視床
嗅覚以外の感覚の中継

視床下部は本能や情動行動を支配する他、自律神経やホルモンのコントロールセンターでもある

視床下部
本能と情動行動

下垂体
ホルモンを出す

空腹　　満腹　　恋愛

GUU…

怒りの行動

第1章　セラピストが知っておきたい「からだのキホン」

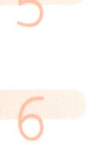

7-6. 脳に出入りする個性的な神経

脳から出る末梢神経を脳神経といいます。全部で12対ある脳神経は、主に顔や頸を支配します。それぞれの個性的なはたらきを学びましょう。中には1対だけ、お腹まで遠征する神経もあるんですよ。

脳神経は全部で12対あり、脳の前から出る順番にローマ数字がついています。

嗅神経（Ⅰ）：嗅覚を脳に伝えます。においの情報を脳の底面にある嗅球に伝えます。

視神経（Ⅱ）：視覚を脳に伝えます。×印の所は視交叉といい、左右の神経が半分だけ交差して両側の大脳に届きます。それで左右の比較ができ距離感がつかめます。

動眼神経（Ⅲ）：眼球や上瞼を動かします。目の遠近調節や瞳孔を縮める作用もあります。この神経は中脳から出発しているので、脳幹の障害でも左右の黒目の位置がずれてものが二重に見えたり、瞳孔が開いたりすることがあります。

滑車神経（Ⅳ）：眼球を動かします。左右同時にはたらくと下向きの寄り目ができます。

三叉神経（Ⅴ）：顔面の感覚を脳に伝えます。文字通り3つの枝に分かれています。おでこの感覚は第1枝の眼神経、上顎の感覚は第2枝の上顎神経、下顎の感覚は第3枝の下顎神経が担当します。歯の痛みもこの神経が伝えます。下顎神経は感覚を伝えるだけでなく咀嚼筋（1-6-8）を動かすこともやっています。

外転神経（Ⅵ）：眼球を外側に向けます。

顔面神経（Ⅶ）：表情筋を動かします。味覚も感じます。唾液や涙も出します。

内耳神経（Ⅷ）：耳から聴覚と平衡覚の情報を脳へ伝えます。

舌咽神経（Ⅸ）：文字通り舌と咽を支配します。舌の後ろ側の味覚や触覚などの感覚を脳へ伝え、咽頭の運動や感覚も担当します。唾液も出します。

迷走神経（Ⅹ）：主に副交感神経のはたらきをします。この神経はとても長く、頸と胸と腹部（骨盤内を除く）の内臓と血管を支配します。喉頭や咽頭の感覚や運動も担当します。喉頭を動かすということは、声を出すのもこの神経です。

副神経（Ⅺ）：僧帽筋や胸鎖乳突筋などを動かします。

舌下神経（Ⅻ）：舌を動かします。

✺ 知っておきたいポイント ✺

- 脳神経は脳から出る12対の末梢神経
- 脳神経は頭頸部の運動、感覚、副交感のはたらきを受け持つ
- 迷走神経は胸腹部の内臓も支配する

脳に出入りする個性的な神経

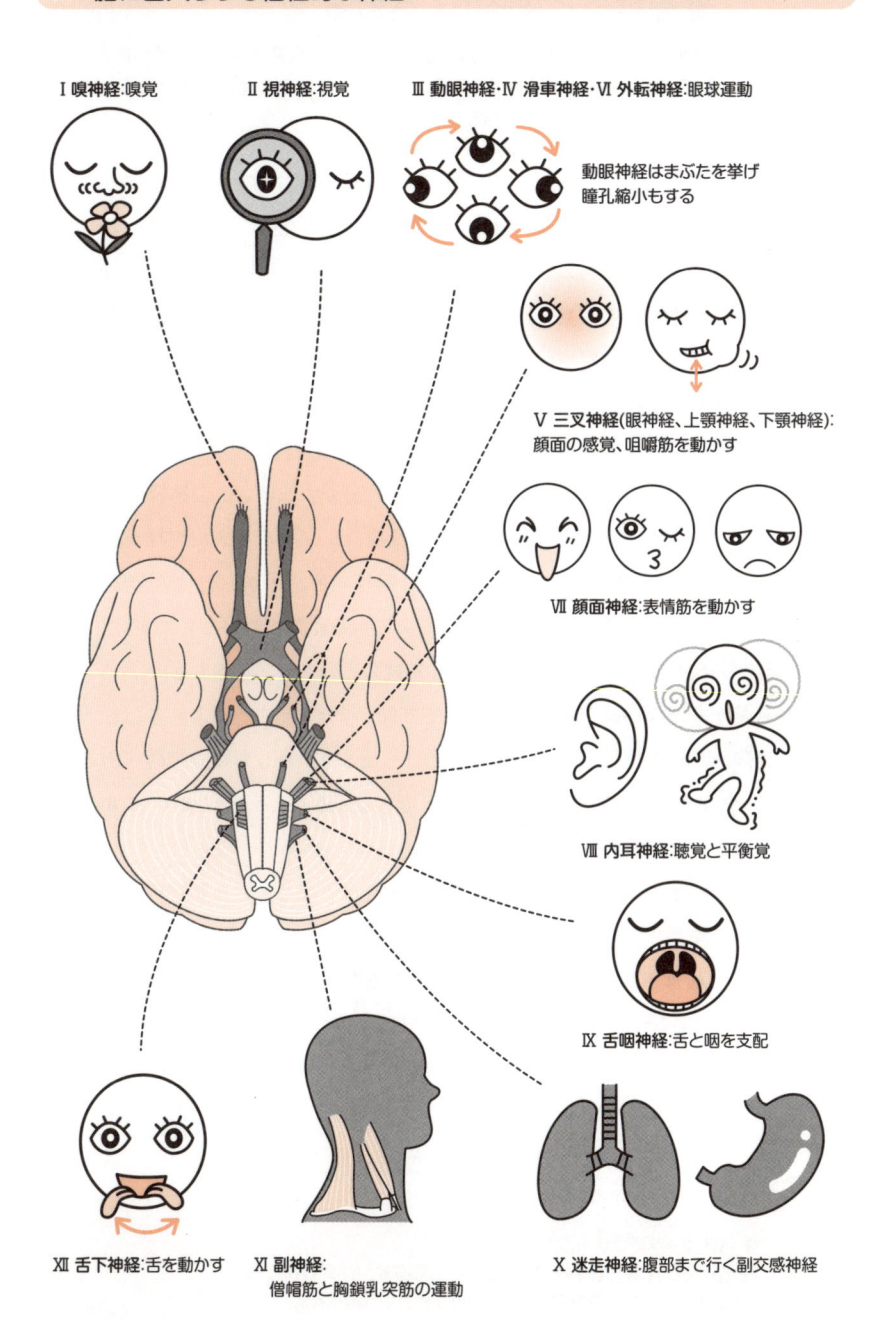

Ⅰ 嗅神経:嗅覚

Ⅱ 視神経:視覚

Ⅲ 動眼神経・Ⅳ 滑車神経・Ⅵ 外転神経:眼球運動

動眼神経はまぶたを挙げ瞳孔縮小もする

Ⅴ 三叉神経(眼神経、上顎神経、下顎神経):顔面の感覚、咀嚼筋を動かす

Ⅶ 顔面神経:表情筋を動かす

Ⅷ 内耳神経:聴覚と平衡覚

Ⅸ 舌咽神経:舌と咽を支配

Ⅻ 舌下神経:舌を動かす

Ⅺ 副神経:僧帽筋と胸鎖乳突筋の運動

Ⅹ 迷走神経:腹部まで行く副交感神経

7-7. 脊髄神経と神経のくさむら

脊髄から出る末梢神経を脊髄神経といいます。脊髄神経は各椎骨の間から出てきて全部で31対…椎骨の数と合っていますか？脊髄神経の区分と数、そして代表的な神経の名前をみてみましょう。

脊髄神経は椎骨の間から出ていて、椎骨の記号と数に対応した名前があります（1-6-2）。ただし、一番上の脊髄神経C1は第1頸椎C1の上から出るため、第7頸椎C7の下から出る脊髄神経はC8となり、これに対応する頸椎の番号はありません。頸神経（C）8対、胸神経（T）12対、腰神経（L）5対、仙骨神経（S）5対、尾骨神経（Co）1対の計31対です。頸神経を除くと、各脊髄神経は同じ記号・番号の椎骨の下から外に出ています。例えばL4という脊髄神経は第4腰椎（L4）の下から出ます。

後頭部と背中に行く脊髄神経の枝を後枝、それ以外を前枝といいます。脊髄神経前枝は、胸部以外、椎骨を出た後に集まってまた分かれます。この神経のくさむらを**神経叢**といいます。神経叢があることで、複数のレベルから来た神経が混ざって末梢に行きます。主な神経叢には、頸神経叢、腕神経叢、腰神経叢、仙骨神経叢があります。胸部には神経叢がなく、各肋骨に沿って走る**肋間神経**があります。

各神経叢の枝が支配する部位と代表的な神経の名前をみてみましょう。

頸神経叢から出る神経の枝は主に頸部を支配します。でも、頸よりずっと下に位置する横隔膜を動かす**横隔神経**も頸神経叢から出ます。もしも横隔神経が出ているC3～5レベルの脊髄が損傷すると、呼吸ができなくなってしまいます（1-4-3）。だから頸の事故は命に関わるのです。

腕神経叢というのは上肢に行く神経の集まりです。ほとんどが頸神経だということに気づいてください（C5～T1）。腕や手がしびれた…原因は頸かもしれません。

腰神経叢の枝は下腹部と大腿（後面除く）を支配します。膝を伸ばす大腿四頭筋（1-6-7）を支配する大腿神経もその1つです。仙骨神経叢は大きな神経叢で、その枝は殿部と下肢のほとんどを支配します。中でも一番太い枝が坐骨神経です。仙骨周辺から出発してつま先まで到達するのですから、本当に長い神経です。

✨ 知っておきたいポイント ✨

- 脊髄神経は脊髄から出る末梢神経31対
- 頸神経C8、胸神経T12、腰神経L5、仙骨神経S5、尾骨神経Co1
- 背中へ行く枝と胸神経以外は神経叢を作って末梢へ行く

各方面への神経の出ドコロ

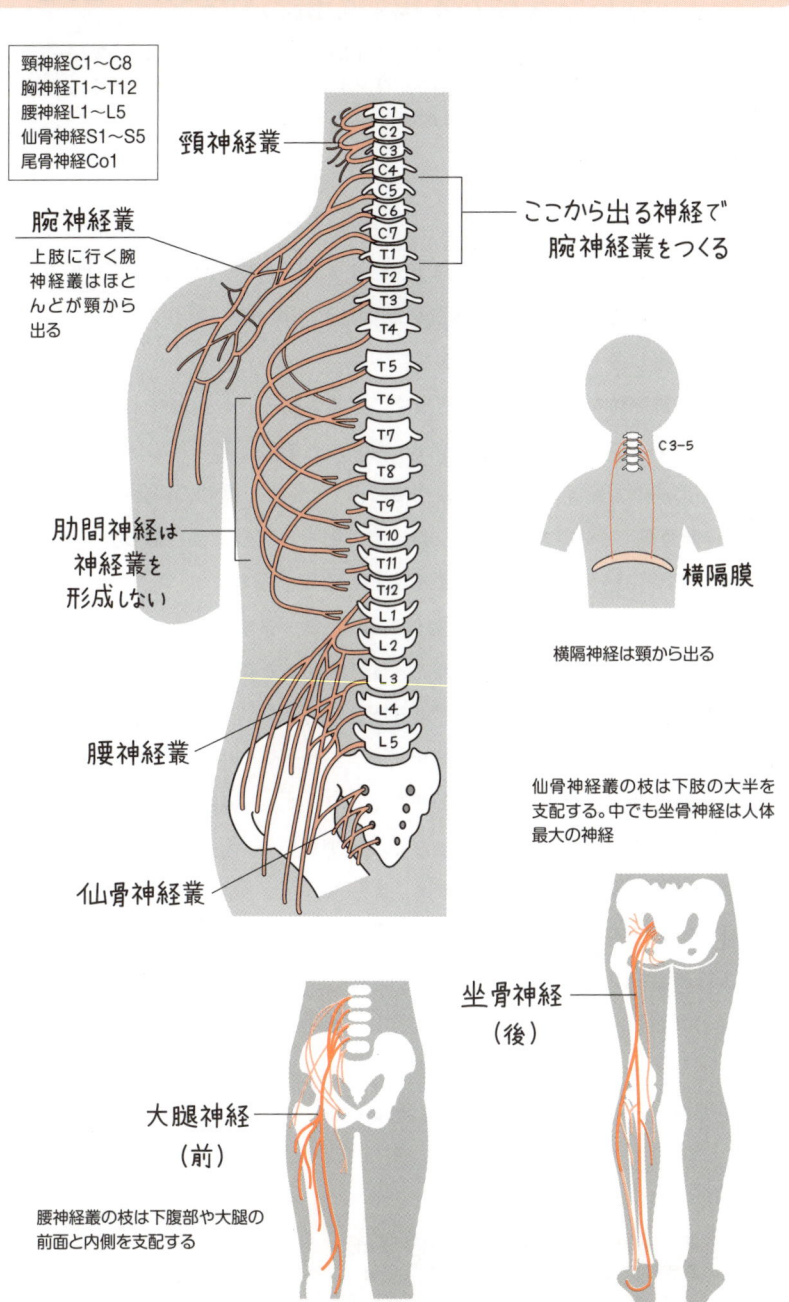

頸神経C1〜C8
胸神経T1〜T12
腰神経L1〜L5
仙骨神経S1〜S5
尾骨神経Co1

頸神経叢

ここから出る神経で腕神経叢をつくる

腕神経叢
上肢に行く腕神経叢はほとんどが頸から出る

肋間神経は神経叢を形成しない

腰神経叢

仙骨神経叢

横隔膜

C3-5

横隔神経は頸から出る

仙骨神経叢の枝は下肢の大半を支配する。中でも坐骨神経は人体最大の神経

坐骨神経（後）

大腿神経（前）

腰神経叢の枝は下腹部や大腿の前面と内側を支配する

第1章 セラピストが知っておきたい「からだのキホン」

7-8. からだを動かす指令の伝わり方

運動の障害には「体が動かせない」ケースと、体は動くけれど「スムーズに動かない」ケースの2種類があります。自分の意志で体を動かすことと無意識に運動を調節することは脳の別の部位が担当しています。

ちょっと指で自分の鼻を触ってください。「最短距離でまっすぐ指を鼻にもっていこう」と考えなくても、実際はスッと指を動かして鼻に触っているでしょう。鼻に指で触るという指令は自分の意志で出しますが、その時に指をスムーズにまっすぐ鼻にもっていくというのは無意識に制御された動きです。この意識と無意識、2つの動きは脳の違う部位が担当します。

自分の意志で体を動かす時は、前頭葉にある大脳皮質の運動野（1-7-4）から基本的にノンストップで指令が下りていき、左右反対側の運動神経に伝えられ、運動神経が担当の筋肉を動かします。この指令の伝わる道は、延髄の錐体という場所を通るので「**錐体路**」といいます。一方、無意識の動きは大脳深部にある大脳基底核（1-7-4）が小脳や中脳と深く関わり、錐体路とも連絡を保ちつつ、体をスムーズに動かします。この指令の伝わる経路を「**錐体外路**」といいます。

錐体路のどこかが通行止めになると、自分の意志で身体を動かすことができなくなってしまいます。脳の指令は頸部より下は反対側に行くため、右脳の障害で左半身、左脳の障害で右半身の麻痺が起きます。これが脳卒中による片麻痺です。末梢神経の麻痺では体がだらんとして動かなくなりますが（弛緩性麻痺）、中枢神経の麻痺では一部の筋肉がつっぱって動かなくなります（けい性麻痺）。片麻痺では肘を曲げる筋や足を底屈（1-6-5）する筋が強くはたらいてつっぱることがよく起きます。

錐体外路に障害が起きると、体が震えたり、筋肉が硬くぎこちない動きになったりする等の症状が出てきます。代表的な病気が、モハメド・アリやマイケルJ.フォックスなどがかかったパーキンソン病です。この病気では、大脳基底核の近くにある中脳の中でドーパミンという神経伝達物質が作られなくなってしまいます。そのため周辺の神経どうしの連絡がうまくとれなくなってしまうのです。

✷ 知っておきたいポイント ✷

- 自分の意志による運動は大脳皮質の運動野から伝わる
- 無意識の運動の制御は大脳基底核と小脳と中脳が行う
- パーキンソン病は無意識の運動の制御ができなくなる病気

意識的な運動の経路「錐体路」

自分の意志で体を動かす指令（錐体路）は頸より下では体の反対側に行く。そのため、錐体路の障害では障害された脳と反対の身体に麻痺が出る

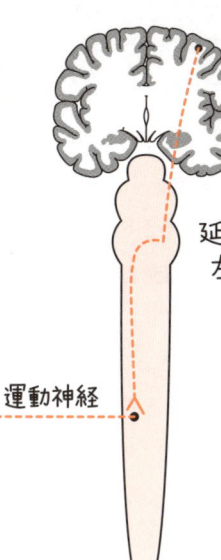

大脳皮質運動野

延髄で左右反対側へ

運動神経

錐体路以外の複雑な不随意運動の指令系統をまとめて錐体外路系という。錐体外路の障害では、自分の意志で体を動かすことはできても、勝手に体が動いたり筋肉が変な緊張を起こしたりする

脳卒中による片麻痺

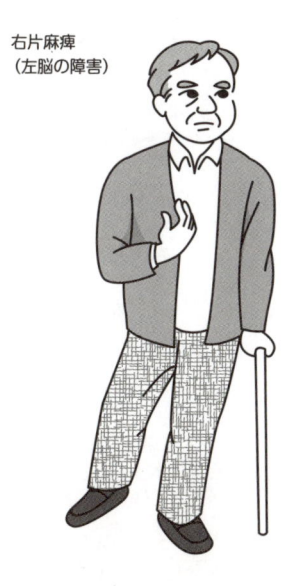

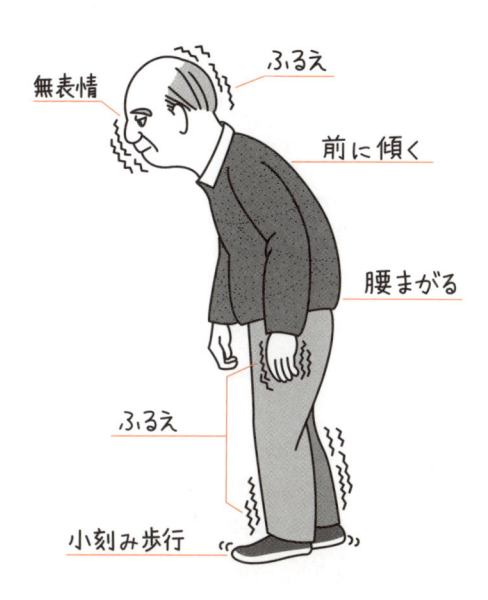

右片麻痺
（左脳の障害）

パーキンソン病

無表情
ふるえ
前に傾く
腰まがる
ふるえ
小刻み歩行

第1章　セラピストが知っておきたい「からだのキホン」

8. 刺激を感じるしくみ 感覚器系

8-1. 美味しいね、いいニオイ

果汁が全く入っていないのに、イチゴの香料入りのジュースを飲むとなぜかイチゴ味に感じます。嗅覚で味覚がだまされるのは、口と鼻が通じているだけでなく、その刺激に似通った点があるからです。

　視覚、聴覚、味覚、嗅覚は頭部にだけある特別な感覚です。皮膚など全身で感じる体性感覚と区別してこれらを**特殊感覚**といいます。このうち、視覚や聴覚は音や光のエネルギーという物理刺激を感じるもので、物質が目や耳の中に飛び込んでくるわけではありません。一方、味覚と嗅覚は、味やにおいの分子という実際のものが入ってきて感じる化学的刺激です。さらに鼻腔と口腔は奥の咽頭を通じてつながっているので、同じ刺激に反応することもあります。食物の風味というのは、食べたものの味を感じると同時にのどの奥から鼻腔にたちのぼった香りの分子も感じることをいうのでしょう。このように味覚と嗅覚には似た所があるため、味がしないと訴える人の中には、実際は味覚ではなく嗅覚に問題が生じている場合もあります。

　味覚は、舌表面の小さい突起、舌乳頭にある花の蕾のような形をした**味蕾**が受け取って感覚神経に伝えます。味蕾は水分に溶けた化学物質を感じるので、よく味わいたければできるだけよく噛んで砕いて唾液と混ぜることが重要です。お年寄りが味がしないと訴えるのは、味覚の衰えではなく唾液が足りない場合もあります。

　味は、甘味、酸味、苦味、塩味、うま味の5つの基本味が混ざって生まれます※。味覚は同じ刺激にすぐ慣れてしまうという特徴があります。これを**順応**しやすいといいます。また、化学物質の刺激なので味が混ざりやすいこともあります。いろいろな味を楽しみたければ、同じものを続けて食べず、いったんお茶などを飲んで味蕾をリフレッシュしてから違うものを食べると良いでしょう。

　嗅覚を感じるのは鼻腔上部の10円玉程度の狭い範囲（**嗅上皮**）です。それでも、わずかな物質を嗅神経は察知します。ただ、嗅覚も順応しやすいという特徴があります。だから自分がつけた香水などは、他人は感じても自分では感じなくなります。

※辛味は痛覚で、味覚ではない。以前は舌の部位によって感じる味が違うとされていたが、現在では舌のどの部位でも同じように感じることがわかった。

✦ 知っておきたいポイント ✦

● 味覚と嗅覚は化学的刺激を感じ、順応しやすい
● 味覚は味蕾で感じる
● 嗅覚は鼻腔上部の嗅上皮で嗅神経が感じる

味を感じる味蕾（みらい）

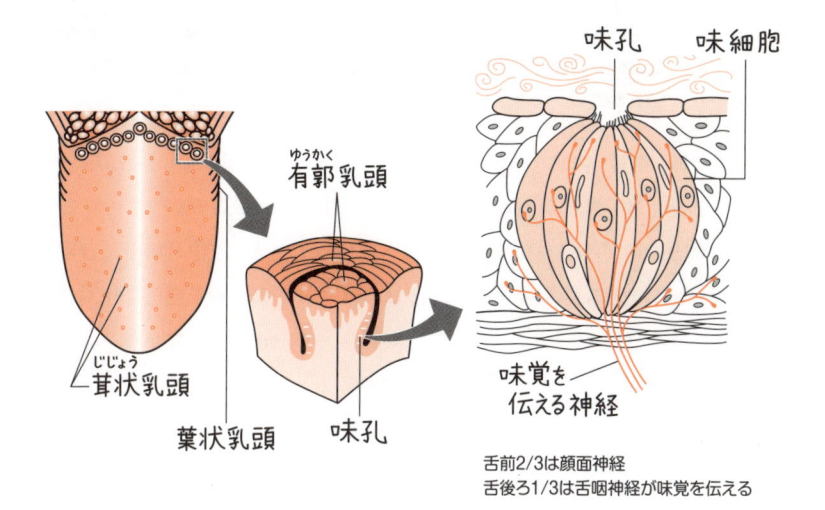

味孔　味細胞

有郭乳頭（ゆうかく）

茸状乳頭（じじょう）

葉状乳頭

味孔

味覚を伝える神経

舌前2/3は顔面神経
舌後ろ1/3は舌咽神経が味覚を伝える

嗅覚を感じる場所

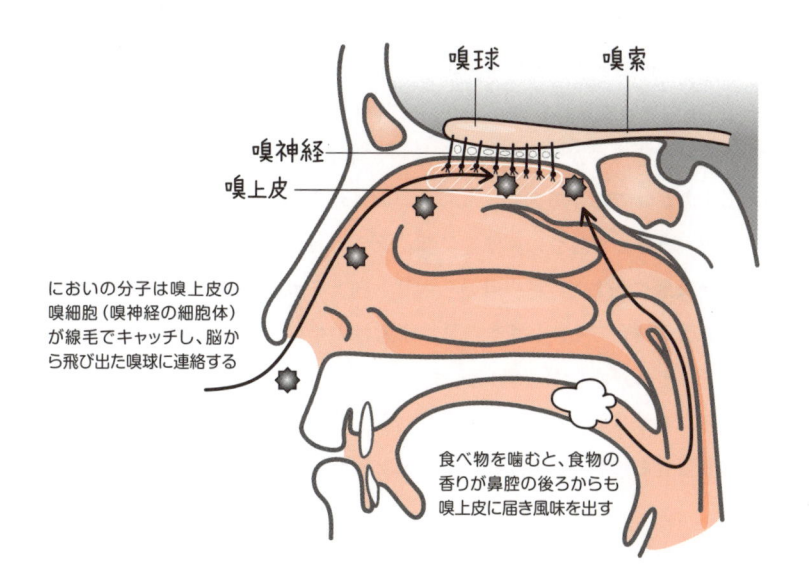

嗅球　嗅索

嗅神経
嗅上皮

においの分子は嗅上皮の嗅細胞（嗅神経の細胞体）が線毛でキャッチし、脳から飛び出た嗅球に連絡する

食べ物を噛むと、食物の香りが鼻腔の後ろからも嗅上皮に届き風味を出す

第1章　セラピストが知っておきたい「からだのキホン」

8-2. 耳は聞くだけではない

自分の声は録音して聞くとなぜ変に聞こえるの？耳の構造と音の伝わり方を理解するとその理由がわかります。それに、耳は音を聞くだけでなく体の動きも感じています。

耳は、**外耳**、**中耳**、**内耳**の3部屋に分かれています。外耳は耳介から鼓膜まで、耳垢の溜まる所です。**鼓膜**があるので外耳から中耳にものが入ることはありません。

中耳では3つの**耳小骨**が鼓膜から内耳へ連結しています。中耳の下には咽頭へ通じる**耳管**があります。中耳炎を起こす菌はのどからこの耳管を通って中耳に入ります。耳管は普段は閉じていて、嚥下の時に開きます。飛行機で耳がキーンとなるのは鼓膜の内と外で気圧が変わり鼓膜が押されるからですが、ツバを飲み込むと治りますね。耳管を通って外の空気が中耳に入り、鼓膜の外と中がつりあうからです。

内耳はカタツムリのような形の骨（**骨迷路**）とその内部の膜の袋（**膜迷路**）からなります。これらの中はリンパ液で満たされています。カタツムリの殻の部分が**蝸牛**といい、ここで聴覚を感じます。3方向に飛び出た部分は**半規管**といい、回転を感じます。体が回ると中のリンパ液が回り、内部の細胞の毛が動いて神経に連絡します。リンパ液は体が回るのをやめてもまだ動いているため、その後もしばらく目が回るのですが、実際は回っているのは目ではなく耳の中なのです。半規管の根元は**前庭**といって、重力や傾きを感じます。ゼリーに砂粒（**耳石**）が入ったような装置があり、体が傾いたり加速度がかかると砂が移動して神経に連絡がいきます。エレベーターが動き出すのが体でわかるのもこうした耳のはたらきのおかげです。

ところで、録音した自分の声が変に聞こえるのはなぜでしょうか？音は通常、空気の振動が鼓膜に伝わり、耳小骨から内耳へ伝えられ、内耳のリンパ液が振動することで聞こえます。でも、中耳や内耳は頭蓋骨の中に埋まっているので、頭蓋骨が振動しても、それが直接耳の骨に伝わって音が聞こえます。これは鼓膜を介さず、**骨伝導**と呼ばれます。録音した自分の声は鼓膜の振動だけで聞きますが、自分で話す時には頭蓋骨も振動し、骨伝導の混ざった音を聞くため違って聞こえるのです。

✳ 知っておきたいポイント ✳

- 耳は、外耳、中耳、内耳に分かれる
- 中耳は耳管によって咽頭とつながる
- 耳は聴覚と、回転や傾きなどの平衡覚を感じる

耳の構造

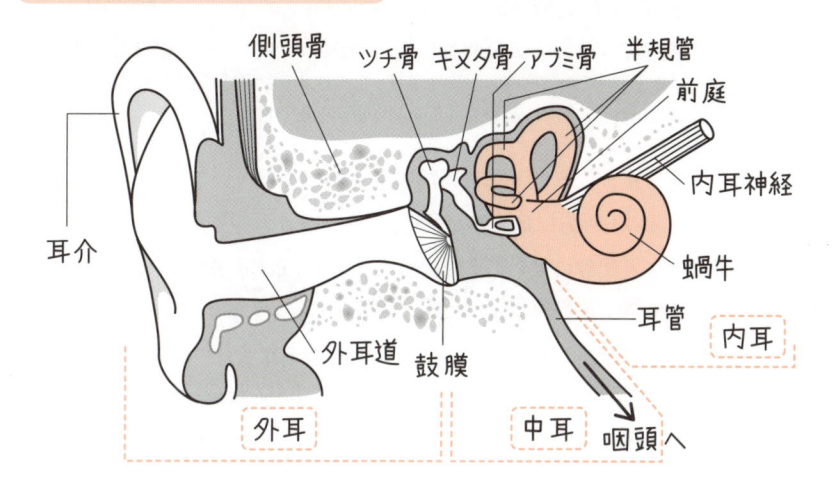

- 側頭骨
- ツチ骨
- キヌタ骨
- アブミ骨
- 半規管
- 前庭
- 内耳神経
- 蝸牛
- 耳管
- 耳介
- 外耳道
- 鼓膜
- 咽頭へ

外耳 / 中耳 / 内耳

音を聞く装置

蝸牛の中にあるコルチのラセン器には、毛の生えた細胞があって、リンパ液の振動で音を感じ取る

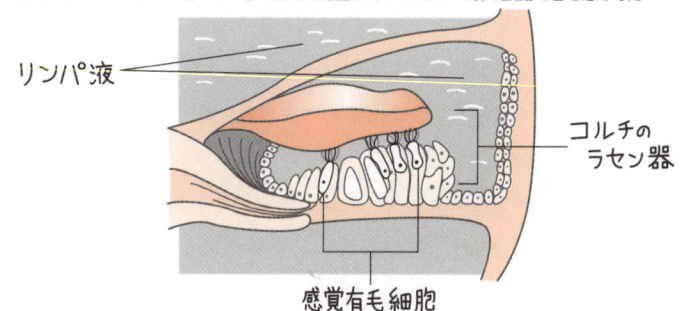

- リンパ液
- コルチのラセン器
- 感覚有毛細胞

平衡感覚も耳で感じる

半規管で回転を感じる
リンパの流れ

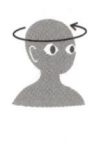

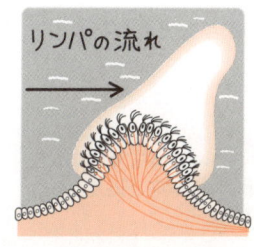

前庭で重力や傾きを感じる
耳石

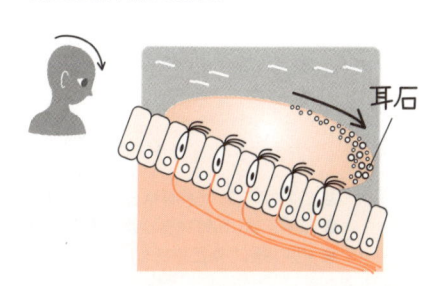

8-3. 脳と目で見る

目にはカメラのように、保護カバー、絞り、レンズ、フィルム室とフィルムがあり、見た映像を脳に投影します。でもカメラが良くても撮った写真が悪い時があるように、目が良くても脳が悪いとどうなるか…。

まず目の外側を見ましょう。眼球には筋肉が6個もついていて目がいろいろな方向に動きます。目の上外方には**涙腺**があり、目を乾燥から守る涙を作ります。涙は内側の**鼻涙管**という配管に流れて鼻腔に出てきます（ですから、泣いた時に鼻から出てくるのは鼻水ではなく涙なのですよ）。瞼の裏と白目を覆うのは**結膜**です。黒目の前にあるのは**角膜**という透明な膜で、ここから光が目に入っていきます。

今度は目の中を学びましょう。**水晶体**はレンズです。水晶体は周囲の平滑筋（**毛様体筋**）の収縮・弛緩で厚みを変え、近くを見る時は厚く、遠くを見る時は薄くして遠近調節を行います。水晶体の前には光の量に対して絞りの役割をする**虹彩**があります。虹彩の色が目の色を決めます。世界には様々な色の目の人がいますが、目の色に関係なく、虹彩が絞って作る中央の孔は黒く見える**瞳孔**です。瞳孔を抜け水晶体を通過した光は、ゼリーのような眼球内の硝子体を通って**網膜**に達します。網膜の中には光に反応する2種類の視細胞があります。その1つは**杆体**で、明暗（白黒）をはっきり感じます。もう1つは網膜の中央付近（**黄斑**）に多い**錐体**で、色を感じます。これらの細胞で感じた光の情報は視神経に届けられ、脳に伝わります。

視神経は眼球の外から来るので、眼球の内側にある網膜に到達するために網膜に孔を開けてつっこんでいます。像が映るスクリーンに穴が開いているのですから、そこには何も写りません。それが盲点で、左右の目に一点ずつあります。しかし、普段見えない点があると意識することが全くないのはどうしてでしょうか？これは目では見えていなくても脳が勝手に修正してしまうからです。目の錯覚の多くは実は脳の錯覚です。目だけでなく脳でも見ているのです。赤ちゃんは目の病気でも長時間眼帯をさせません。目で見ない時間が長いと見るための脳が育たず、目に問題がなくても眼帯をした側の目が見えなくなってしまうおそれがあるからです。

✴ 知っておきたいポイント ✴

- 虹彩は絞り、水晶体はレンズ、網膜はフィルムのはたらきに相当する
- 網膜には、明暗を感じる杆体と色を感じる錐体の2種類の視細胞がある
- 視覚は脳で修正される

眼球を動かす筋

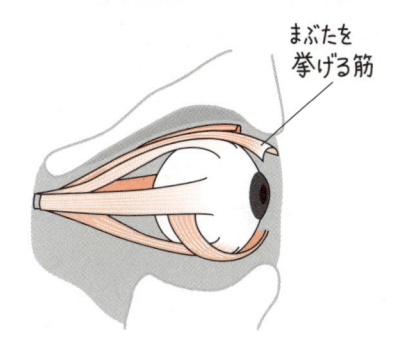

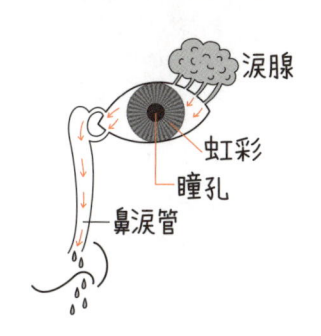

まぶたを挙げる筋

上下左右と回転させる筋肉で眼球を細やかに動かす

泣けるしくみ―涙腺

涙腺
虹彩
瞳孔
鼻涙管

眼球の構造

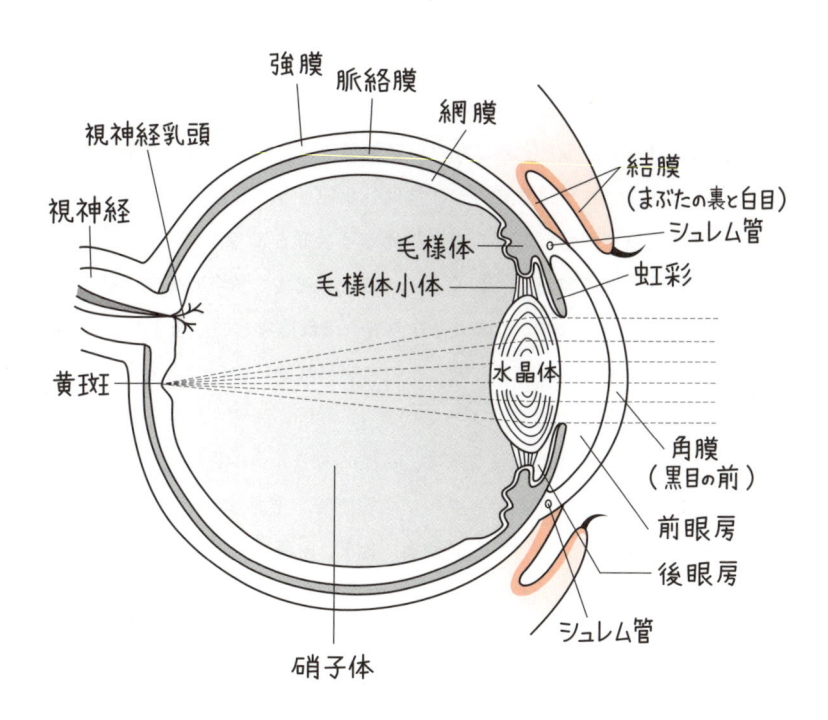

強膜
脈絡膜
網膜
視神経乳頭
視神経
結膜（まぶたの裏と白目）
シュレム管
毛様体
毛様体小体
虹彩
黄斑
水晶体
角膜（黒目の前）
前眼房
後眼房
シュレム管
硝子体

第1章　セラピストが知っておきたい「からだのキホン」

8-4. 見なくてもわかる自分の格好

> 痛い熱いといった皮膚で感じる感覚は身近なものです。でも見なくても自分の手が今どこにありどう動いているかがわかりますよね。普段意識しなくてもこれも立派な感覚です。いろいろな感覚を学びましょう。

　皮膚の感覚には、痛覚、温覚、冷覚、触覚、圧覚があります。こうした感覚は体の部位によって敏感さが違い、手や口の周りなどは非常に敏感ですが、背中や大腿は鈍感にできています。顔の皮膚感覚は脳神経の三叉神経が担当します（1-7-6）が、頭より下の皮膚は脊髄神経の感覚神経（皮枝）が支配します。脊髄神経の皮枝は支配部位と神経レベルが、だいたい帯状に対応していて、皮膚分節（デルマトーム）という分布図が描けます。乳頭はT4、臍はT10が感覚担当といった目安を知っていると、神経痛で問題となる神経のレベルの見当がつきますよ。

　筋肉は皮膚のように痛みや温度を感じませんが、筋肉が伸びた！という感覚を検出する筋紡錘という糸巻きのような形の装置をもっています。その情報は感覚神経を通じて中枢へ届きます。膝下を叩くと膝が伸びる反射にはこのシステムが関わります。膝下が叩かれると大腿四頭筋が一瞬引き伸ばされ、筋紡錘は感覚神経を通じて脊髄に連絡します。すると脊髄はすぐに運動神経に連絡して同じ大腿四頭筋を収縮させるのです。このおかげで膝の曲げ伸ばしが繰り返されてスムーズな歩行ができます。腱や関節包や靭帯にも伸びなどを感じる装置があります。これらからの情報をもとに、脳はどの筋肉が今どのくらい伸びているか、関節の角度や動きはどうかといったことを把握します。このような感覚を**深部感覚**といいます。

　筋肉そのものに痛覚はなくても、筋肉を包む筋膜や筋細胞の間の結合組織や血管には痛みを感じる神経がたくさん入っています。筋肉に問題が起きるとそうした神経がそれを筋肉痛として中枢に伝えます。同様に内蔵の痛みも神経が感じて伝えます。内臓の感覚を伝える神経のケーブルは中枢で時に混線し、脳は違う皮膚の場所が痛いと感じることもあります。心筋梗塞で左肩、虫垂炎でみぞおちが痛いというのもその例です。内臓の痛みは必ずしもその内蔵の場所が痛むわけではないのです。

✴ 知っておきたいポイント ✴

- 骨格筋は筋が伸びたことを感じる
- 深部感覚は関節の角度や動きの方向を知る感覚
- 内臓の痛みは違う部位の皮膚の痛みとして感じられることもある

各脊髄神経が担当する皮膚感覚の部位（皮膚分節）

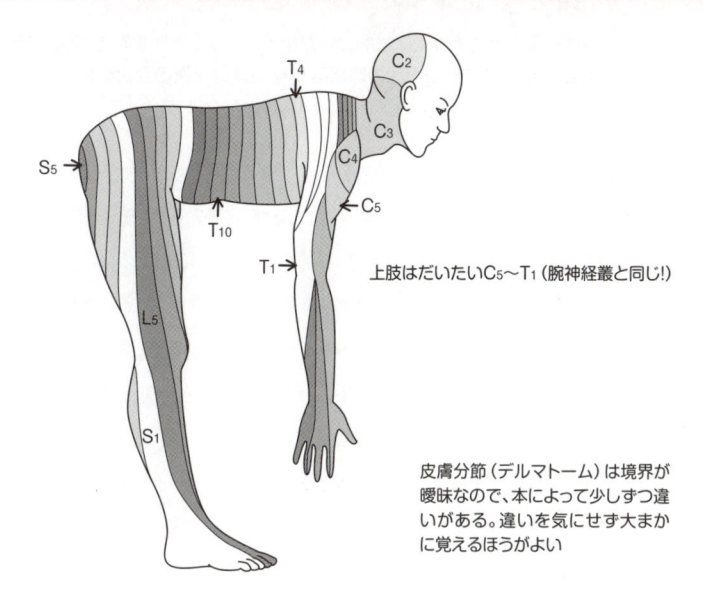

上肢はだいたいC_5〜T_1（腕神経叢と同じ！）

皮膚分節（デルマトーム）は境界が曖昧なので、本によって少しずつ違いがある。違いを気にせず大まかに覚えるほうがよい

膝下を叩くと膝が伸びるわけ

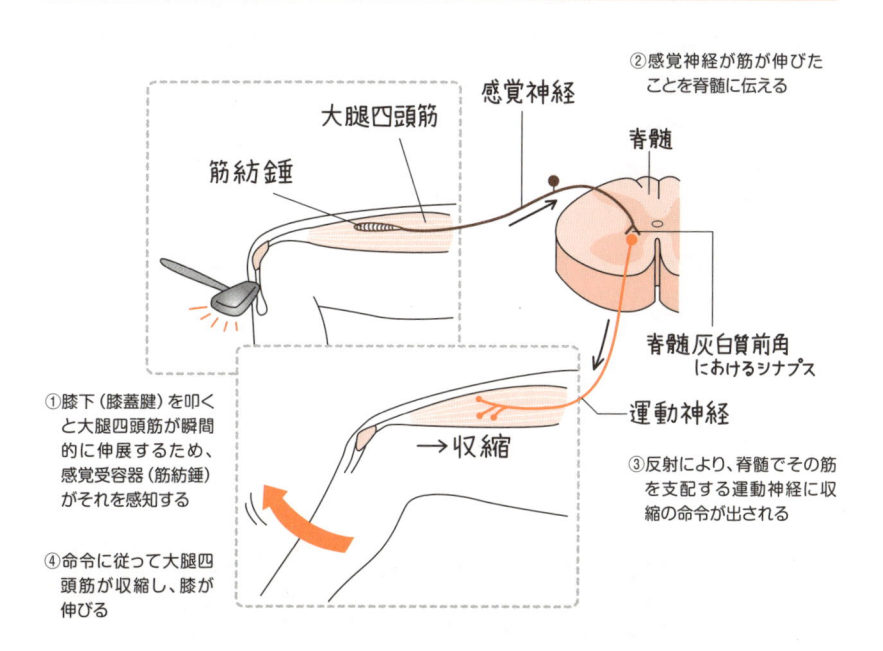

②感覚神経が筋が伸びたことを脊髄に伝える

感覚神経
大腿四頭筋
筋紡錘
脊髄
脊髄灰白質前角におけるシナプス
運動神経
→収縮

①膝下（膝蓋腱）を叩くと大腿四頭筋が瞬間的に伸展するため、感覚受容器（筋紡錘）がそれを感知する

③反射により、脊髄でその筋を支配する運動神経に収縮の命令が出される

④命令に従って大腿四頭筋が収縮し、膝が伸びる

9. からだの調子を整えるしくみ 〔自律神経・内分泌系〕

9-1. 内臓をコントロールする神経

走れば心臓がドキドキし、暑いと汗が出て、リラックスするとお腹が動き出す…それは自律神経が周囲の環境や身体の活動状態の変化に応じてはたらくからです。それで体のホメオスタシスが保たれます。

自律神経は内蔵や血管を支配する神経です。意識しなくても自動的にはたらいて、内臓のはたらきを調節します。自律神経は**交感神経**と**副交感神経**の2種類に分けられます。自律神経は中枢を出ると必ず1回、別の神経にバトンタッチして、合計2個の神経細胞で目標に到達します。1つの神経の中は電気の流れで情報が送られますが（伝導）、神経どうしや神経から臓器への連絡には**神経伝達物質**が使われます（伝達）。作用する臓器に対して、交感神経のほとんどは**ノルアドレナリン**、副交感神経は**アセチルコリン**を放出します。副交感神経は主に内蔵を支配しますが、交感神経は筋肉や皮膚の中にも行き、筋肉の血管や汗腺も支配します。そこで交感神経は例外的にアセチルコリンを出します。アセチルコリンは運動神経が筋肉を動かす時にも出すので、運動するとアセチル（汗散る）と覚えるといいでしょう。こうした神経伝達物質の名前を覚えると、神経に作用する薬が少しわかるようになりますよ。

交感神経と副交感神経は出発地点にも違いがあります。脳神経には副交感神経しか含まれません。そのうち迷走神経（1-7-6）は腹部まで行きます。交感神経は脊髄の胸と腰（胸髄と腰髄）から出ます。脊髄下部の仙髄からは副交感神経が出てきます。つまり、副交感神経は中枢の上と下、交感神経はその間から出てきます。出発点が違っても、両者ともに身体のあちこちに行き着き、多くの臓器を一緒に支配します。

ある器官が交感神経と副交感神経の2つの支配を受けることを**二重支配**といいます。多くの臓器が二重支配を受けますが、汗腺や立毛筋など皮膚の中や、血管のほとんどは交感神経だけの単独支配になります。交感神経と副交感神経はたいていの場合、反対の作用をします。例えば心拍数は交感神経がはたらくと増加し、副交感神経がはたらくと減少します。このように反対の作用をすることを拮抗支配といいます。二重支配の場合、ほとんどが拮抗支配になります。

✦ **知っておきたいポイント** ✦
- 自律神経には交感神経と副交感神経がある
- 副交感神経は脳と仙髄から、交感神経は胸・腰髄から出る
- 副交感神経と交感神経は多くの場合、二重支配で拮抗支配

自律神経と神経伝達物質

臓器に対して交感神経は主にノルアドレナリン、副交感神経はアセチルコリンを出す

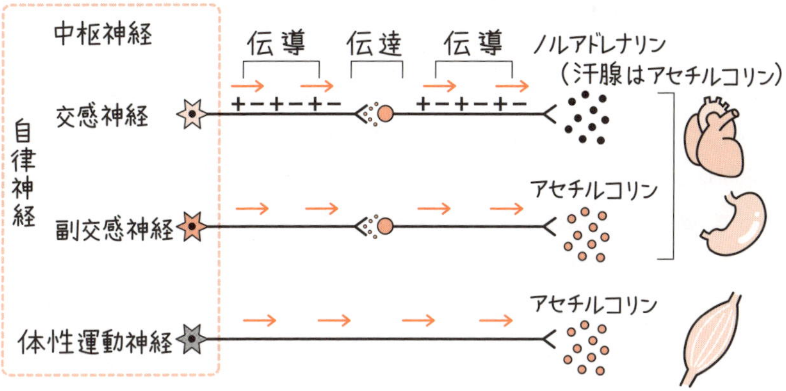
中枢神経
自律神経
交感神経
副交感神経
体性運動神経
伝導
伝達
伝導
ノルアドレナリン
（汗腺はアセチルコリン）
アセチルコリン
アセチルコリン

自律神経の出るところ

交感神経は胸・腰髄、副交感神経は脳と仙髄から出る

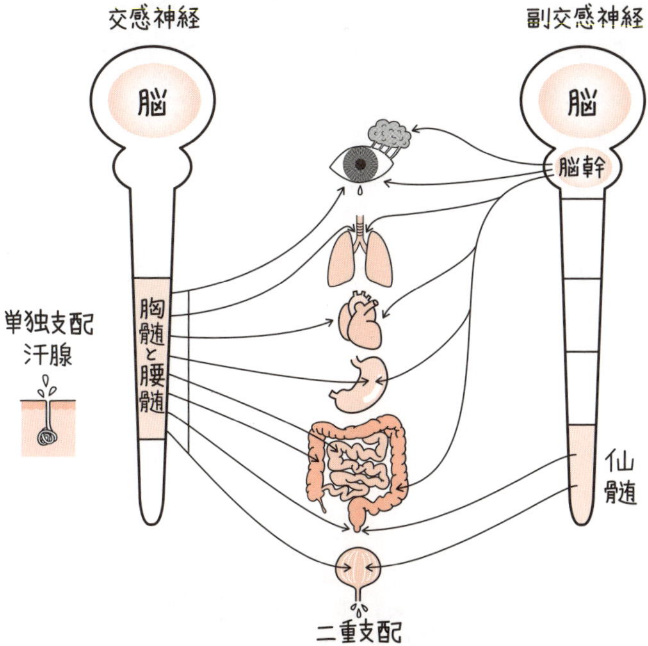
交感神経
副交感神経
脳
脳
脳幹
胸髄と腰髄
仙髄
単独支配
汗腺
二重支配

9-2. 交感神経と副交感神経のはたらき

交感神経と副交感神経は臓器に対してそれぞれ違う作用を及ぼします。たくさん臓器があるから覚えるのが大変…ではありません。どんな状態の時にそれぞれが強くはたらくのかを学べばすぐ理解できますよ。

　交感神経は闘争と逃走の神経です。戦ったり逃げたりしている時の体の状態を考えれば、交感神経の作用がわかります。瞳孔はカッと見開きます。瞳孔散大筋という筋がはたらくからです。心臓はドキドキし、汗が出て、毛は逆立ちます。筋肉を使うので、骨格筋の血管は拡張してどんどん血液を送ります。息もハァハァしなくてはならないので気管支は拡張して呼吸をしやすくします。

　交感神経の消化器や排泄に関わるはたらきはどうでしょうか？アフリカのシマウマを思い浮かべてください。ライオンが自分に向かって突進してくる時に、のんびり草を食べたりうんちやおしっこをしているでしょうか？もちろんそんなことは後回しで全速力で逃げるでしょう。つまり、消化・吸収、排泄は交感神経がはたらくと全て抑制されるのです。その逆のはたらきをするのが副交感神経です。

　副交感神経はリラックスし、食事をし、うんちやおしっこをする神経です。心臓はゆったりと拍動し、胃腸はよく動き、膵液や胆汁など消化液も出てきて消化吸収が進みます。便が直腸に来れば直腸壁を収縮し内肛門括約筋を弛緩させて排便にもちこむのも副交感神経のはたらきです（1-5-4）。同様に排尿も行います（1-10-1）。動眼神経に入っている副交感神経は瞳孔括約筋に作用して瞳孔も縮めます（1-7-6）。

　交感神経と副交感神経の作用が拮抗しない例もあります。興奮しても少し唾液は出るし、消化のためにも唾液は出ます。両者ともに唾液を分泌させるのです。

　ところで、戦う・逃げる、食べるといった本能的な行動や、汗をかく（体温調節）という自律神経のはたらきを考えると、脳のどこかを思い出しませんか？自律神経は脳幹や脊髄から出発しますが（1-9-1）、実はその上流で間脳の視床下部（1-7-5）が状況に応じて交感神経と副交感神経それぞれを活性化させています。つまり、自律神経の最高のコントロールセンターは間脳の視床下部なのです。

✺ 知っておきたいポイント ✺

- 交感神経は闘争と逃走の神経
- 副交感神経はリラックス、消化吸収、排泄の神経
- 自律神経の最高中枢は間脳の視床下部

交感神経と副交感神経のはたらき

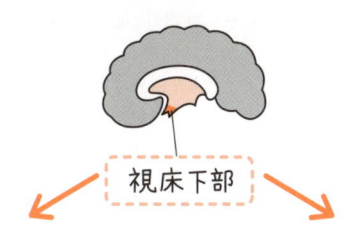

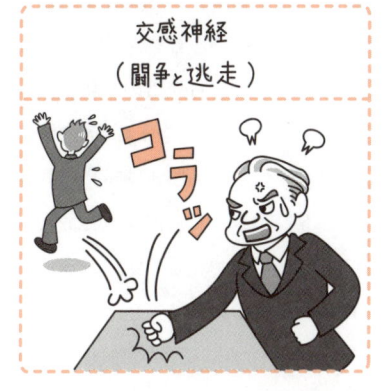

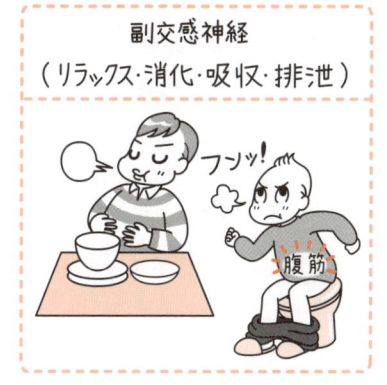

視床下部

交感神経（闘争と逃走）

副交感神経（リラックス・消化・吸収・排泄）

臓器	交感神経	副交感神経
涙腺	—	涙が出る
瞳孔	広がる（瞳孔散大筋）	ちぢむ（瞳孔括約筋）
唾液腺	分泌（軽度、ねばっとしたもの）	分泌（さらさらしたもの）
気管支	拡張	収縮
心臓	心拍数↑	心拍数↓
胃・腸管	運動↓、消化液分泌↓	運動↑、消化液分泌↑
膀胱（排尿）	膀胱弛緩、内尿道括約筋収縮（排尿抑制）	膀胱収縮、内尿道括約筋弛緩（排尿促進）
立毛筋	収縮（毛が立つ）	—
汗腺	汗が出る	—

9-3. ホルモン・内分泌とは何か

ホルモンを出す腺のことをなぜ内分泌腺なんていうのでしょうか？その難しい言葉の意味はホルモンとは何かということと深く関わります。そもそもホルモンって何でしょう？ポイントは血液です。

　まず**内分泌**の意味を理解しましょう。内分泌は**外分泌**と分けて使われます。外分泌とは、特定の細胞が合成した物質を、導管を使って体の外に放出することです。汗腺が汗を出し、唾液腺で作られた唾液が口腔に、肝臓で作られた胆汁や膵臓で作られた膵液が、胆管や膵管を通って十二指腸に出るのも外分泌です。

　一方、内分泌は特定の細胞が合成した物質を体の中すなわち血液の中に放出することです。導管はなく直接血液中に出されます。**ホルモン**とは内分泌（＝血液中に放出）され、全身を巡りそのホルモンに反応する受容体をもつ細胞（**標的**）に作用して変化を起こす物質を指します。例えば、ノルアドレナリンは、神経から放出されて直接臓器の細胞に作用すれば神経伝達物質ですが（1-9-1）、血液中に放出されて全身を巡ってどこかの臓器に届いて作用すればホルモンなのです。

　ホルモンを出す腺を内分泌腺といいます。下垂体、甲状腺、副甲状腺（上皮小体）、副腎、膵臓の膵島、卵巣や精巣などが代表的な内分泌腺です。また、こうした内分泌腺でなくても、どこかの細胞が同様の作用をする物質を血液中に放出したらその物質もホルモンです。神経や脂肪細胞、消化器や心臓や腎臓などにある細胞もホルモンを出します。例えば、胃は食物がやってくると胃液を外分泌しますが、同時にガストリンというホルモンも内分泌します。ガストリンは血液に乗って胃に到達すると、胃に作用して胃液をもっと出すように促します。

　ホルモンは血液に入って全身を巡りますが、それを受け止める受容体のある細胞は限定されるので、ホルモンごとに作用する標的は違います。また、標的の種類が複数ある場合は、1つのホルモンがいろいろな場所で様々な反応を起こします。

　自律神経とホルモンは同じような作用をもちますが、神経の作用は即座に出て短時間だけなのに対し、ホルモンはたいていゆっくりと効き始めて長く持続します。

✺ 知っておきたいポイント ✺

- 内分泌とは導管がなく直接血液中に分泌すること
- ホルモンは内分泌され、血流に乗って標的に作用し変化を起こさせる
- 自律神経と比べ、内分泌は緩やかで持続的な調節

外分泌とは

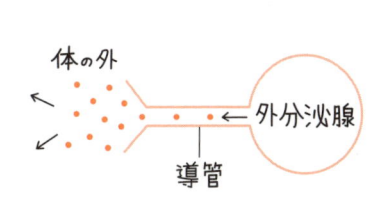

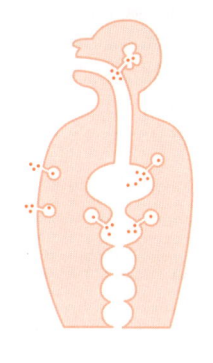

導管を通って体の外に分泌されること

内分泌とは

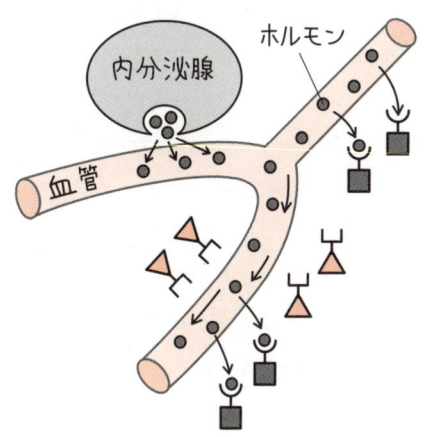

導管を通ってではなく、直接血液中に分泌されること

血液に分泌する腺を内分泌腺、その分泌物をホルモンという
ホルモンは血液で全身を巡るが、受容体のある標的にしか作用しない

胃は胃液を外分泌し、同時にガストリンというホルモンを内分泌する。ガストリンは胃酸の分泌を促す

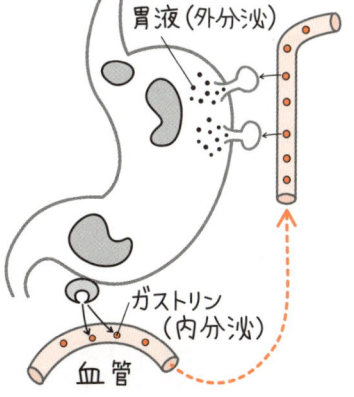

胃液（外分泌）

ガストリン（内分泌）

血管

第1章 セラピストが知っておきたい「からだのキホン」

9-4. ステロイドって何？

ステロイド薬の副作用で云々…という話をよく聞きますが、ステロイドとは何でしょうか？その場合はある特定のホルモンを指していますが、本当はステロイドというのはホルモンの型を表す言葉なのです。

ホルモンはその化学構造によって、ステロイドホルモンとアミノ酸からできるホルモンの2つに大きく分けられます。

ステロイドホルモン

ステロイドホルモンはコレステロールを材料にして合成されます。小さくて脂肪に溶けるので、標的の細胞にたどり着くと、脂肪でできた細胞膜を通過して細胞の中に入っていきます。そして遺伝子（DNA）に命令して特定のタンパク質を作らせ、そのタンパク質がいろいろなことを行います（1-1-1）。手順が煩雑なので、ステロイドホルモンは作用するまでに時間がかかりますが、その分長く作用します。

副腎皮質から出るホルモンと性ホルモンは全てステロイドホルモンです。よく薬でステロイドと呼ばれるのは、たいてい、副腎皮質から出るホルモンの1つ、糖質コルチコイドのことを指しています。ですが、ステロイドというのは本来、ホルモンの型を表す用語です。あの男性最近筋肉モリモリになってきたからきっとステロイド使っているのよ、なんていう時のステロイドは、男性ホルモンのことですね。

アミノ酸からできるホルモン

アミノ酸が連なったホルモンをペプチドホルモン（タンパク質ホルモン）といいます。多くのホルモンがこのタイプです。このホルモンは細胞内に入れませんが、受容体に結合すると細胞内に変化が起きます。タンパク質は腸で吸収されないので（1-5-3）、このホルモンの薬は口から飲んでも効きません。インスリンはペプチドホルモンなので、嫌いな注射をしなくてはならないのはかわいそうでも、インスリンが不可欠な1型糖尿病の子供が飲み薬ではダメなのも、このためです。

その他に、甲状腺ホルモンやノルアドレナリンなど、アミノ酸が反応で変化してできるホルモンもあります。これらはアミン型ホルモンといいます。

✴ 知っておきたいポイント ✴

- ホルモンには、ステロイド型、ペプチド型、アミン型がある
- 副腎皮質ホルモンと性ホルモンはステロイドホルモン
- ペプチドホルモン（タンパク質ホルモン）はアミノ酸が連なったホルモン

ステロイドホルモン

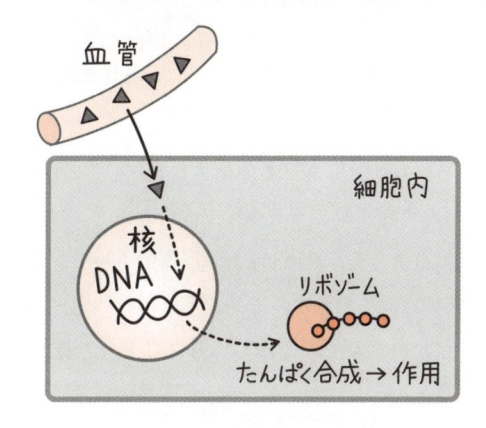

- コレステロールからできる
- 脂溶性で小さく、細胞の中に入っていって遺伝子にタンパク質を作らせて体に変化を起こす
- 作用するまでに時間がかかるが効果は長く続く

ペプチドホルモン（タンパク質ホルモン）

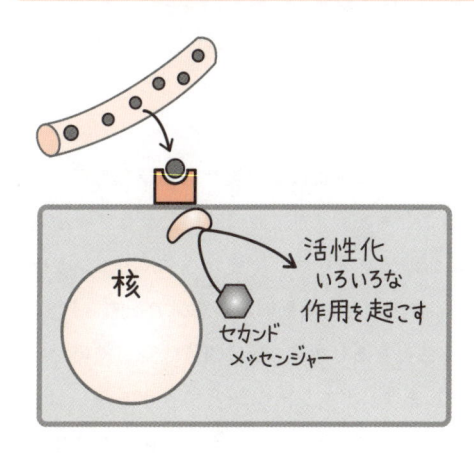

- アミノ酸がつらなっている
- 水溶性で大きく、細胞の外から指令を出す
- すぐに効果が出る

ホルモンの種類

ホルモンの型	合成のされかた	ホルモンの例
ステロイド型	コレステロールから合成される	副腎皮質ホルモン（糖質コルチコイド、アルドステロンなど）、女性ホルモン（エストロゲンなど）、男性ホルモン（テストステロンなど）
ペプチド型（タンパク質型）	アミノ酸がつらなる	成長ホルモン、バソプレッシン、インスリンなど、多くのホルモンがこのタイプ
アミン型	アミノ酸が反応で変化してできる	甲状腺ホルモン、メラトニン、ノルアドレナリン、アドレナリンなど

9-5. ホルモンが出てくるきっかけ

状況に応じて内蔵機能を調節するホルモンはいつもダラダラ出ているというものではありません。どのような時に、何の刺激でホルモンは放出されるのでしょうか？ホルモンごとに違ったしくみがあります。

いくつかのホルモンは、他のホルモンの刺激によって放出されます。この場合、社長→部長→平社員のように、上から命令が下りてくるタイプがほとんどです。一番偉いのは間脳の視床下部で、「○○刺激ホルモンを出せ」という命令ホルモンを下垂体前葉に送り、その刺激で下垂体前葉は○○刺激ホルモンを下位の○○内分泌腺に送ります。そしてその内分泌腺が特定のホルモンを出して身体に変化が起きます。例えば、視床下部から「甲状腺刺激ホルモン放出ホルモン」が下垂体前葉に送られ、下垂体前葉は「甲状腺刺激ホルモン」を甲状腺に送り、甲状腺がその刺激で「甲状腺ホルモン」を出します。他にも副腎皮質や卵巣・精巣などがこの命令システムでホルモンを出します。あるホルモンが増加すると、それを感じた上位の内分泌腺は、今度はそのホルモンを減らせという命令も出します。このように、ホルモンはたいてい負のフィードバック（1-1-4）によって調節されています。

上からの命令ではなく、内分泌腺が血液中の物質の濃度変化を直接感じて、一定範囲に戻すようにホルモンを放出することもあります。血糖値が上がれば膵臓からインスリンが出て血糖値を下げ、逆に血糖値が下がれば膵臓からグルカゴンが出て血糖値を上げます。血液中のカルシウム濃度なども同様にホルモンで調節されます。

神経の刺激でホルモンが放出されることもあります。副腎髄質は交感神経の命令でアドレナリンなどのホルモンを出します。オキシトシンというホルモンは、赤ちゃんが乳首を吸うと、その情報が神経を通じて脳に行き、下垂体後葉から放出されます。オキシトシンが放出されると、乳腺にたくわえられていたお乳がピューっと外に出ます。松果体（1-7-3イラスト）から出るメラトニンというホルモンは光を感じると減り、暗くなる夜にたくさん出てきます。神経そのものがホルモンを出すこともあり、神経はホルモンと関わりが深いのです。

✦ 知っておきたいポイント ✦

● ホルモンが出るきっかけ①　視床下部から命令が下りてくる
● ホルモンが出るきっかけ②　血液中の物質の濃度変化に応じる
● ホルモンが出るきっかけ③　神経の刺激で出る

ホルモンの出るきっかけ

①視床下部から命令が下りてくる

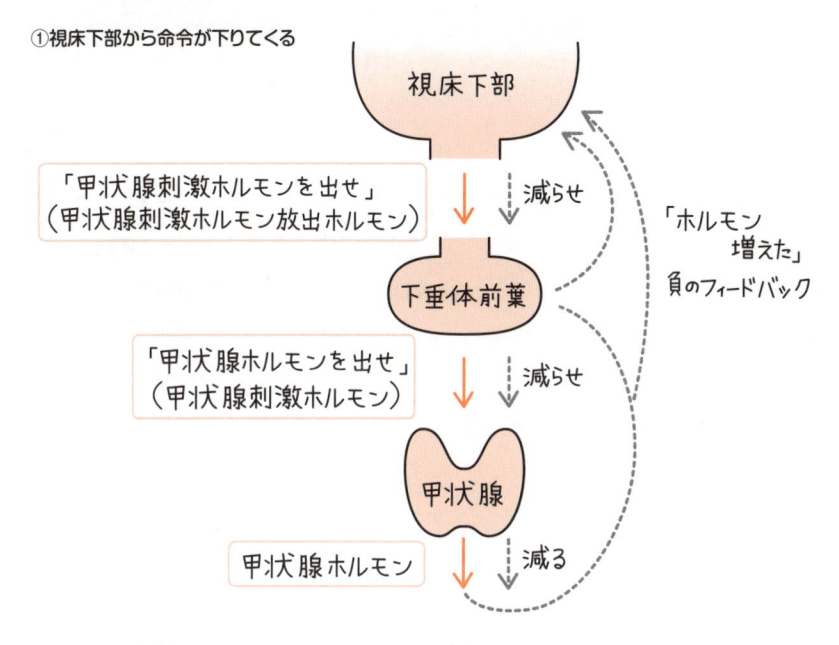

視床下部

「甲状腺刺激ホルモンを出せ」
（甲状腺刺激ホルモン放出ホルモン）

↓　↓減らせ

下垂体前葉　←「ホルモン増えた」負のフィードバック

「甲状腺ホルモンを出せ」
（甲状腺刺激ホルモン）

↓　↓減らせ

甲状腺

甲状腺ホルモン　↓　↓減る

②血液中の物質濃度に変化が起きると、もとに戻そうとする

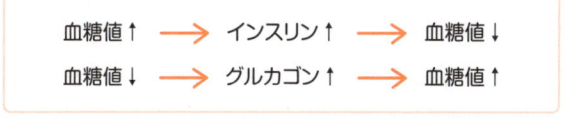

血糖値↑　→　インスリン↑　→　血糖値↓
血糖値↓　→　グルカゴン↑　→　血糖値↑

③神経の刺激

例えば、赤ちゃんが乳首を吸うと、その刺激で下垂体後葉からオキシトシンが出て乳汁が飛び出る

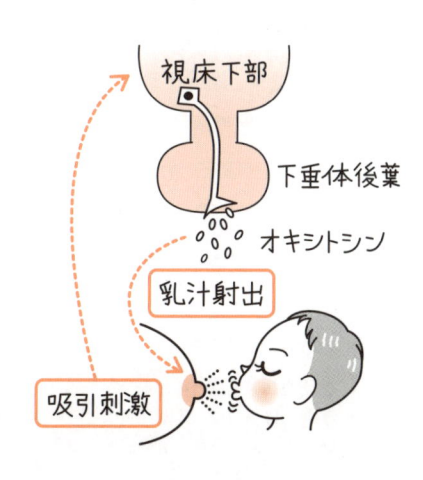

視床下部

下垂体後葉

オキシトシン

乳汁射出

吸引刺激

9-6. いろいろなホルモンのはたらき

主な内分泌腺、そこから出てくるホルモンとその代表的な作用を覚えましょう。ホルモンはたくさんあるけれど、主なホルモンを知っているだけで体の変化がなんとなくつかめます。

間脳の視床下部は下垂体前葉へホルモンを増やせ・減らせの命令を出します。**下垂体前葉**はさらに下位の内分泌腺に命令を下ろすホルモンを出します。それは相手の内分泌腺の名前がついたホルモンで、**甲状腺刺激ホルモン**、**副腎皮質刺激ホルモン**、**性腺刺激ホルモン**の3種です。性腺刺激ホルモンは卵巣や精巣に作用して性ホルモンを出させます。下垂体前葉はそのまま身体に作用するホルモンも出します。それは、骨や筋肉を成長させる**成長ホルモン**とお乳を作るプロラクチンです。

下垂体は小指の先ほどの小さい器官ですが、**下垂体後葉**は下垂体前葉とは分かれて違う機能を持ちます。下垂体後葉は、お乳を乳首から射出し子宮を収縮させるオキシトシンと、尿を濃縮するバソプレッシン（抗利尿ホルモン）を出します。

甲状腺から出る甲状腺ホルモンは、からだを成長、発達させ、組織の代謝を高めるホルモンです。ほぼ全身に作用してエネルギーがどんどん作り出されます。

甲状腺の裏にある米粒のような**副甲状腺**（上皮小体）からはパラソルモンが出ます。血液中のカルシウム濃度が下がると、骨を溶かすなどしてカルシウムを増やします。

膵臓の中でホルモンを作る内分泌の細胞群は、膵液を作る外分泌の細胞の中で海に浮かぶ島のように分布し**膵島**（ランゲルハンス島）と呼ばれます。膵島から出る主なホルモンは2つ、血糖値を下げる**インスリン**と血糖値を上げる**グルカゴン**です。

腎臓の上にある副腎は全く違う2種の内分泌器官、外側の**副腎皮質**と内部の**副腎髄質**からなります。副腎皮質からは、**糖質コルチコイド**、**電解質コルチコイド**（アルドステロン）、**副腎アンドロゲン**という3種のステロイドホルモンが出ます。糖質コルチコイドは血糖値を上げるなど多様な作用があります。アルドステロンはナトリウムを体にためて血圧を上げるホルモン、アンドロゲンは男性ホルモンです。副腎髄質からは**アドレナリン**など交感神経と似た作用を持つホルモンが出ます。

知っておきたいポイント

- 下垂体は前葉と後葉に分かれる
- 膵臓は外分泌（膵液）するだけでなく膵島から内分泌する
- 副腎は副腎皮質と副腎髄質という2つの異なる内分泌腺からなる

主な内分泌腺・ホルモンと作用

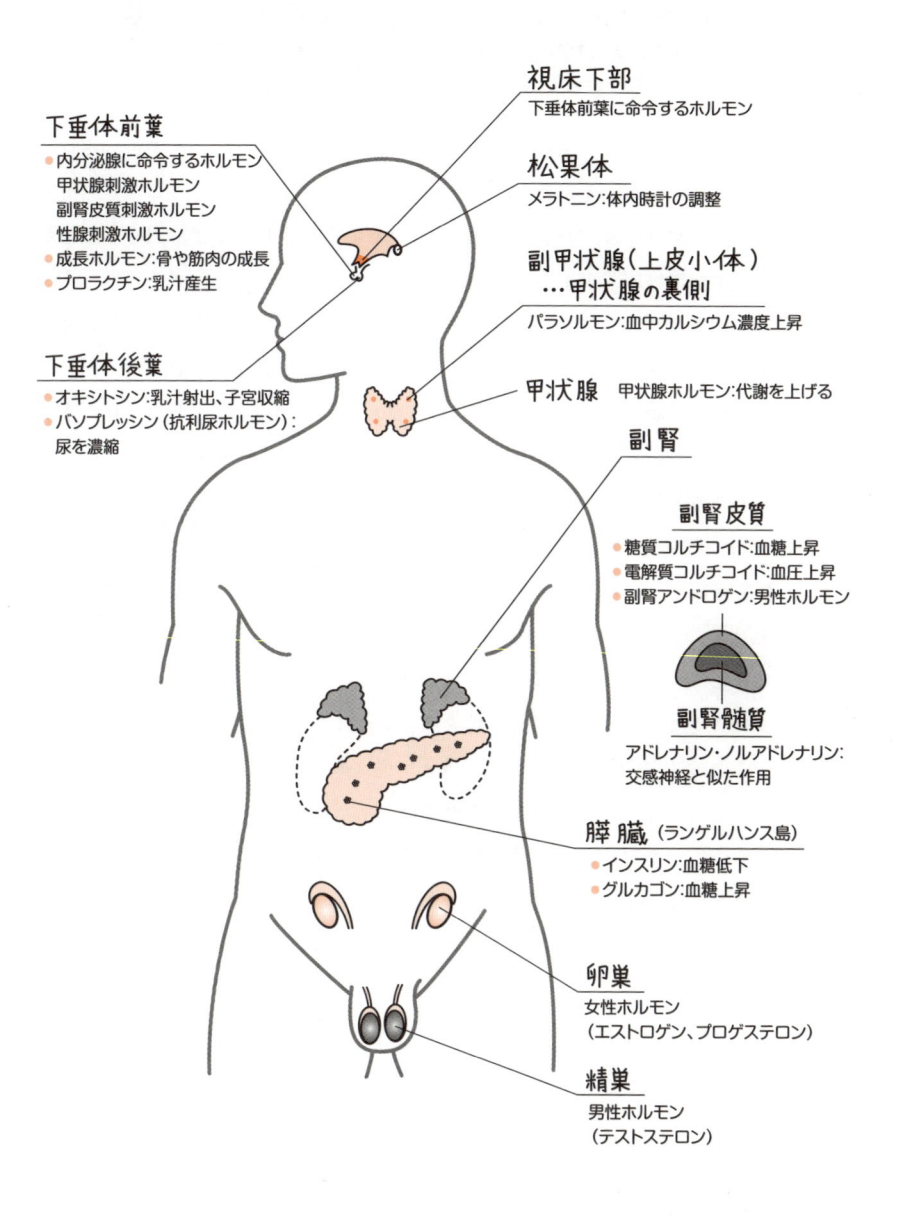

下垂体前葉
- 内分泌腺に命令するホルモン
  甲状腺刺激ホルモン
  副腎皮質刺激ホルモン
  性腺刺激ホルモン
- 成長ホルモン:骨や筋肉の成長
- プロラクチン:乳汁産生

下垂体後葉
- オキシトシン:乳汁射出、子宮収縮
- バソプレッシン(抗利尿ホルモン):
  尿を濃縮

視床下部
下垂体前葉に命令するホルモン

松果体
メラトニン:体内時計の調整

副甲状腺(上皮小体)
…甲状腺の裏側
パラソルモン:血中カルシウム濃度上昇

甲状腺　甲状腺ホルモン:代謝を上げる

副腎

副腎皮質
- 糖質コルチコイド:血糖上昇
- 電解質コルチコイド:血圧上昇
- 副腎アンドロゲン:男性ホルモン

副腎髄質
アドレナリン・ノルアドレナリン:
交感神経と似た作用

膵臓(ランゲルハンス島)
- インスリン:血糖低下
- グルカゴン:血糖上昇

卵巣
女性ホルモン
(エストロゲン、プロゲステロン)

精巣
男性ホルモン
(テストステロン)

9-7. ホルモンで血糖値を調節

糖尿病のように高血糖が続くのはもちろん体に良くありません。でも、ブドウ糖がなければ生きていけない体には、血糖値を上げるホルモンがたくさんあります。一方で、血糖値を下げるホルモンの数は…？

　ブドウ糖は体にとって大切なエネルギーの元（1-1-1）なので、血液中に一定レベル以上なくてはならないものです。特に脳の神経細胞はブドウ糖しかエネルギー源にできません。そのため、血糖値が下がるといろいろなホルモンが放出されて血糖値が上がるように作用します。

　膵臓から出るグルカゴンは、肝臓に貯蔵してある**グリコーゲン**をブドウ糖に変えて血糖値を上げます。肝臓はさしあたって使わないブドウ糖をつなげてグリコーゲンにして貯蔵しています。血糖値が下がるとグルカゴンの指令でグリコーゲンが分解されてブドウ糖に戻され、貯蔵庫から血液中にブドウ糖が放出されるのです。

　体はブドウ糖が足りない時に、タンパク質（アミノ酸）や脂肪など、糖ではないものからブドウ糖を作り出すという技を出します。新しく糖を作り出すということで、これを**糖新生**（とうしんせい）と呼びます。糖新生で血糖値を上げる代表的なホルモンが、副腎皮質から出る**コルチゾル**などの糖質コルチコイドです。名前に「糖」がつくのでいかにも血糖値を上げそうですね。

　成長ホルモンや甲状腺ホルモンは体を成長、発達させます。副腎髄質から出るアドレナリンは交感神経と同様に闘争と逃走に備えます（1-9-2）。だからこれらのホルモンはみんなエネルギー源のブドウ糖を増やそうとします。グリコーゲンを分解したり、糖新生したり、腸でブドウ糖の吸収を高めるなどして、これら3種のホルモンは血糖値を上げるようにはたらきます。

　血糖値を上げるホルモンはこんなにたくさんありますが、一方、血糖値を下げるホルモンはたった1つしかありません。それが膵臓から出るインスリンです。インスリンは、細胞が血液からブドウ糖をたくさん取り込むように促します。そして、肝臓や筋肉の中では、ブドウ糖をグリコーゲンに変えて貯蔵し、血糖値を下げます。

✴ 知っておきたいポイント ✴

- ブドウ糖はグリコーゲンとして肝臓に貯蔵される。
- 血糖値を上げるホルモンはいくつもある。
- 血糖値を下げるホルモンはインスリンしかない。

血糖値を上げるホルモン・下げるホルモン

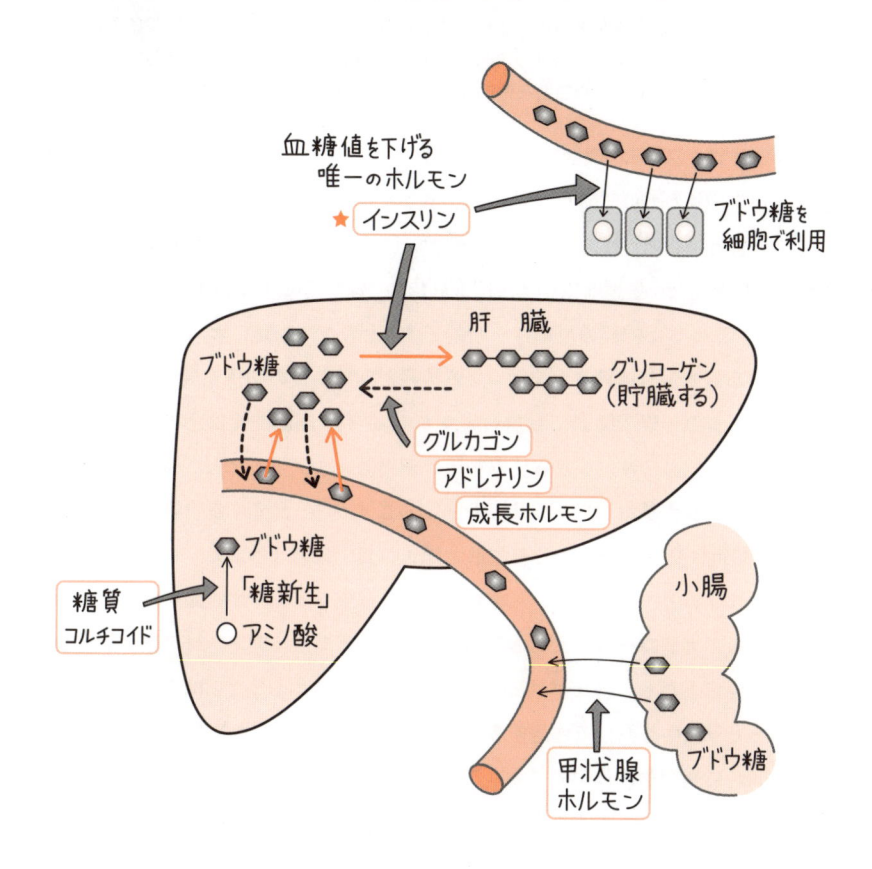

血糖値を下げる唯一のホルモン
★ インスリン

ブドウ糖を細胞で利用

肝臓
ブドウ糖 → グリコーゲン（貯臓する）

グルカゴン
アドレナリン
成長ホルモン

糖質コルチコイド
ブドウ糖「糖新生」
○アミノ酸

小腸
ブドウ糖

甲状腺ホルモン

	ホルモン	主な作用のしかた
血糖値を下げる	インスリン	・筋肉や脂肪などの細胞にブドウ糖を取り込ませる ・肝臓や筋肉でブドウ糖をグリコーゲンにする
血糖値を上げる	グルカゴン	・肝臓でグリコーゲンをブドウ糖にする
	アドレナリン	・肝臓や筋肉でグリコーゲンをブドウ糖にする
	糖質コルチコイド	・肝臓で糖新生を促進する
	成長ホルモン	・肝臓でグリコーゲンをブドウ糖にする
	甲状腺ホルモン	・腸でブドウ糖の吸収を促進する

第1章 セラピストが知っておきたい「からだのキホン」

9-8. ストレスからからだを守るホルモン

ストレスホルモンというとなにやら良くないホルモンのような印象を受けますが、実は、ストレスを受けた時に放出されて、頑張れ！負けるな！とストレスに打ち勝つ力を体に与えるホルモンなのです。

　人間は複雑なストレス社会に生きています。でももっと単純に考えて、動物の急なストレス、例えば敵に襲われたというようなことを想像してみましょう。そこで出てくるのは逃げろ、戦え、の交感神経です（1-9-2）。交感神経は即座に対応し、心拍数と血圧を上げ、気道を広げて呼吸を楽にし、骨格筋に血液を送り込みます。

　しかし、こうした神経の反応は一時的です。そのため同時にホルモンでも同様の反応を起こして少し持続させます。交感神経と副腎髄質の関係を見てください。自律神経は2つの神経で臓器に到達しますが（1-9-1）、副腎髄質はその2番目の交感神経と立場が同じです。しかも交感神経は末端でノルアドレナリンを出し、副腎髄質は**ノルアドレナリン**と**アドレナリン**を出しますから、出てくる物質まで似ています。副腎髄質は交感神経のホルモン版と思えば良いでしょう。アドレナリンは血糖値も上げますから（1-9-7）、エネルギー供給も万全です。副腎髄質から出るホルモンはまとめて**カテコールアミン**と呼ばれます。カテコールアミンはストレスがかかるといっきにドバッと放出されるので、かなり速く作用します。他の多くのホルモンがゆったり血中を回って作用するのと違い、効き方の速度も神経のようです。

　体は同時に長期的に作用するホルモンも出します。それが副腎皮質から出る**糖質コルチコイド**です。これはステロイドホルモンなので、効き目が出るのはゆっくりですが、長く作用します（1-9-4）。糖質コルチコイドは血糖値を上げ、カテコールアミンのはたらきを強めるなどの作用を発揮し、ストレスに耐える体の体制を整えます。それによって体が多少長いストレスにも抵抗できるのです。

　ストレスに対して反応を起こす交感神経も副腎皮質も間脳の視床下部がコントロールします（1-9-2、1-9-5）。視床下部は情動行動の脳ですから（1-7-5）、肉体的なものだけでなく精神的なストレスも体に大きな変化を引き起こします。

✵ 知っておきたいポイント ✵

- ストレスに対する緊急反応は交感神経と副腎髄質が行う
- ストレスに対する長期的な反応は副腎皮質からの糖質コルチコイドが行う
- ストレス対処は視床下部がコントロールする

交感神経と副腎髄質

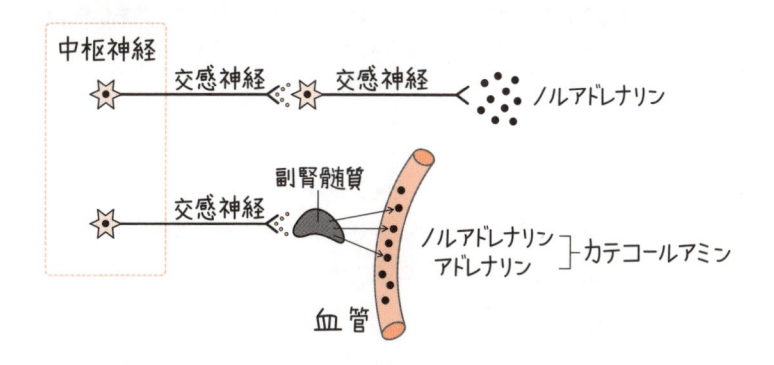

中枢神経 → 交感神経 → 交感神経 → ノルアドレナリン

交感神経 → 副腎髄質 → ノルアドレナリン／アドレナリン ｝カテコールアミン

血管

ストレスに対する自律神経と内分泌の反応

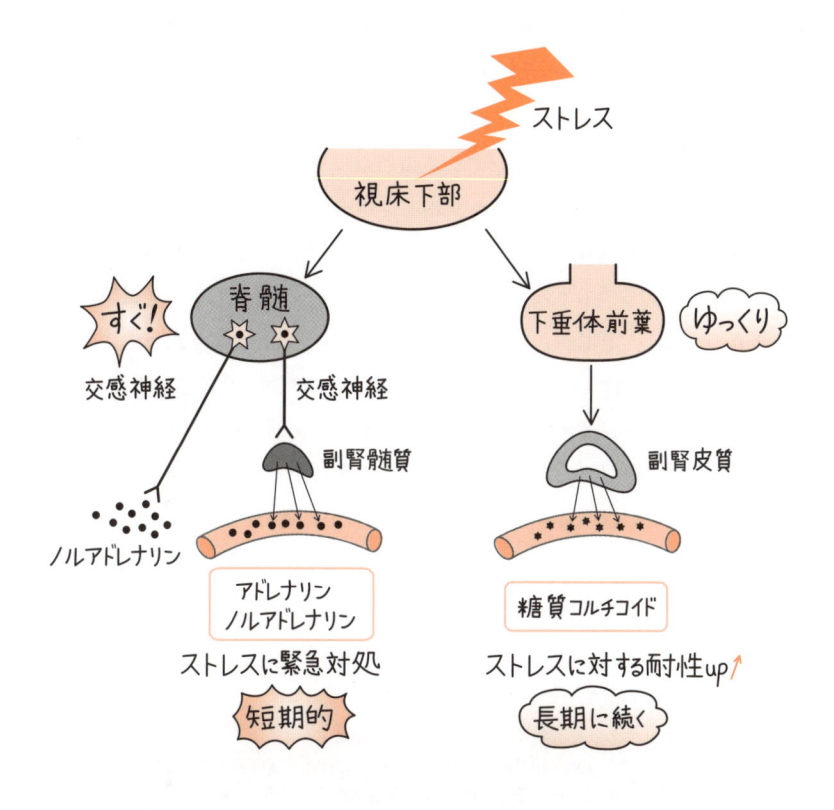

ストレス → 視床下部

すぐ！
脊髄 → 交感神経 → ノルアドレナリン
脊髄 → 交感神経 → 副腎髄質 → アドレナリン／ノルアドレナリン
ストレスに緊急対処
短期的

ゆっくり
下垂体前葉 → 副腎皮質 → 糖質コルチコイド
ストレスに対する耐性up↑
長期に続く

9-9. 骨とカルシウムとホルモン

子供の骨がどんどん伸びていくのも、体にカルシウムが足りない時に骨を溶かしてカルシウムを血液に供給するのもホルモンのはたらきです。ホルモンと骨との関わりを学びましょう。

子供の骨は、骨端軟骨が増殖し、次々と骨に変わって伸びていきます（1-6-1）。この手助けをするのが成長ホルモンです。成長ホルモンは夜寝ている時に多く分泌されます。昼間は、運動したりお腹がすいたりすると多く出てきます。昼間はお腹がすくまでたくさん遊んで動き、夜はぐっすり寝ると子供はよく育つのでしょう。

成長ホルモンが子供の時に多すぎると、とても背が高い巨人に育ちます。逆に足りないと身長がとても低くなってしまいます。思春期を過ぎて骨端軟骨が閉じて骨端線になってしまうともう骨は伸びませんから、成長ホルモンが足りない場合はそれ以前に対処します。大人になってから急に成長ホルモンがたくさん出ると、身長は伸びませんが、骨の末端の骨膜が反応して末端だけが太くなります。特に下顎やおでこや指が肥大します（**先端巨大症**）。成長ホルモンは下垂体から出るホルモンなので（1-9-6）、大人が急にそのような状態になったら下垂体の検査もします。

血中カルシウム濃度の調節をしているのもホルモンです。血液中にカルシウムが足りなくなると、副甲状腺からパラソルモンが出て破骨細胞を後押しし、骨を溶かしてカルシウムを血液中に放出します（1-6-1）。パラソルモンは同時に腎臓に連絡して尿の中にカルシウムを捨てないように命令します。こうした作用は甲状腺から出るカルシトニン※で抑制されます。ですが、カルシウムは様々な反応に関わる重要な電解質なので（1-1-5）、必要な時は容赦なく骨が溶かされることになります。

また、パラソルモンは体内の**ビタミンD**の活性化を助けます。ビタミンDは活性化すると、食事で摂ったカルシウムを腸から吸収しやすくし、腎臓や骨に作用してパラソルモンと同じはたらきをします。ビタミンDは他のビタミンとちょっと違い、血中カルシウム濃度を上げるホルモンと思った方がわかりやすいかもしれません。

※カルシトニンは、代謝を上げる甲状腺ホルモンとは別の細胞で作られ、作用も全く違う。そのため、甲状腺ホルモンという場合にカルシトニンのことは指さない

☀ 知っておきたいポイント ☀

- 成長ホルモンは骨端軟骨に作用して骨を伸ばす
- 血中カルシウム濃度が下がるとパラソルモンによって骨が溶かされる
- ビタミンDは活性化すると血中カルシウム濃度を上げる

成長ホルモンの出方で…

子供の頃に成長ホルモンが足りないと低身長に
多すぎると巨人症に

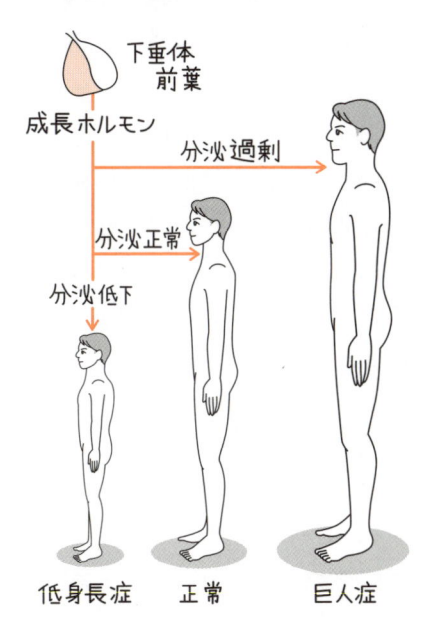

下垂体
前葉

成長ホルモン

分泌過剰
分泌正常
分泌低下

低身長症　正常　巨人症

先端巨大症の顔と手

大人になってから成長ホルモンが
過剰になると先端巨大症に
おでこや下顎が突き出たり、
手足が肥大化したりする

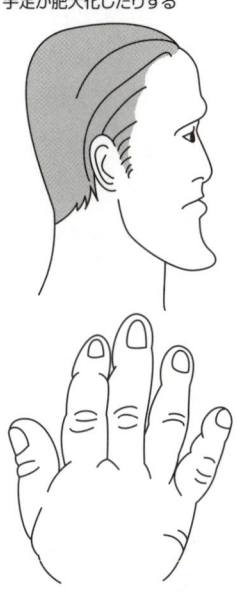

骨とカルシウムとホルモン

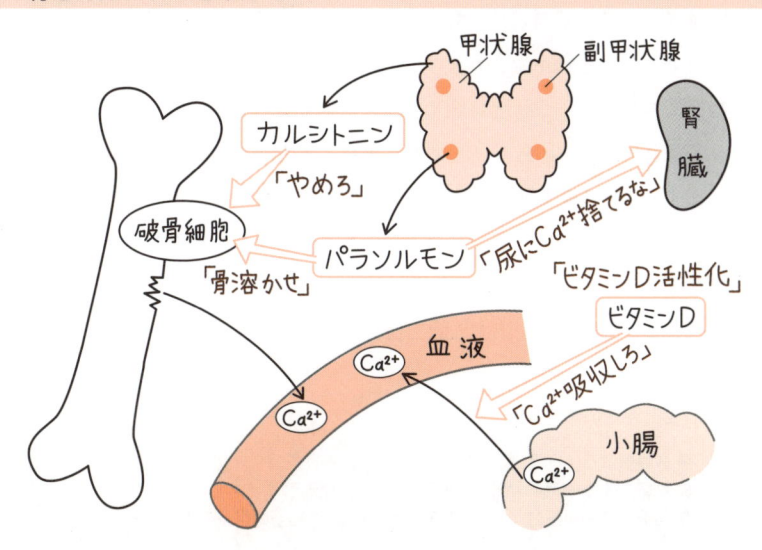

甲状腺　副甲状腺

カルシトニン
「やめろ」

破骨細胞

パラソルモン　「尿にCa^{2+}捨てるな」

腎臓

「骨溶かせ」

「ビタミンD活性化」

ビタミンD

血液　Ca^{2+}　Ca^{2+}

「Ca^{2+}吸収しろ」

小腸

Ca^{2+}

10. 余分なものを捨て去るしくみ 泌尿器系

10-1. 尿がからだの外に出てくるまで

おしっこを我慢すると下腹部が少し痛くなります。下腹部に尿の溜まった**膀胱**があるからです。でも、尿が作られるのは膀胱ではありません。尿はずっと上の腎臓で作られて尿管を通って膀胱まで降りてきます。

尿が作られて外に出てくるまでの道筋（尿路）をみてみましょう。まず、尿は**腎臓**で作られます。そして**尿管**で**膀胱**に運ばれ、膀胱でしばらく溜めておかれます。排尿する時は膀胱から**尿道**へ尿が出され、外尿道口（おしっこの出る穴）から尿が外に出てきます。尿管と尿道は名前が似ているので混同しないでくださいね。

腎臓は背中の一番下の肋骨周辺にあります。このため、片側の背中のこの辺が痛い時は、腎臓の問題の可能性もあります。腎臓で作られた尿は**腎盂**に集まって尿管へ送られます。そして尿管は蠕動運動をして尿を次々と膀胱へ運びます。

膀胱は恥骨のすぐ後ろにあります。かなり壁が伸びるので尿を溜めておくことができるうえに、膀胱に尿が充満すると尿管が圧迫されるようにできているので、膀胱から尿管への逆流は起きません。尿道へつながる部分の膀胱壁の平滑筋は、**内尿道括約筋**となり、きゅっと締まって、排尿する時以外は栓を閉じています。

尿道は膀胱から尿を身体の外に出す道です。この道の外側は、排尿する時以外は**外尿道括約筋**が収縮して閉められています。

排尿のしくみをみてみましょう。膀胱にコップ1杯くらいの尿が溜まった所で、副交感神経が仙髄や腰髄に自動的に連絡します。この情報は脳にも伝わり、おしっこがしたいという意識が生まれます。この時排尿できない状態だと、脳は自動的に交感神経に指令を出し、膀胱は緩め、内尿道括約筋は収縮し閉じた状態にします。これを**蓄尿**といいます。あまり我慢すると痛くなりますが、その3倍くらいは溜めておけます。排尿できる状態なら、副交感神経が自動的にはたらき、膀胱を収縮させ尿を押し出し内尿道括約筋を緩めて道を開きます。同時に外尿道括約筋を自分の意志で弛緩させ、外尿道口から尿を放出します。排尿のしくみは、排便のしくみ（1-5-4）と同様に、自動的に調節する面と自分の意志でやる面の両方があります。

✴ 知っておきたいポイント ✴

- 尿は腎臓で作られ、膀胱で一時的に溜めておかれる
- 尿路：腎臓→腎盂→尿管→膀胱→尿道→外尿道口
- 蓄尿は交感神経、排尿は副交感神経、外尿道括約筋は自分の意志で開け閉め

尿ができて出てくるまで

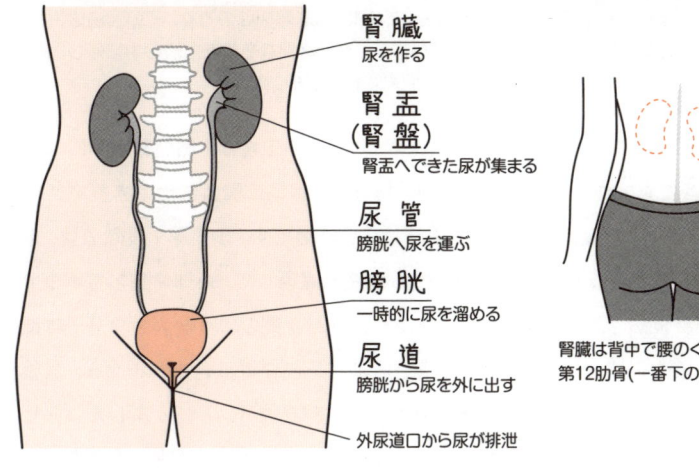

- **腎臓** 尿を作る
- **腎盂（腎盤）** 腎盂へできた尿が集まる
- **尿管** 膀胱へ尿を運ぶ
- **膀胱** 一時的に尿を溜める
- **尿道** 膀胱から尿を外に出す
- 外尿道口から尿が排泄

腎臓は背中にある

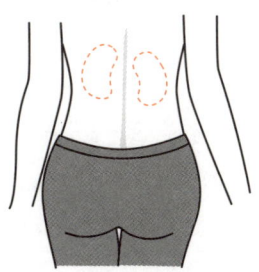

腎臓は背中で腰のくびれの少し上 第12肋骨（一番下の肋骨）付近にある

排尿のしくみ

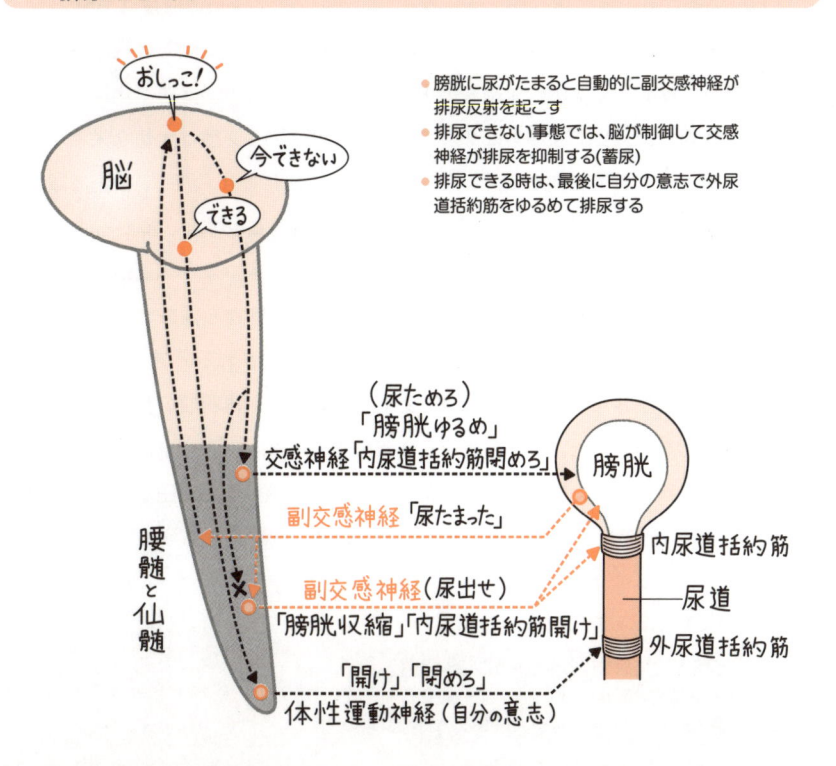

- 膀胱に尿がたまると自動的に副交感神経が排尿反射を起こす
- 排尿できない事態では、脳が制御して交感神経が排尿を抑制する（蓄尿）
- 排尿できる時は、最後に自分の意志で外尿道括約筋をゆるめて排尿する

「おしっこ！」
「今できない」
「できる」
脳

腰髄と仙髄

（尿ためろ）
「膀胱ゆるめ」
交感神経「内尿道括約筋閉めろ」

副交感神経「尿たまった」

副交感神経（尿出せ）
「膀胱収縮」「内尿道括約筋開け」

「開け」「閉めろ」
体性運動神経（自分の意志）

膀胱
内尿道括約筋
尿道
外尿道括約筋

第1章 セラピストが知っておきたい「からだのキホン」

10-2. 尿は血液から作られる

おしっこはうんちと違って汚くありません、無菌なのです。その理由は、体の中で血液から作られるから。体にとって必要なものを血液の中に残し、いらないものを体外に捨てるのが尿を作る目的です。

腎臓の中の尿製造工場を**ネフロン**といいます。この工場は1個の腎臓中に100万個もあり、各工場で作られた尿は集合管に集まり最終的に腎盂に出てきます。

ネフロンでの尿の製造過程は大きく分けて2段階です。まず第1段階では、**糸球体**という糸くず状に集まった細い血管から血液を濾過して、糸球体を包む**ボウマン嚢**で受け止めます。ここで赤血球や白血球やタンパク質のような大きな分子は濾過されずに血液中に残ります。だから通常、尿にタンパク質は含まれません。尿検査でタンパクが出たら再検査になりますよね。タンパク尿は、ドリップしたコーヒーの中にコーヒー豆の粉が浮いているようなものです。本来フィルターを通らない大きな物質が尿中に出たら、濾過の異常かもしれないということで検査をするのです。

1日に濾過される量は風呂桶1杯分もあります！…でも1日の尿量は1.5L程度です。大部分はどこへ行ってしまうのでしょうか？尿生成の第2段階は**再吸収**といいます。濾過された水分は次に**尿細管**の中を流れていきますが、そこで体にとって必要なものが再び血液中に戻されるのです。ブドウ糖やアミノ酸は大切な栄養なので100％再吸収して血液に戻します。尿に糖は通常含まれませんから、検査で尿に糖が出ると体の異常とされます。ナトリウムなどの電解質や水は、多かったり少なかったり、体の状況に応じてホメオスタシス（1-1-4）を保つように適量が再吸収されます。反対にいらないものは**分泌**といって、ここで血管から尿細管に捨てられます。このようにして濾過された分の99％がまた血液に戻されるのです。

腎臓は様々なホルモンと関わります。ナトリウムや水の再吸収の量は数種のホルモンが調節します。また、尿は血液から作るので、腎臓は血液が強い圧力で来てくれないと困ります。それで腎臓は血圧が下がったのを感じると血圧を上げるホルモンも出します。そのため腎臓は高血圧と関わりの深い臓器でもあります。

✴ 知っておきたいポイント ✴

- 腎臓内で尿を作る単位をネフロンという
- 尿生成は濾過と再吸収と分泌で行われる
- 尿は血液から作られ、腎臓は血圧と関わる

尿の製造工場　ネフロン

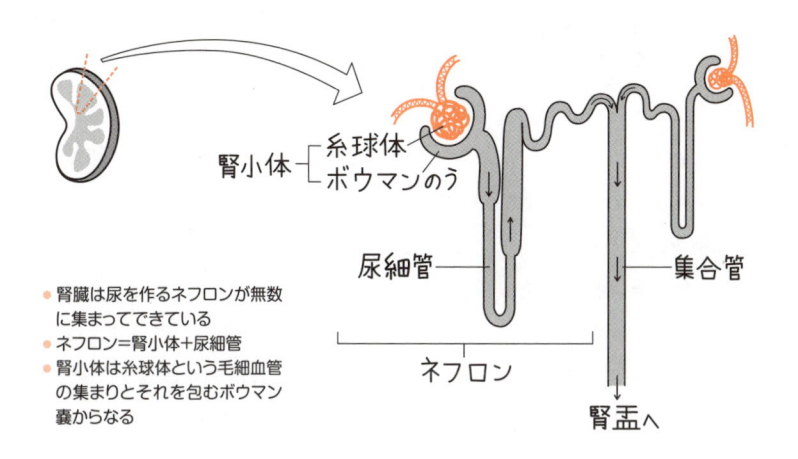

- 腎臓は尿を作るネフロンが無数に集まってできている
- ネフロン＝腎小体＋尿細管
- 腎小体は糸球体という毛細血管の集まりとそれを包むボウマン嚢からなる

腎小体 ─ 糸球体
　　　 ─ ボウマンのう

尿細管　集合管　ネフロン　腎盂へ

尿生成の過程

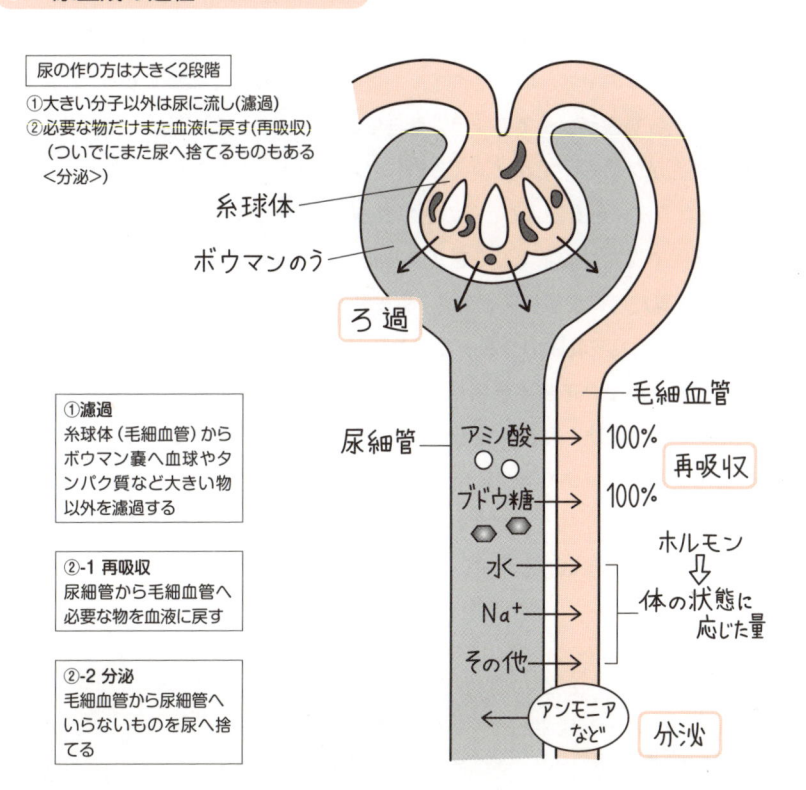

尿の作り方は大きく2段階
① 大きい分子以外は尿に流し（濾過）
② 必要な物だけまた血液に戻す（再吸収）
　（ついでにまた尿へ捨てるものもある＜分泌＞）

糸球体
ボウマンのう
ろ過

尿細管　毛細血管
アミノ酸 → 100%
ブドウ糖 → 100%　再吸収
水 →
Na⁺ →　ホルモン
その他 →　体の状態に応じた量

← アンモニアなど　分泌

① 濾過
糸球体（毛細血管）からボウマン嚢へ血球やタンパク質など大きい物以外を濾過する

②-1 再吸収
尿細管から毛細血管へ必要な物を血液に戻す

②-2 分泌
毛細血管から尿細管へいらないものを尿へ捨てる

11. 外側から自分を守るしくみ 外皮系

11-1. 皮下脂肪も皮膚のうち

皮膚ってそもそもどういう構造なのか、目に見える表面だけでなく、奥深くまでみてみましょう。皮下脂肪と聞くと皮膚の下にある組織のようですが、実はそれも皮膚の一部で、重要なはたらきをしています。

　皮膚は大きくみると3層に分けられます。表面から、表皮、真皮、皮下組織です。
　表皮は**角化重層扁平上皮**という上皮組織（1-1-3）でできています。重層扁平上皮は細胞がたくさん重なっている組織です。**角化**というのは、細胞が死んで核がなくなり、**ケラチン**というタンパク質でいっぱいになることで、角化した細胞は硬く丈夫です。重なる細胞と角化細胞で表皮は外からの刺激に強くできています。表皮の細胞は約1ヶ月周期で生まれ変わります。細胞は表皮の一番深層（基底層）で次々と生まれ、だんだん上に押し上げられて2週間ほどで最上部に行き着き角化して、2週間ほどで垢になって剥がれ落ちます。基底層には、こうした細胞の合間にメラニン色素を作るメラニン細胞があります。表皮に血管はありません。

　真皮はとても丈夫な結合組織です。コラーゲン線維がたくさんあるので引き伸ばされにくく強靭なのです。革の鞄やベルトは真皮で作られていますから、どんなに頑丈か実物から想像がつくでしょう。真皮は表皮と違って入れ替わりません。皮膚の表面に絵をかいてもいずれは消えるのに、入れ墨はいつまでたっても落ちませんね。入れ墨は真皮に色を注入し、その色が表皮を通して透けて見えているからです。真皮には痛覚や温覚や触覚などを感じる神経とその装置がたくさんあります。表皮との境では、真皮が表皮側に突き出て（**真皮乳頭**）、そこに神経や毛細血管が入り込んでいます。この真皮乳頭の凸凹が皮膚の表面に反映されているのが指紋です。

　皮膚の一番下層である**皮下組織**は、緩い結合組織で、脂肪細胞がたくさんあります。いわゆる皮下脂肪と呼ばれる部位です。この脂肪のゆるゆるのおかげで、皮膚が動いても下にある筋肉や骨は同時にひきつれません。この脂肪の層がクッションとなって外部の衝撃を和らげてもいます。また、皮下脂肪のおかげで身体の熱が簡単に外に逃げないようにもなっています。

✦ 知っておきたいポイント ✦

- 皮膚は、表皮・真皮・皮下組織からなる
- 表皮は角化重層扁平上皮で、生まれ変わる
- 真皮は頑丈な結合組織、皮下組織は脂肪細胞の集まり

皮膚は3層構造

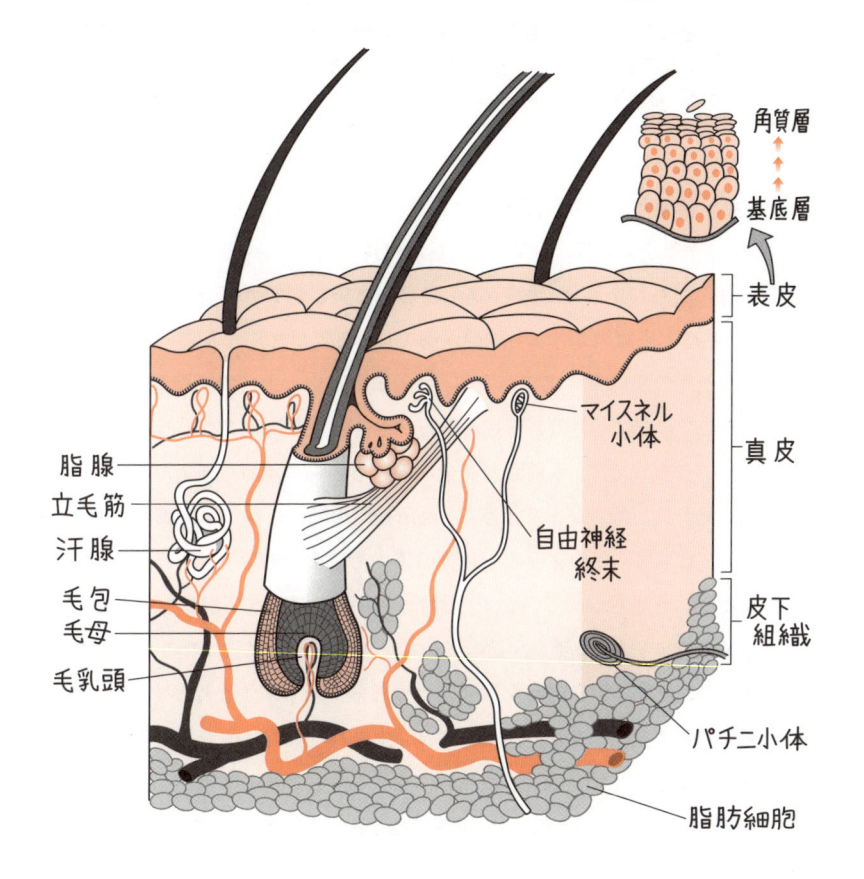

図中ラベル:
- 角質層
- 基底層
- 表皮
- 真皮
- 皮下組織
- マイスネル小体
- 自由神経終末
- パチニ小体
- 脂肪細胞
- 脂腺
- 立毛筋
- 汗腺
- 毛包
- 毛母
- 毛乳頭

	組織	特徴
表皮	角化重層扁平上皮	・細胞は基底層で生まれ上昇し約1ヶ月で表面から剥がれる ・メラニン細胞が基底層でメラニン色素をつくる ・血管はない
真皮	線維の多い頑丈な結合組織	・コラーゲン線維が多く強靭 ・感覚神経で痛覚・温覚・触覚などを感じる ・毛細血管が温度に応じて拡張や収縮する
皮下組織	脂肪細胞の多いゆるい結合組織	・脂肪の層は外力に対するクッションとなり、皮膚と筋肉・骨の摩擦を防ぎ、体から熱が逃げるのを防ぐ

11-2. 毛と爪と汗腺は表皮の仲間

毛も爪も伸びていきます。根元で次々と細胞が生まれるからです。皮膚の表面にあり、下から次々と生まれ…これは表皮と同じですよね。実は毛も爪も、汗腺や脂腺もみんな表皮の仲間です。

毛も爪も表皮の細胞が変化したもので、根元で新しい細胞が生まれて伸びていきます。外から見える部分のほとんどは角化した細胞です。毛の表面を覆うキューティクルは、ケラチンの集まりですよ (1-11-1)。

毛の皮膚に埋もれた部分 (毛根) は毛包という袋に包まれています。毛根の一番下は丸く、毛球と呼ばれます。毛球の深部では、血管がたくさん入った**毛乳頭**という結合組織が毛の中に突き出ています。毛母細胞という上皮の細胞が、毛乳頭のすぐ上で分裂しています。毛のお母さん細胞が毛乳頭から栄養をもらってどんどん子供を作っているわけです。毛乳頭が完全に壊れるともう毛は生まれません。表皮の一番深層にメラニン細胞があるように、毛母細胞の間にもメラニン細胞があって毛に色をつけています。このメラニン色素の違いで違う色の毛ができるのです。毛包には**立毛筋**という筋もついています。動物は寒い時や威嚇する時に立毛筋を収縮させて毛を逆立てますが、体毛の発達していない人間は単に鳥肌になるだけです。

爪も根元の、皮膚の下に隠れた爪根という部分で新しく生まれます。毛と同様にここに細胞分裂する爪母細胞があるのです。生まれた細胞はやがて角化して先に押し出されて爪が伸びていきます。根元側に見える半月状の白い部分は、爪母の層が厚く、完全に角化していない生きた細胞がたくさんある部分です。それ以外の部位では、角化した爪の細胞の下に真皮の血管の色が透けて見えます。

汗腺も**脂腺**も表皮が変化してできた外分泌腺 (1-9-3) です。汗を放出する汗腺は2種類あります。全身にある**エクリン汗腺**と腋窩や陰部など限られた部位にだけある**アポクリン汗腺**です。皮膚から母乳を放出する乳腺はアポクリン汗腺が変化してできた外分泌腺です。皮脂を放出するのが脂腺です。脂腺のほとんどは毛包に開口しています。だから分泌された皮脂は毛を潤して毛がつやつやになります。

知っておきたいポイント

- 毛と爪は表皮の細胞と同様に根元で作られ角化する
- 毛は毛乳頭から栄養をもらって作られる
- 汗腺、乳腺と脂腺は汗や乳汁や皮脂を外分泌する

毛の構造

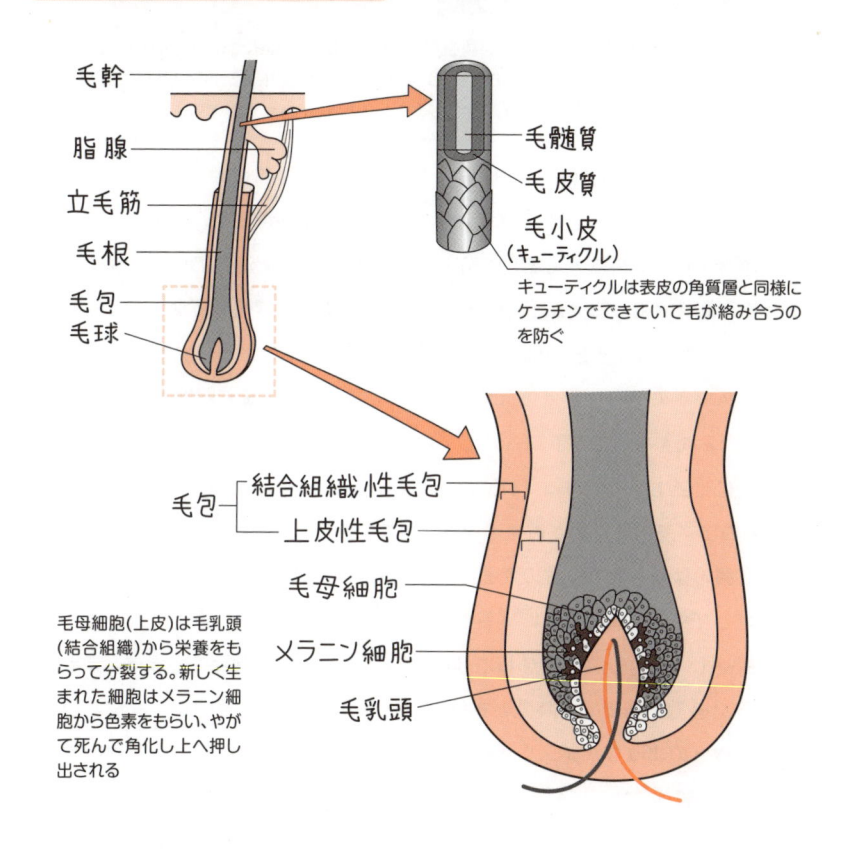

- 毛幹
- 脂腺
- 立毛筋
- 毛根
- 毛包
- 毛球

- 毛髄質
- 毛皮質
- 毛小皮（キューティクル）

キューティクルは表皮の角質層と同様にケラチンでできていて毛が絡み合うのを防ぐ

- 毛包
  - 結合組織性毛包
  - 上皮性毛包
- 毛母細胞
- メラニン細胞
- 毛乳頭

毛母細胞（上皮）は毛乳頭（結合組織）から栄養をもらって分裂する。新しく生まれた細胞はメラニン細胞から色素をもらい、やがて死んで角化し上へ押し出される

爪の構造

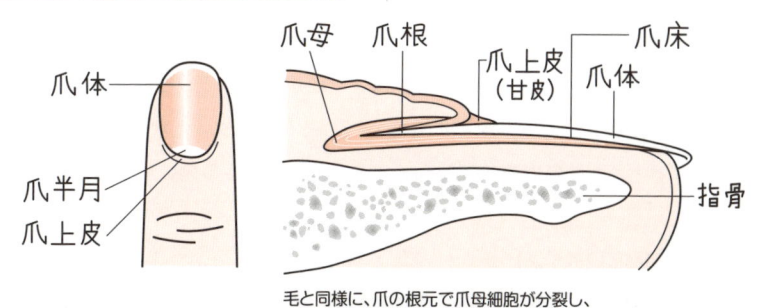

- 爪体
- 爪半月
- 爪上皮

- 爪母
- 爪根
- 爪上皮（甘皮）
- 爪床
- 爪体
- 指骨

毛と同様に、爪の根元で爪母細胞が分裂し、やがて角化し先に押し出される

第1章 セラピストが知っておきたい「からだのキホン」

11-3. からだを守る皮膚

衣服が体を寒さやケガや病原体との接触から守るように、皮膚も体を最前線で守っています。でも衣服のように単に物理的に守っているだけではありません。生きている皮膚はたくさんの機能をもっています。

表皮は刺激に強い重層扁平上皮です。表層の角質層は特に頑丈にできている上、ケラチンは防水性をもち、体内の水分が失われるのを防ぎます。メラニン細胞はメラニン色素を作り紫外線から細胞を守ります。紫外線は遺伝子（DNA）を傷つけ、がんを作る可能性がありますが（1-1-2）、メラニン色素が細胞核を日傘のように覆って守ってくれるのです。表皮の細胞はたいていレンガの壁のようにお互いにぴったりくっついているので微生物は侵入できません。傷ついて皮膚に異物が侵入した場合は、レンガの間をぬってパトロールしている白血球の仲間がすぐに発見して皮下のリンパ球に連絡しに行きます（1-3-2）。汗腺から出る汗は暑い時に体温調節をします。脂腺の出す皮脂は皮膚が乾くのを防ぎます。さらに、汗や皮脂に含まれる成分と**皮膚常在菌**のはたらきで皮膚の表面が酸性に保たれ、体に悪い菌は増殖できません。

真皮はとても強靭で、簡単に破ることはできません。中の血管は気温によって収縮や拡張をし、体内の熱を逃がしたり保持したりして体温調節をします。真皮にはいろいろな感覚を検出する装置と神経がたくさんあります。例えば、真皮乳頭の中にある糸巻きのようなマイスネル小体は触覚を感じます。自由神経終末は痛みを検出します。皮膚はこうして外の状況を受け取る役目もしています。

皮下組織は脂肪のクッションでからだを守ります。血管や神経は深部からこの皮下脂肪の中を通って真皮に入っています。寝たきりだと、すぐ下に骨のある皮膚の部位に床ずれ（褥瘡）ができやすくなります。床ずれというのは、血管が圧迫されて皮膚に酸素や栄養が行かず、細胞が壊死してしまった状態です。皮下脂肪の多い人に床ずれができにくいのは、脂肪の層が血管を圧迫から守る役割もあるからです。

このように皮膚は様々な防御機能をもっているので、やけどなどで広い範囲の皮膚を損傷すると、大量の体液が奪われるなど、命に関わる事態になるのです。

✹ 知っておきたいポイント ✹

- 表皮は水分を保持し、病原体は入れない
- 真皮は強靭で、感覚を検出する
- 皮下脂肪はクッションとして体を守る

皮膚の防御機能

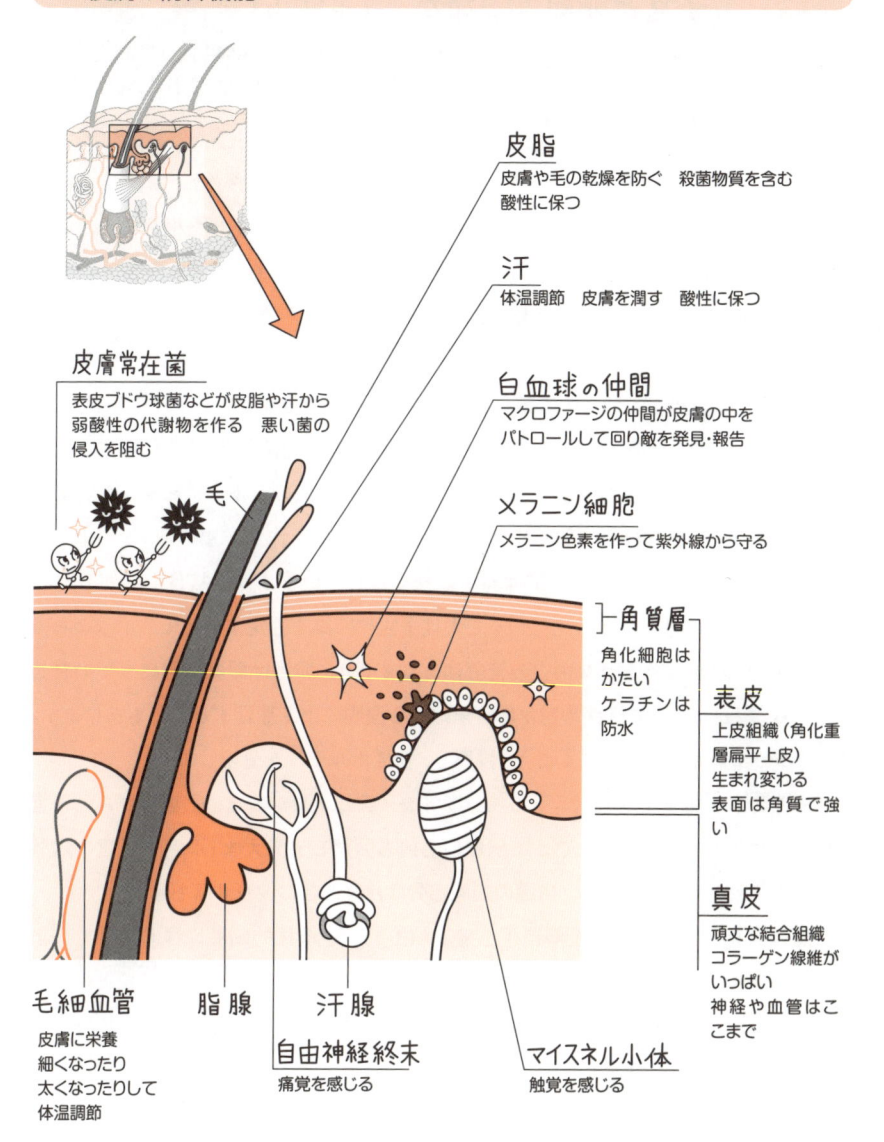

皮脂
皮膚や毛の乾燥を防ぐ　殺菌物質を含む
酸性に保つ

汗
体温調節　皮膚を潤す　酸性に保つ

皮膚常在菌
表皮ブドウ球菌などが皮脂や汗から
弱酸性の代謝物を作る　悪い菌の
侵入を阻む

白血球の仲間
マクロファージの仲間が皮膚の中を
パトロールして回り敵を発見・報告

メラニン細胞
メラニン色素を作って紫外線から守る

毛

角質層
角化細胞は
かたい
ケラチンは
防水

表皮
上皮組織（角化重層扁平上皮）
生まれ変わる
表面は角質で強い

真皮
頑丈な結合組織
コラーゲン線維がいっぱい
神経や血管はここまで

毛細血管
皮膚に栄養
細くなったり
太くなったりして
体温調節

脂腺

汗腺

自由神経終末
痛覚を感じる

マイスネル小体
触覚を感じる

このほか…（1-11-1も見てね!）
パチニ小体；圧力を感じる
皮下組織；柔らかな結合組織　皮下脂肪がいっぱいのやわらかいクッション
中を通る血管や下の骨や筋肉との摩擦を下げる

第1章　セラピストが知っておきたい「からだのキホン」

12. 女性らしさ、男性らしさのしくみ 生殖器系

12-1. 子宮と卵巣はつながっていない

子宮は胎児が育つ部屋、卵巣は卵が保存してある所、名前の通りです。じゃあ卵管はどちらに属するの？解剖図に描いてある線に惑わされてはいけません。子宮と卵巣は直接つながっていません。

横から女性の生殖器の位置関係を見てみましょう。恥骨の後ろに膀胱、その後ろに**子宮**があります。子宮は通常、くの字を描いて前にお辞儀をした格好をしています。膣が子宮の下前方向に出ています。その後ろに直腸があります。子宮と直腸の間には腹膜のくぼみ（**ダグラス窩**）ができています。立った姿勢ではここが腹膜腔（1-1-6）の一番下に位置するので、腹腔の膿や血が溜まりやすい場所です。その場合、膣から注射針を入れて中の膿などを抜くことができます。

骨盤の出口は、**会陰**といって、前から外尿道口、膣口、肛門が開いています。

今度は前から位置関係を見ましょう。子宮は両腕を広げるように**卵管**を左右に出しています。卵管は外側で**卵管膨大部**という太い部位を作り、端は手の指のような**卵管采**になっています。卵管采は卵巣に軽く接していますが直接はつながりません。図の中で「索」の字がついているものは子宮や卵巣を固定するヒモのようなもので、中を何かが通るような中空の管ではありません。卵管は卵巣と連続していませんから、膣から入った性病の菌が卵管末端から腹腔に出て蔓延することもあります。

2つの卵巣は卵細胞をたくわえ、排卵し、女性ホルモンを分泌します。

子宮の広い本体を子宮体、下の狭い部分を子宮頸といいます。子宮体がんと子宮頸がんは違うがんなので、ここで部位の名前も区別して覚えましょう。子宮の内壁は子宮内膜という粘膜です。内膜の表層部分は月経ごとに剥がれ落ちます。

膣は角化しない丈夫な重層扁平上皮（1-11-1）で、機械的刺激に強くできています。膣の中に棲みついている乳酸菌の軍団をまとめてデーデルライン杆菌といいますが、この乳酸菌のおかげで膣は酸性に保たれ、悪い菌が増殖しないように守られています（1-3-4）。清潔好きでビデをやりすぎるとこれらの乳酸菌を洗い出してしまい、逆に膣にバイ菌が入ることになってしまいますよ。

知っておきたいポイント

- 卵巣は子宮から左右に伸びる卵管の先に独立して存在する
- 子宮は子宮体と子宮頸に分けられる
- 膣は乳酸菌で守られている

女性の生殖器

横から見ると…

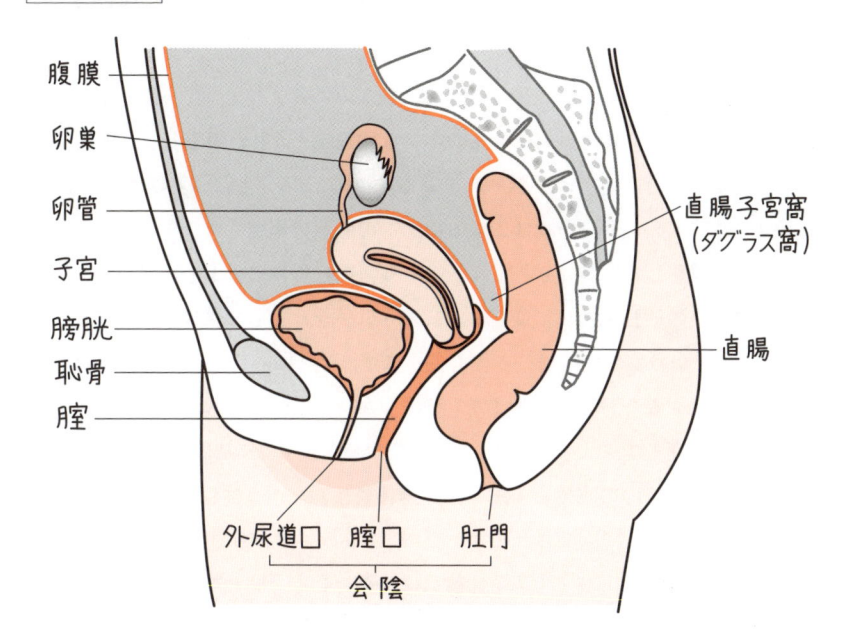

- 腹膜
- 卵巣
- 卵管
- 子宮
- 膀胱
- 恥骨
- 腟
- 直腸子宮窩（ダグラス窩）
- 直腸
- 外尿道口
- 腟口
- 肛門
- 会陰

前から見ると…

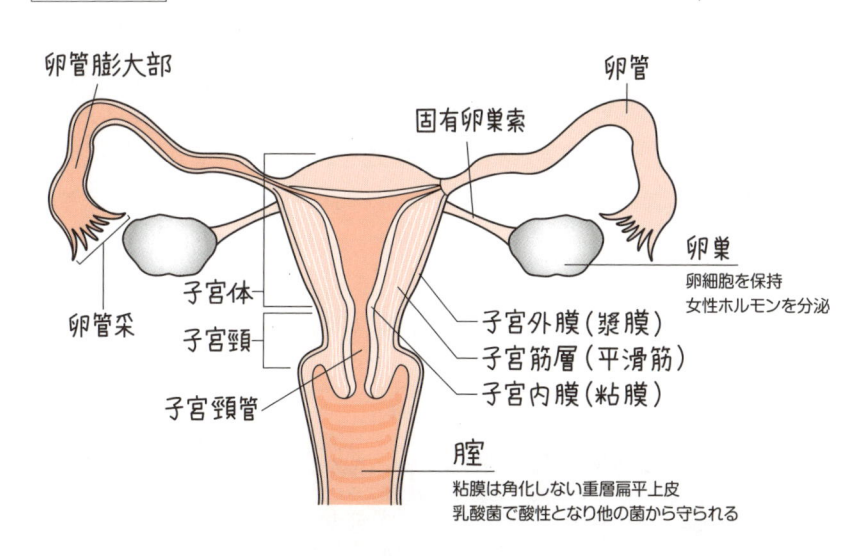

- 卵管膨大部
- 卵管
- 固有卵巣索
- 卵管采
- 子宮体
- 子宮頸
- 子宮頸管
- 子宮外膜（漿膜）
- 子宮筋層（平滑筋）
- 子宮内膜（粘膜）
- 卵巣
  卵細胞を保持
  女性ホルモンを分泌
- 腟
  粘膜は角化しない重層扁平上皮
  乳酸菌で酸性となり他の菌から守られる

12-2. 月経周期と女性のからだの変化

あなたの体温は周期的に変化していますか？男性はそうではないでしょう。思春期から閉経まで、女性の体は女性ホルモンのはたらきで周期的に変わります。卵巣や子宮の中で何が起きているのかを学びましょう。

　女性が思春期から閉経まで繰り返す**性周期**をみてみましょう。子宮内膜の表層が崩れ落ちて月経になると同時に卵巣の中では卵細胞を入れた**卵胞**という細胞群の袋が成長し始めます。卵胞は**卵胞ホルモン（エストロゲン）**という女性ホルモンを出し始めます。すると子宮内膜はエストロゲンの刺激で修復され、厚くなっていきます。充分に成熟した卵胞は2週間ほどで中の卵細胞を外に放出します。これが**排卵**です。排卵後の卵胞は**黄体**に変化し、エストロゲンとともに**黄体ホルモン（プロゲステロン）**という女性ホルモンを出し始めます。それに応じて子宮内膜は受精卵の到着に備え、栄養を分泌し始めます。妊娠しないと黄体は2週間で白く縮み、女性ホルモンが低下します。そのため子宮内膜の表層は崩れ、また月経が起きます。

　卵巣から出る2つの女性ホルモンは下垂体前葉から出る**性腺刺激ホルモン（ゴナドトロピン）**によって調節されます（1-9-5、1-9-6）。排卵もゴナドトロピンの急激な上昇によって起こります。下垂体前葉は情動行動にも関わる視床下部（1-7-5）の影響を受けますから、精神的ストレスで月経周期が狂うこともあります。

　女性ホルモンに対する受容体は身体のあちこちにあるため、女性ホルモンは生殖器以外の場所にも作用します。エストロゲンは思春期の子供を女性らしい体に変えます。更年期症状の多くはエストロゲンのいろいろな作用が減って起きます。プロゲステロンは体温を上げます。女性が基礎体温をつけると、体温上昇によって、プロゲステロンが出た＝黄体ができた＝排卵が起きたといったことがわかります。

　女性は100万個くらいの卵細胞をもって生まれてきますが、多くは潰れて思春期までに数十万個に減ってしまいます。10数個の卵細胞が同時に排卵準備に入りますが、一度に排卵されるのは通常1個です。1回の排卵で数千個の卵細胞が退縮し、閉経までに排卵できるのは500個くらいです。選びぬかれていると思いませんか？

知っておきたいポイント

- 卵巣は卵細胞を保持し、2つの女性ホルモンを出す
- 排卵まではエストロゲン、排卵後はプロゲステロンが主な女性ホルモン
- 排卵によって体温が上昇する

女性の性周期

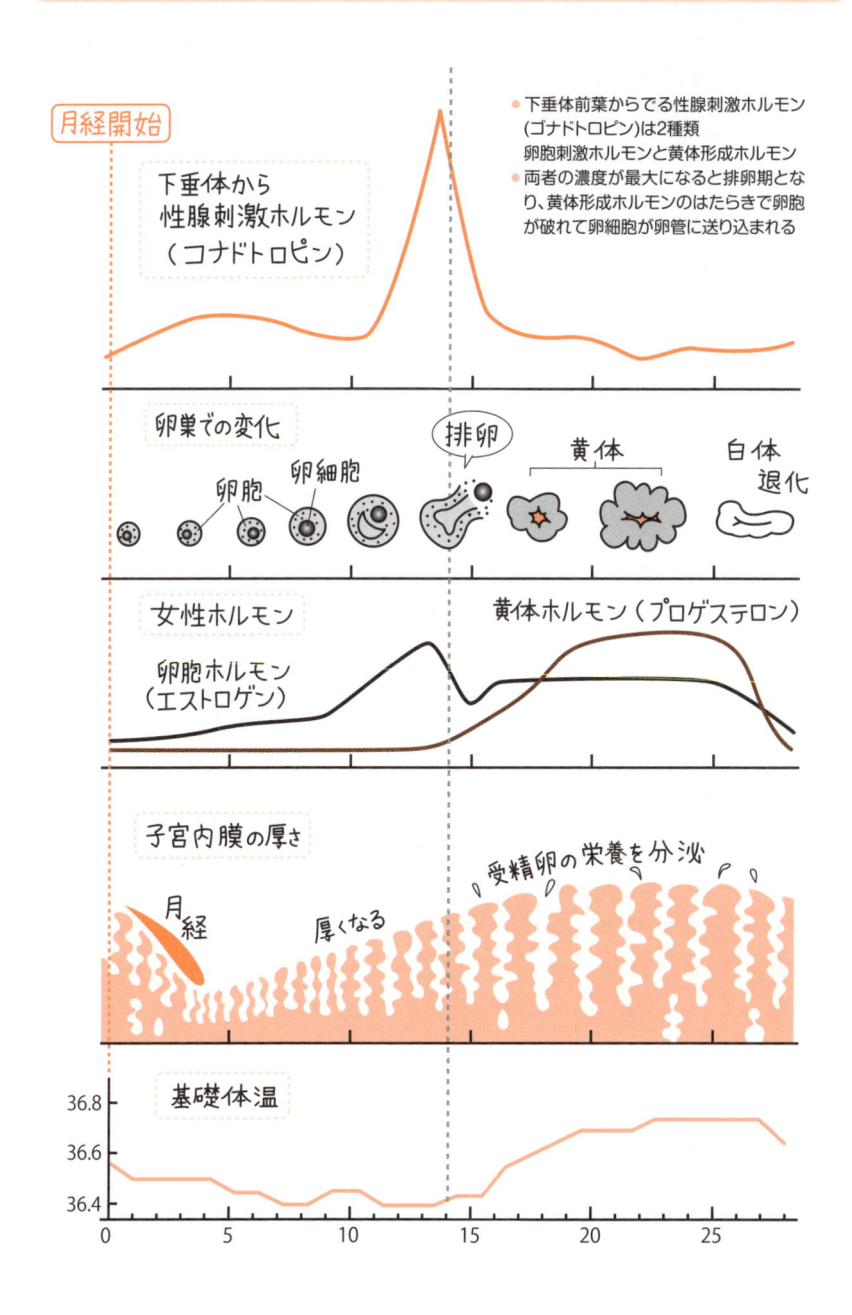

月経開始

下垂体から性腺刺激ホルモン（ゴナドトロピン）

- 下垂体前葉からでる性腺刺激ホルモン（ゴナドトロピン）は2種類　卵胞刺激ホルモンと黄体形成ホルモン
- 両者の濃度が最大になると排卵期となり、黄体形成ホルモンのはたらきで卵胞が破れて卵細胞が卵管に送り込まれる

卵巣での変化

卵胞　卵細胞　排卵　黄体　白体退化

女性ホルモン

卵胞ホルモン（エストロゲン）　黄体ホルモン（プロゲステロン）

子宮内膜の厚さ

月経　厚くなる　受精卵の栄養を分泌

基礎体温

12-3. 精子が外に出るまでの道

男性は尿道から尿を出すだけでなく精液も放出します。精液と尿は一緒に飛び出てこないのでしょうか？精巣で作られた精子の通り道と尿の通り道、どこでどうなっているのでしょうか？

精巣（睾丸）は陰嚢という袋に入って体の外に出ています。精子はこの精巣で作られます。卵細胞が増えないのに対し、精子は思春期以降一生作られ続けます。精子は精巣を出ると**精管**を通って骨盤内に入ります。精管は射精管となり前立腺を貫き、膀胱から来る尿道と合流します。そして陰茎の中を通り精子は外に出ます。

この精子の通り道には、精嚢、前立腺、尿道球腺（カウパー腺）という3つの付属生殖腺がついています。これらからは精子を元気にする溶液が放出されます。精液とは、精子にこれらの液体が合わさったものです。精液は精子の栄養を含み、精子が酸性の膣内を突破できるようにアルカリ性になっています。男性が性的に興奮した時に最初に出てくるカウパー腺液は、尿道に残る酸性の尿滴を外に追い出します。要人通過前の道路から路上駐車している車を追い払うお巡りさんといった所でしょうか。このため性交時の精液に尿は混じりません。うまくできていますね。

でも射精と一緒に排尿しちゃったら？…ということは絶対に起きません。射精は交感神経のはたらきで起こります。交感神経がはたらく時は排尿は抑制されるので、尿が出ることはありません（1-10-1）。しかも内尿道括約筋が収縮するので、尿が膀胱から外へ出ない上に、精液が膀胱に入ることもないのです。

前立腺は生殖器の一部ですが尿道を取り囲んでいます。そのため、前立腺肥大や前立腺がんになると、排尿困難という症状が起きます。

陰茎は尿道をスポンジ状の海綿体が包んでできています。勃起は、海綿体内部に血液が充満して起こります。ですから、勃起は血管のはたらきとも関わりがあります。

精巣は**テストステロン**という男性ホルモンを出します。テストステロンの分泌も、女性ホルモン同様に、視床下部の命令を受けた下垂体前葉から出る性腺刺激ホルモンによって調節されます。男性ホルモンも脳の支配を受けるのです。

✴ 知っておきたいポイント ✴

- 精巣は精子と男性ホルモンを作る
- 前立腺は尿道を貫くため、排尿の問題に関わる
- 勃起は陰茎の海綿体に血液が充満して起こる

男性の生殖器

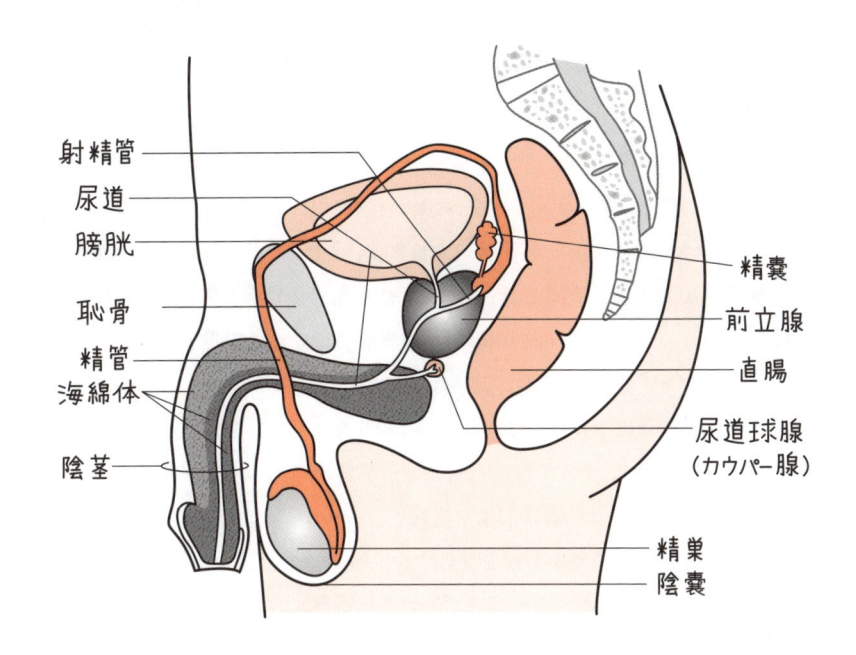

- 射精管
- 尿道
- 膀胱
- 恥骨
- 精管
- 海綿体
- 陰茎
- 精囊
- 前立腺
- 直腸
- 尿道球腺（カウパー腺）
- 精巣
- 陰囊

精子の通り道

- 精巣
- 精細管
- 精囊
- 膀胱
- 前立腺
- 尿道球腺（カウパー腺）
- 精管
- 射精管
- 尿道
- 外尿道口
- 間質→男性ホルモン

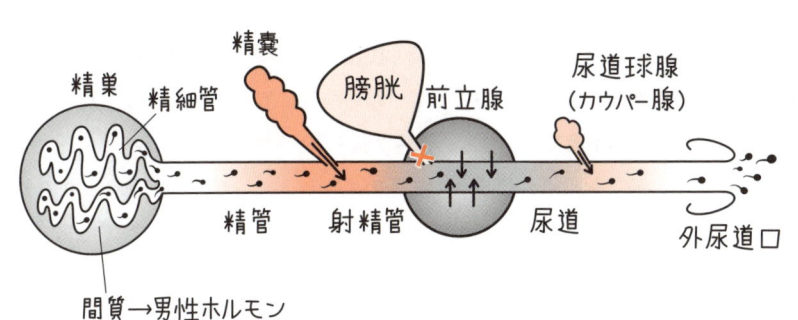

- 精路：精巣（精細管）→精管→射精管→尿道→外尿道口から外へ
- 付属生殖腺：精囊・前立腺・尿道球腺（カウパー腺）
  これらはアルカリ性で栄養を含み精子を守り元気にする液体を放出する
- 精液とは付属生殖腺からの液体に精子が混じったもの

12-4. 赤ちゃんができて生まれるまで

受精は卵管で起きます。精子のような小さい細胞がそこまでたどり着くのはどんなに大変か。しかも受精も大変。そして受精卵がうまく子宮に着床し、10ヶ月…無事出産までなんて長い道のりでしょう！

精子はしっぽ（鞭毛）を振って、子宮から出る粘液の助けを借りながら膣から子宮を駆け上り、卵管に入ります。一方、卵巣から飛び出した卵細胞は、卵管采に指でつかみとるように拾ってもらい卵管に入ります。そして、卵管膨大部 (1-12-1) で、うまく精子と出会えると受精が起きます。卵細胞と合体できる精子は1個だけですが、先着順ではありません。卵細胞のバリアを破るには多くの精子が協力しなければならないのです。ですが、1個の精子が卵細胞に触れると同時に別の新たなバリアができて他の精子はみんなはじかれてしまいます。

受精卵は分裂をしながら子宮に行き着き、子宮の粘膜の中に入り込みます（着床）。受精後6週目あたりは器官形成が盛んで、ヒトの形になってきます。この時期が母親の感染など最も外界の影響を受けやすい時期です。つわりはこの時期に女性に妊娠を気づかせ、食べるものや環境に配慮させる意味もあるのでしょう。

胎児は母親と直接血液の交換はせず、**胎盤**を通じて母親から栄養をもらいます。胎盤ができると、妊娠を継続するためのホルモンは主に胎盤が出します。妊娠検査薬は、胎盤が出す**ヒト絨毛性ゴナドトロピン**というホルモンを検出するものです。

多くのホルモンの影響で母体は変化していきます。乳腺も発達し、子宮が大きくなると様々な所が圧迫されます。胸式呼吸の割合が増え (1-4-3)、膀胱が圧迫されて頻尿になり、腹部の静脈が圧迫されて下肢や陰部に静脈瘤ができることもあります。骨盤周囲の靭帯が柔らかくなり、普段は動かない関節がぐらぐらします。

出産の時は、子宮を収縮させるホルモンのオキシトシンが下垂体後葉から出てきます (1-9-6)。ホルモンは通常、負のフィードバックで一定範囲に保たれますが (1-9-5)、ここでは正のフィードバックが起き、どんどんオキシトシンが高まり、赤ちゃんが押し出されるまで続きます。そしてめでたく赤ちゃん誕生となるのです。

✹ 知っておきたいポイント ✹

- 受精は卵管膨大部で起きる
- 受精後6週前後は外界の影響を受けやすい
- 分娩時はオキシトシンが子宮を収縮させる

受精の瞬間

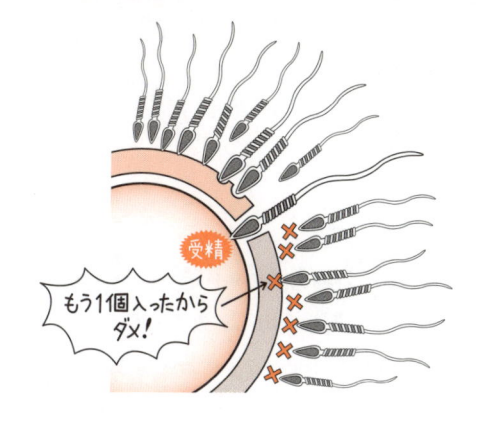

多くの精子が協力して卵細胞のバリアを破るが、中に入れるのは1個だけ

「もう1個入ったからダメ！」

受精

受精後8週目の胎児

この時期にヒトの形になる
それ以前の器官形成が盛んな時期（受精後6週前後）は外界の影響大

立ち姿。頭と体の対比はまだ…

出産時の正のフィードバック

下垂体後葉
↓
オキシトシン

視床下部

③下垂体後葉が血液中にオキシトシンを出し、子宮に届く

④子宮がさらに激しく収縮して、胎児を押し出す
この正のフィードバックが出産まで周期的に繰り返す

②刺激が視床下部に伝わり、下垂体後葉に命令を送る

①胎児が産道に侵入、子宮頸部刺激

第1章　セラピストが知っておきたい「からだのキホン」

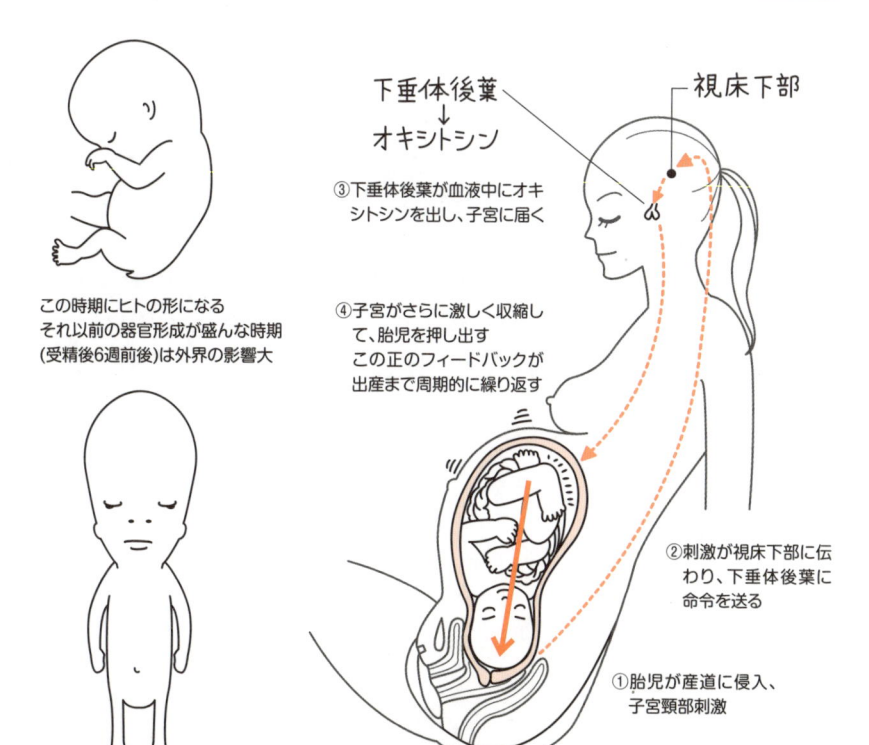

column 医学用語の難しさ

　日本で看護師資格を取ろうとしている外国人がかなり苦しむのが難しい漢字の医学用語だそうです。実際、難しい用語が数多いのですが、漢字はともかく、中には使い慣れてみると案外便利なものもあります。例えば「飲み込むことが大変」と言うよりは「嚥下（えんげ）困難」と言った方が医療者間では端的に内容が伝わるし、「咀嚼（そしゃく）（かみ砕くこと）」も同様で、咀嚼筋と聞けば咬むための筋肉ということも想像がつきやすいでしょう。

　でも一方で、臨床に絶対必要とは思えない用語も数多くあります。たとえば、褥瘡（じょくそう）、吃逆（きつぎゃく）、胼胝（べんち）・鶏眼（けいがん）、羞明（しゅうめい）、温罨法（おんあんぽう）など。これらは、床ずれ、しゃっくり、たこ・うおのめ、まぶしさ、で十分じゃないかと思えるし、温罨法も温熱法などとして、手段ごとに「××で温める」と言った方がむしろわかりやすい気がします。

　こうした用語を覚えるのは医学というより「難しい日本語」の勉強をしているという感じで、外国人でなくても、学ばなくてはならない学生はつくづく大変だと思います。でも専門用語には昔から使われてきた歴史もあるので、教育内容を変えるのはなかなか難しいのかもしれません。

　難しくはないけれど、一般的に間違われやすい用語もあります。嗅覚（きゅうかく）を臭覚（しゅうかく）と言っているのをよく聞くし、増悪（ぞうあく）（症状がさらに悪化すること）を憎悪（ぞうお）と間違えている例も多いです。また、寄生虫やウイルスがとりつく相手の「宿主」は宿の主人ではないので「しゅくしゅ」と読みます。これは医学だけでなく生物学でも同様です。専門用語は大変ですが、少しずつ学んで慣れていきましょう。

第2章
からだの悩みを医学の目で「診る」

いつもよく聞く悩みのこと。
でも、本当はどんなしくみでこうなっているのか、
何となくしかわからないかも…。

第1章と見比べながら、きちんと理解！

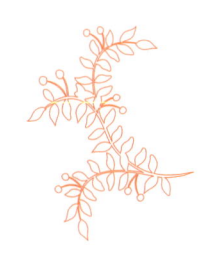

1. むくみを深く知る
2. 血液や循環・呼吸のトラブル
3. からだを守るしくみの反応
4. 消化のシステムに関わる悩み
5. 骨・関節・筋肉の問題
6. 神経と感覚器に関わる困りごと
7. 自律神経とホルモンの不調
8. お肌の悩み
9. 悩み多きおしっこ
10. 女性と男性それぞれの悩み事

1. むくみを深く知る

1-1. むくみ（浮腫）とは何か？

からだがむくむのは、体の中に水が溜まっているからです。でもその水はどこからやって来て、正確にはからだのどの部分に溜まっているのでしょうか？

むくみ（浮腫）とは、間質液が通常よりも多く溜まってしまった状態です。間質液とは細胞や血管の外にある水分のことです。血漿の一部は毛細血管から外にしみ出て間質液となりますが、その全部が毛細血管に直接戻ることはできません。その戻らなかった残りの間質液を回収して血液に戻すのがリンパ管です。毛細血管と間質との間の水分のやり取りや、リンパ管による間質液の回収に何らかの問題が生じて、そのまま水分が間質に増えて溜まっているのがむくみです。

むくみは皮膚で触れてわかることが多いので、皮下に水が溜まることと思いがちですが、どこであれ組織の間に水が溜まっていればむくみであり、身体の深部にも起こります。むくみは原因によって全身に起きる場合もあれば局所的なものもあります。胸膜腔や腹膜腔に起きている浮腫をそれぞれ「胸水」「腹水」といいます。

尿は血液から作るので、余分な血漿は尿にして体外に捨ててしまうことができます。ですから、尿生成に問題がない限り、血漿が一時的に増えるだけではむくみは起きません。ところが間質液は、そのままでは排泄されないので、リンパ管によって回収して血液中に戻すという過程が必要です。つまりむくみは、何らかの理由で「毛細血管から水分が間質に過剰にしみ出す」か、「リンパがうまく流れず間質液が血液に戻りにくい」かのどちらかが直接的な原因となります。毛細血管から過剰に水分がしみ出やすい理由としては、静脈の流れが悪く毛細血管の圧力が高まることがあります。さらに血漿タンパク質の量も関係します（次項）。がんや炎症も原因となります。リンパの流れが問題となるむくみは**リンパ浮腫**といいます。

リンパの流れは、下肢ほど下から上へ、しかも遠くまで流れていかなければならないので、通常は下肢の方がむくみやすくなっています。それで1日立ち仕事などの人は病気でなくても夕方には脚が少しむくむようになるのです。

✳ 知っておきたいポイント ✳

- むくみ（浮腫）とは間質液が多く溜まった状態のこと
- むくみは全身どこにでも起きる
- むくみの直接的原因は、静脈の流れ、血漿タンパク質、リンパ管の問題

むくみ（浮腫）の原因

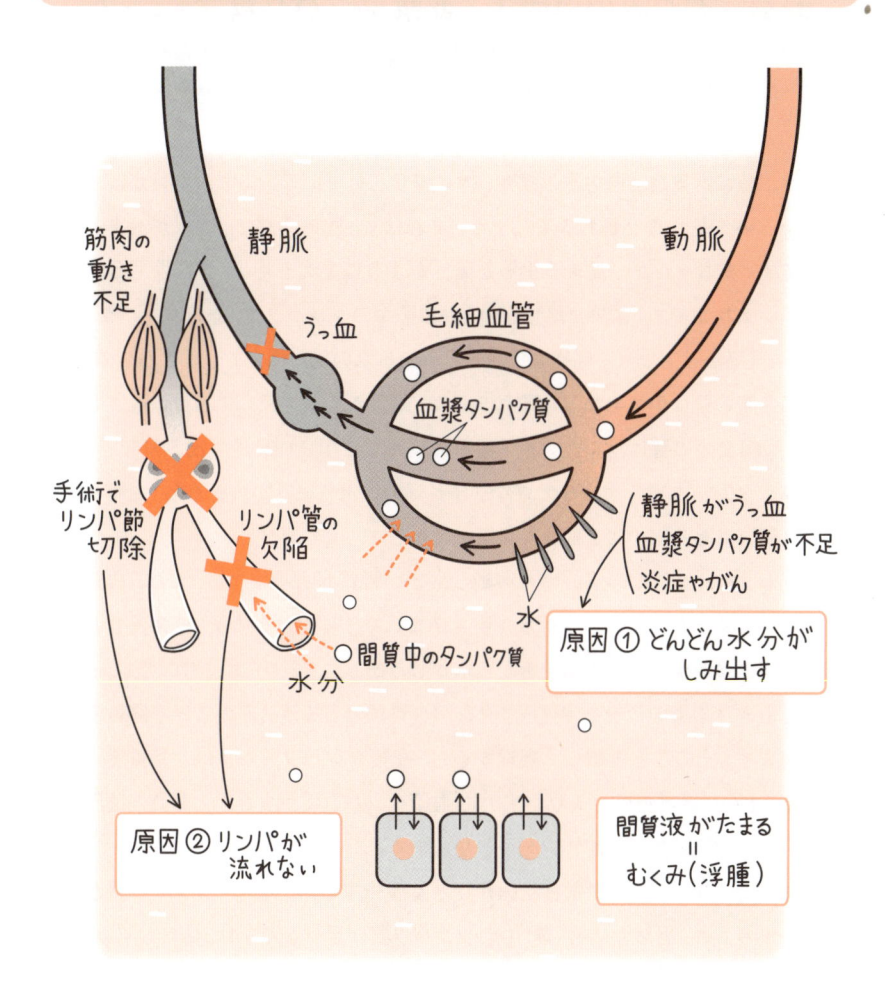

図中ラベル：
- 筋肉の動き不足
- 静脈
- 動脈
- うっ血
- 毛細血管
- 血漿タンパク質
- 手術でリンパ節切除
- リンパ管の欠陥
- 間質中のタンパク質
- 水分
- 水
- 静脈がうっ血／血漿タンパク質が不足／炎症やがん
- 原因① どんどん水分がしみ出す
- 原因② リンパが流れない
- 間質液がたまる ＝ むくみ（浮腫）

むくみの直接的原因	具体的な理由
①毛細血管から血漿が過剰にしみ出る	静脈のうっ血（心不全や腎臓病、四肢の圧迫など）
	血漿タンパク質の低下（栄養不足や肝臓疾患など）
	炎症やがん
②リンパの流れに問題がある（リンパ浮腫）	がんや炎症、手術などでリンパ節やリンパ管が障害される

※筋肉を動かさないとリンパは流れにくいので、立ちっぱなしの運動不足では病気でなくても脚がむくみやすい

第2章　からだの悩みを医学の目で「診る」

1-2. むくみの原因1　血漿タンパク質

もし血漿中のタンパク質が足りないと、毛細血管から水がどんどんしみ出してむくみます。「膠質浸透圧」という難しい言葉の意味を理解して体内における水の移動を考えてみましょう。

飢餓状態にある途上国の子供達が、体は痩せこけているのにお腹だけがぽっこり出ている姿を見たことがあるでしょう。あれは、お腹の浮腫で、腹水が溜まっているのです。赤ちゃんが一見まるまると太ったように見える時は、浮腫がもう全身に及んでいる状態です。栄養が足りないと、血液中のタンパク質（**血漿タンパク質**）が減り、むくみが生じます。毛細血管からしみ出る水の量が増えてしまうからです。

毛細血管の壁は小さい物しか通れません。網戸が空気を通しても虫は通さないように、毛細血管の壁は、水やブドウ糖や電解質など小さい分子は出入りできても、赤血球やタンパク質のような大きな分子は通れません。ですから通常、血漿タンパク質は間質にしみ出すことはなく血漿中にとどまっています。

しかし、水分は濃度の濃い方へ移動しやすい性質があります。つまり、血漿タンパク質が多くあれば毛細血管へ水が引き込まれやすくなりますが、低栄養などで血漿タンパク質が少ないと毛細血管から水がしみ出し、つまり、むくむのです。

水を引き込む力のことを浸透圧、タンパク質が関わる浸透圧のことを**膠質浸透圧**といいます。上のことを難しく表現すると、血漿タンパク質が多いと膠質浸透圧は上がり（水分は毛細血管に入りやすい）、血漿タンパク質が少ないと膠質浸透圧は下がる（水分は間質にしみ出やすい）、となります。

飢餓・ダイエットなどで栄養状態がひどく悪化すると、体内のタンパク質が使われてしまうため、当然血液（血漿）中のタンパク質が足りなくなり、体はむくみます。極端なダイエットで体がむくむ原因が理解できましたか？

血漿タンパク質で一番数が多いのはアルブミンです。血液検査でその項目の量が少ないと、むくみやすいということになります。アルブミンは肝臓で作られるので、肝臓病などで肝機能が低下しても体にむくみが生じます。

✴ 知っておきたいポイント ✴

- 血漿タンパク質が関わって血管に水を引き込む力を膠質浸透圧という
- 血漿タンパク質が減ると膠質浸透圧が低下してむくむ
- 低栄養や肝臓病でタンパク質が減るとむくむ

これもむくみ

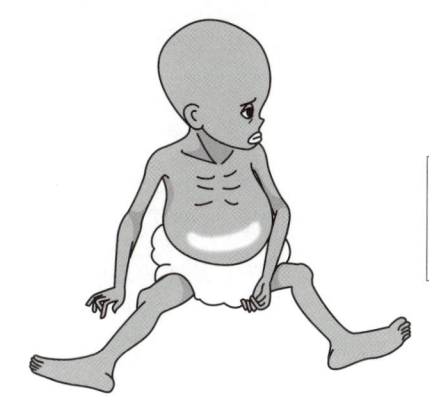

- 栄養が足りず、体のタンパク質が減って、腹水がたまっている
- 小さい赤ちゃんの場合は全身に浮腫が起き、一見まるまる太ったように見えることも…

水は濃い方に引き込まれる

血漿タンパク質の量が毛細血管を出入りする水の量を決める

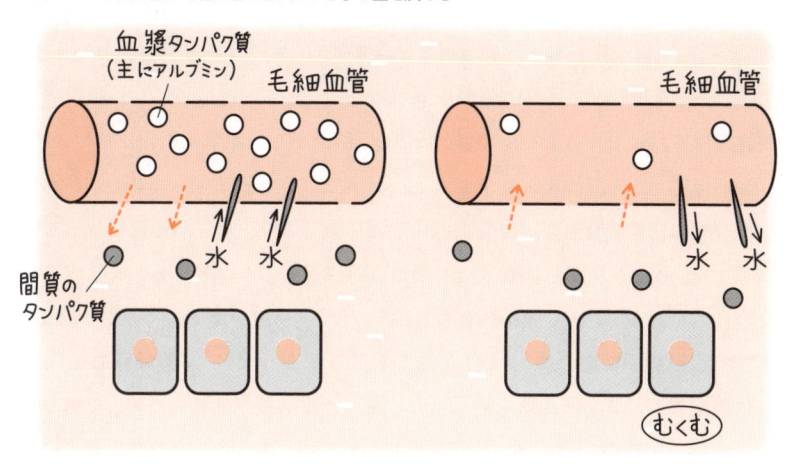

血漿タンパク質（主にアルブミン）
毛細血管
水
間質のタンパク質

毛細血管
水
むくむ

血漿タンパク質が多い＝膠質浸透圧は上がる
水は毛細血管に引き込まれやすい

血漿タンパク質が少ない＝膠質浸透圧は下がる
水は毛細血管の外に出やすい

※膠質浸透圧＝血漿タンパク質によって毛細血管内に水が引き込まれる力

1-3. むくみの原因2　内臓の病変

健康な人の脚が夕方少し太くなるのと、病気によるむくみとでは対処が違ってきます。むくみを起こす主な疾患を学び、病気が原因と思われるむくみを見つけたら、迷わず医療機関に相談しましょう。

まず、全身のむくみをみていきましょう。

肝臓の機能が低下するとアルブミンが減り膠質浸透圧が下がるためにむくみます（2-1-2）。さらに、門脈の流れが悪くなることでも静脈の流れが滞りむくみます。

心臓が充分な血液を送り出せなくなると（心不全）、静脈の流れが滞りむくみます。動悸や息切れや呼吸困難がある時のむくみは心疾患を疑いましょう。

腎臓が悪くなると尿が正常に作られず、水やナトリウムが体内に溜まってしまうためにむくみます。尿量が減ったら注意しましょう。**ネフローゼ症候群**というのは、尿にタンパク質が出てしまう状態です。本来尿に捨てられるはずのないタンパク質が体の外に出てしまうので、血漿タンパク質が減り、むくみます。妊娠中毒症でネフローゼを起こすことがあるので、高血圧がある妊婦のむくみは要注意です。

ホルモンの病気もむくみを起こすものがいくつかあります。副腎皮質や甲状腺の病気、進行した糖尿病もむくみの原因となりますし、女性ホルモンも関わります。

次に、局所のむくみをみていきましょう。

四肢の片方だけむくんでいる時は、炎症か、静脈やリンパ管に原因があります。

リンパ浮腫は、先天的な障害を除くと、手術でリンパ節を取った場合、がんによるリンパ管の圧迫、放射線治療の副作用などで起きます。リンパ節自体はむくまないので、もしもリンパ節が腫れている場合は感染症やがんが考えられますからすぐに受診してください。赤く腫れ熱をもつ、痛いなど、炎症があるむくみも同様です。

下肢の深部静脈に血の塊（血栓）が詰まることがあります（**深部静脈血栓**）。この場合は急激にむくみ、赤く熱をもったり、立つと皮静脈が怒張したり、皮膚が紫色になったり（チアノーゼ）します。深部静脈血栓では、血栓がとんで肺動脈に詰まる肺塞栓を起こすと命に関わりますので、すぐに病院へ行ってください。

★ 知っておきたいポイント ★

- 肝臓、心臓、腎臓、内分泌疾患で全身がむくむ
- 深部静脈血栓やリンパ管の閉塞や炎症で局所がむくむ
- むくみの部位に熱や痛みがあったり赤や紫色をしていたら受診する

むくみを起こすおもな内臓と疾患

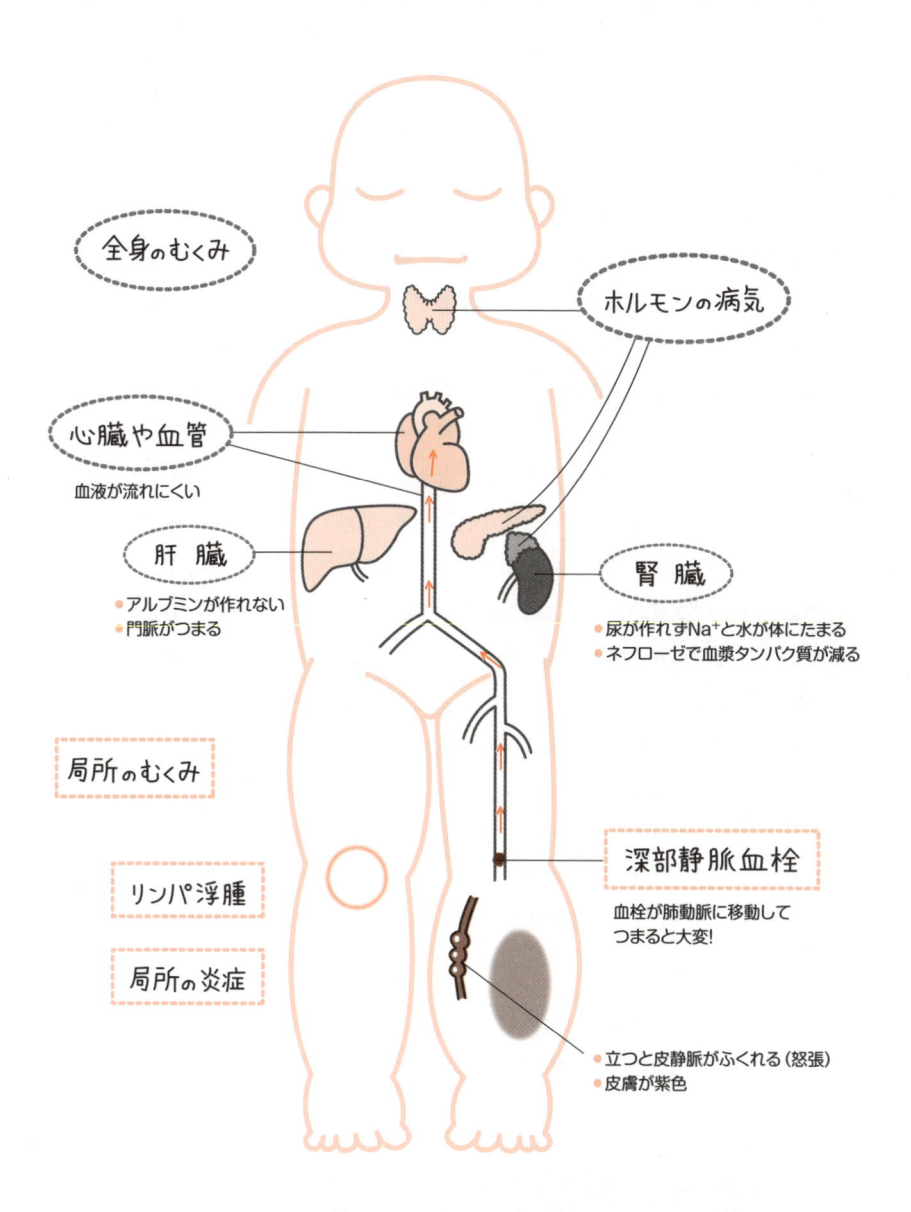

- 全身のむくみ
  - ホルモンの病気
  - 心臓や血管
    - 血液が流れにくい
  - 肝臓
    - アルブミンが作れない
    - 門脈がつまる
  - 腎臓
    - 尿が作れずNa$^+$と水が体にたまる
    - ネフローゼで血漿タンパク質が減る

- 局所のむくみ
  - リンパ浮腫
  - 局所の炎症
  - 深部静脈血栓
    - 血栓が肺動脈に移動してつまると大変!
    - 立つと皮静脈がふくれる(怒張)
    - 皮膚が紫色

1-4. むくみを見つける・対処する

みんな自分のむくみには敏感です。指輪がきつい、脚が重だるい、などでむくみを感じます。でも、他人がほんの少しだけむくんでいたら？はじめて会った人が太っているのかむくんでいるのか区別がつきますか？

むくみは、筋肉や脂肪では触れてもわかりにくいので、皮下にすぐ骨のある場所で確認すると良いでしょう。下腿の脛骨の内側面上には筋肉がないので、その面を押してみましょう。むくんでいる時は指の痕が残ります。ここはわずかなむくみでもわかる便利な部位です。甲状腺機能低下※やリンパ浮腫によるむくみでは、指の痕が残らない時もありますが、本来すぐ骨が触れるはずの部位に指が沈むので、やはりむくみがわかります。

頭の上も皮膚の下に筋肉がないため、むくみを見つけやすい部位です。風邪や疲れた時に頭を触るとぶよぶよします。普段から自分の頭を触って、どんな時にむくむか感じましょう。上瞼のむくみは縦につまんでシワが残るか見ます。足背やくるぶしもむくみが出やすく、靴下の痕などでも見つけやすい場所です。心臓によるむくみは下肢から、腎臓のむくみははじめに顔や上瞼に出ることが多いようです。

間質にタンパク質の量が多いと、むくみを押しても押された部位の水分が移動しにくいので指の痕がつきません。炎症による浮腫や、リンパ浮腫の場合は、本来毛細血管から出ないタンパク質が外にしみ出たり、細胞が作って外に出したタンパク質をリンパ管が回収できないため、間質にタンパク質が溜まるのです。

むくみがある時は筋ポンプを有効に使い、下肢を中心に体を動かしましょう。寝たきりの人はむくみやすくなりますからマッサージも有効です。むくんだ時は水を飲まない方が良いといった誤解をしている人がいますが、腎臓に問題がなければ水を飲んだ方が良いです。水分を多く摂れば血液はサラサラ流れ、尿もたくさん出て、間質液の回収が進むので、むくみは解消されやすくなります。ただし過剰な水分摂取は体液のバランスを崩すことがあるので多めといってもほどほどに。

※甲状腺機能低下によるむくみ（粘液水腫）は、水分ではなく糖タンパクなどが間質に沈着した状態なので、実際は浮腫ではない。しかし、外見からむくみとして扱う。

✶ 知っておきたいポイント ✶

- 脛骨の内側面や頭部では軽いむくみもわかる
- 間質にタンパク質が多いと押しても指の痕がつかない
- 軽いむくみは運動やマッサージや水分摂取・利尿で解消

むくみを見つけやすい場所

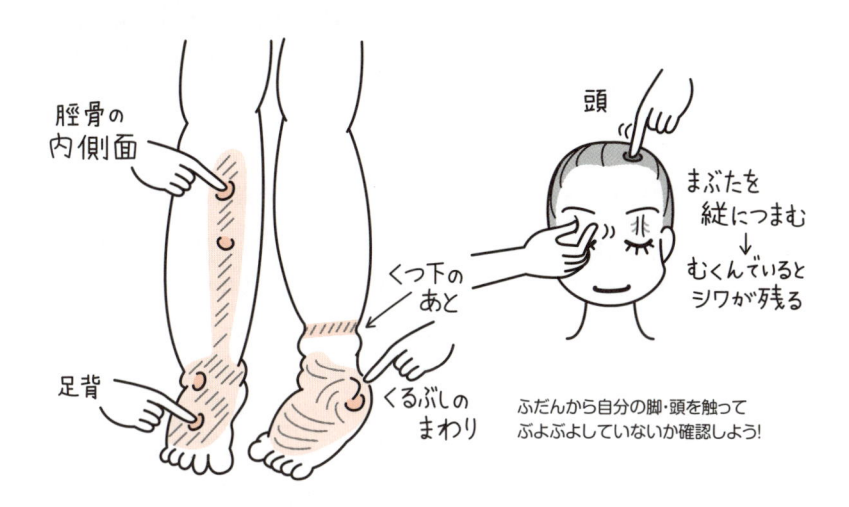

- 脛骨の内側面
- 足背
- くつ下のあと
- くるぶしのまわり
- 頭
- まぶたを縦につまむ → むくんでいるとシワが残る

ふだんから自分の脚・頭を触ってぶよぶよしていないか確認しよう！

痕のつくむくみ、つかないむくみ

間質にタンパク質が多いと、押しても水分が逃げないので指の痕がつきにくい
炎症による浮腫やリンパ浮腫では指の痕がつかないことも多い

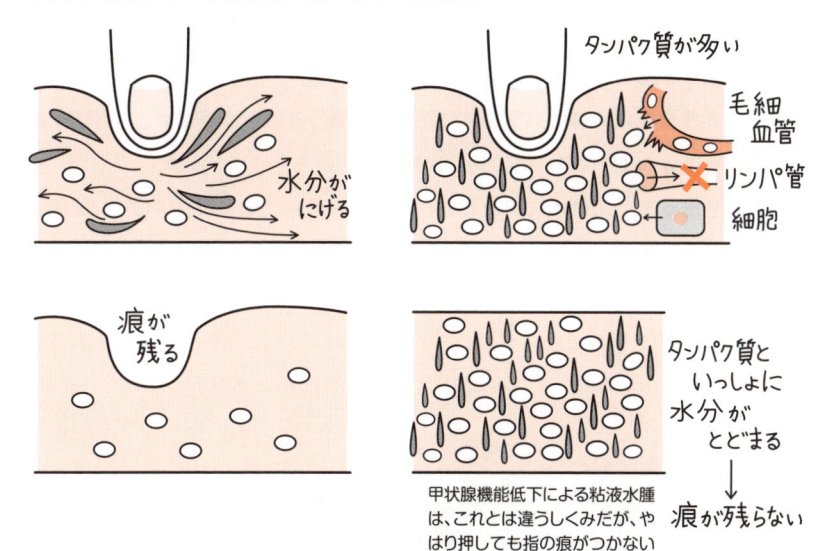

- 水分がにげる
- 痕が残る
- タンパク質が多い
- 毛細血管
- リンパ管
- 細胞
- タンパク質といっしょに水分がとどまる → 痕が残らない

甲状腺機能低下による粘液水腫は、これとは違うしくみだが、やはり押しても指の痕がつかないむくみ

第2章 からだの悩みを医学の目で「診る」

2. 血液や循環・呼吸のトラブル

2-1. 貧血って結局、何？

いつも急に立ち上がるとフラフラする－貧血だとみんなにいわれて医者に行ったけれど、検査の結果全く貧血はありませんといわれた…貧血って何？血液検査でみているのは何なのでしょうか？

立ちくらみを脳貧血といいますが、これは一時的に脳の血流が減る状態のことで、貧血という病気とは違います。病名としての貧血の定義は「赤血球かヘモグロビンが足りない状態」です。赤血球は酸素を運ぶのが仕事ですから、足りないと細胞が受け取る酸素が減り、エネルギー源のATPが減って、疲れやすくなります。

ヘモグロビンは鉄を含むので、鉄分が足りないとヘモグロビンができずに貧血になります。赤血球は破壊されても、中の鉄は体内でリサイクルされます。ですから、鉄欠乏の主な理由は出血で体外に赤血球が失われることです。消化管出血や痔など少量でも毎日の出血や、女性の月経や出産による出血は貧血を起こします。さらに妊婦は胎児に鉄をあげお乳でも鉄をあげるため、女性は貧血になりやすいのです。

鉄が足りないなら食事で鉄分を摂ればいい、と思うでしょうが、このためには健康な胃が必要です。胃液はビタミンCとともに鉄の吸収を助け、さらに赤血球を体内で作るのに不可欠なビタミンB_{12}は、胃から出る内因子がないと食べても腸で吸収できません。つまり、胃が悪いと貧血になるのです。ビタミンB_{12}と葉酸は**抗貧血ビタミン**といって、体内で赤血球を作るために必要なビタミンなので、これらのビタミン欠乏でも貧血になります。

再生不良性貧血（さいせいふりょうせい）は骨髄の病気です。骨髄は全部の血球を作るため、白血球や血小板も影響を受け、貧血以外にも感染や出血傾向といった症状が出ます。

腎臓から出る**エリスロポエチン**というホルモンは赤血球を増やすので、腎臓の病気でも貧血が起きます。エリスロポエチンは低酸素になるとたくさん出てきて赤血球が増えるので、マラソン選手などは空気の薄い高地トレーニングで赤血球を増やして筋肉への酸素供給を上げます。でも赤血球は多ければ良いわけではありません。多すぎると血液はネバネバし、頭痛がしたり血栓ができやすくなったりします。

※ 知っておきたいポイント ※

- 貧血は赤血球かヘモグロビンが足りない病気
- 鉄やビタミンB_{12}と葉酸の欠乏で貧血になる
- 胃、腎臓、骨髄の問題は貧血を起こす

貧血って？

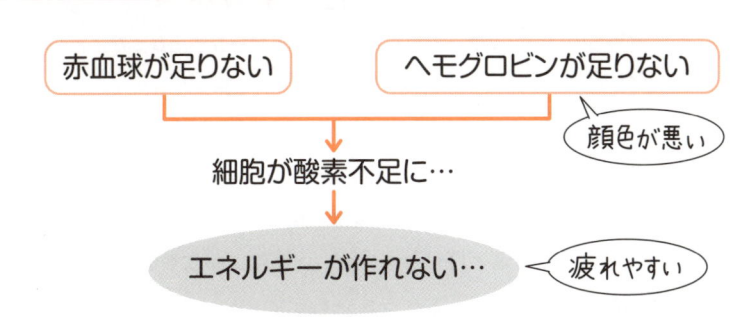

- 赤血球が足りない
- ヘモグロビンが足りない　〈顔色が悪い〉

↓

細胞が酸素不足に…

↓

エネルギーが作れない…　〈疲れやすい〉

貧血の原因

鉄が足りない

ヘモグロビンは鉄とタンパク質からできているが…

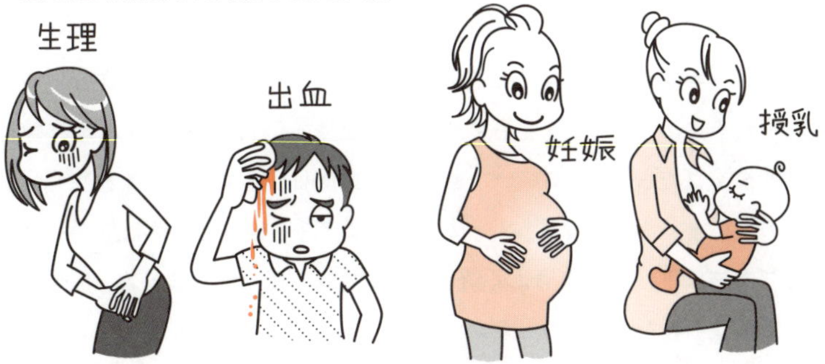

生理／出血／妊娠／授乳

①月経などの出血によって赤血球が外に出て鉄が減る

②妊娠で胎児に、授乳で乳児に鉄をあげるため減る

胃が悪い

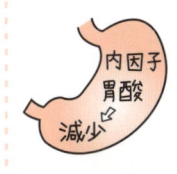

内因子・胃酸 減少

これらの減少により、ビタミンB₁₂や鉄を小腸で吸収する準備が十分にできない

ビタミン不足

- 葉酸
- ビタミンB₁₂

足りない!!

これらは赤血球を作るのに必要な抗貧血ビタミン

他に、骨髄の病気である再生不良性貧血や、腎臓が悪いため赤血球を増やすホルモン（エリスロポエチン）が出ないことなどがある

2-2. 立ちくらみがしたらどうするか

気持ちのいいマッサージが終わり、ベッドから立ち上がったとたんにクラッと倒れた…なぜそういうことが起きるのでしょうか、また、そんな時はどう対応したらいいでしょうか？

急に立ち上がったり、朝礼などで長時間立ちっぱなしだったりして、クラッとし、倒れることがあります。この時、体の中では何が起きているのでしょうか？

こうした状態は俗に脳貧血と呼ばれますが、正確には**起立性低血圧**といいます。もともと血液は重力に引かれて下方へ行きやすくなっています。特に、静脈は動脈のように強く流れていないので、急に立ち上がると血液は下半身の静脈へ落ちて溜まります。結果的に心臓に戻る血液が減り、心臓が送り出す血液も減るので、上部にある脳の血流が一時的に減ってしまいます。そのため一瞬意識が遠のくのです。

通常は、身体はこうしたことが起きにくいしくみを備えています。座った姿勢や寝ている状態から立ち上がった時には、交感神経が急速に緊張状態になります。交感神経は血管の収縮・拡張をコントロールする自律神経です。立ち上がった時は、交感神経が下半身の静脈を中心に血管をいっきに収縮させ、重力に逆らって血液が心臓に戻れるようにします。立ちくらみが起きやすい人は、このような自律神経の反射がうまくはたらかないのです。起立性低血圧は、自律神経の乱れやすい女性や思春期の人に多くみられます。ずっと立っていても、動いていれば筋ポンプがはたらくので血液は下から上へもよく流れ、起立性低血圧は起きません。長時間立ちっぱなしの時は下肢を中心に少し身体を動かしてみましょう。

起立性低血圧が起きたら、血液が心臓に戻りやすい姿勢をとります。仰向けに寝て、下に枕などを入れて下肢を持ち上げます。下肢を挙げると人によっては腰や大腿が痛くなるのでその場合は膝を曲げたまま上に挙げます。ベルトなど体を締めつける衣類は緩めてください。血圧が下がっていますので、血圧が正常に戻るまで安静にしましょう。脈拍も増えることがあるので安定するまで測ります。周囲の人は手を握ってあげるなど、状態が落ち着くまで安心感を与えてあげましょう。

知っておきたいポイント

- 立ちくらみ（脳貧血）の正式名称は起立性低血圧
- 起立時は交感神経がはたらき下肢の血管が収縮し血液が上に戻る
- 起立性低血圧を起こしたら、寝て衣服を緩め下肢を挙上する

血液は重力に引かれる～立ちくらみ（起立性低血圧）

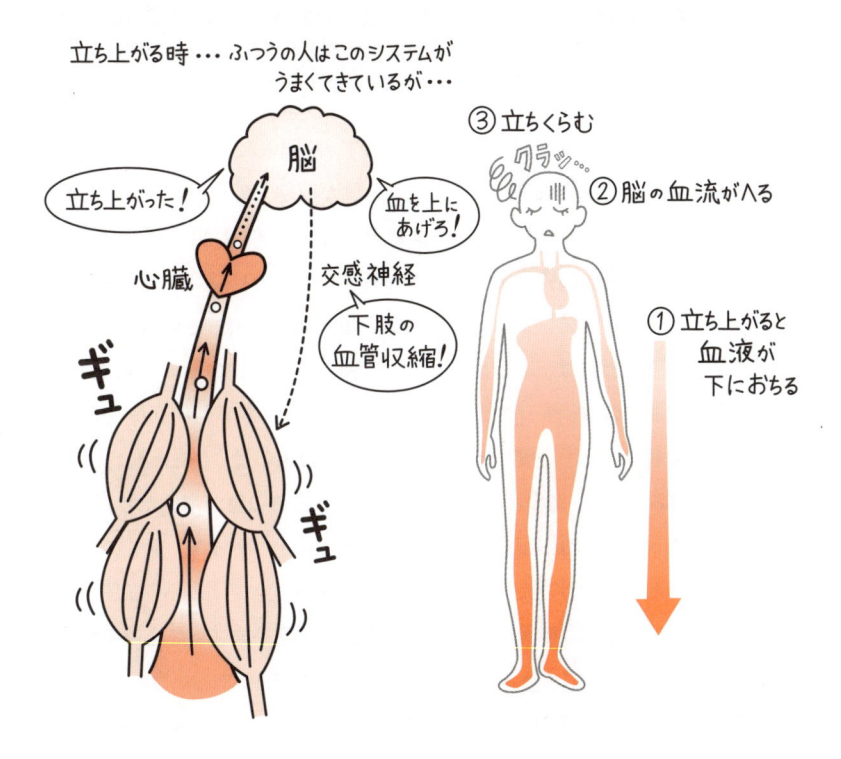

立ち上がる時…ふつうの人はこのシステムがうまくできているが…

脳
立ち上がった！
血を上にあげろ！
心臓
交感神経
下肢の血管収縮！
ギュ
ギュ

③ 立ちくらむ
② 脳の血流がへる
① 立ち上がると血液が下におちる

起立性低血圧を起こしたら

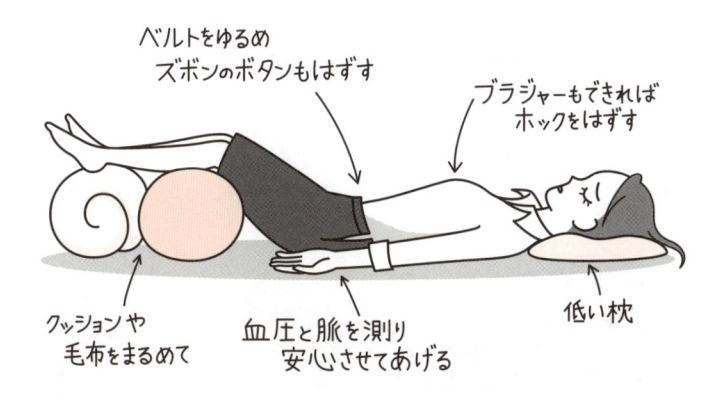

ベルトをゆるめ
ズボンのボタンもはずす

ブラジャーもできればホックをはずす

クッションや毛布をまるめて

血圧と脈を測り安心させてあげる

低い枕

2-3. 血圧が高い・低い

特に困った症状もないのに、高血圧症と診断されたらなぜ心配しなくてはならないのでしょうか？血圧とは何か、血圧を上下させる要因は何かということを学んで日常生活でできることを考えてみましょう。

血圧とは血液が血管の壁を押す圧力のことです。静脈の血圧は0に近くなるので、通常いわれる血圧は動脈の血圧です。血圧は心臓が収縮して血液を押し出した時が一番高くなります。これが血圧の上、**最高血圧**となります。心臓が緩むと血圧は下がりますが、動脈は自らの弾力で血液を押すので血圧は0にはなりません。**最低血圧**が血圧の下の値です。立った状態では血液の重さも足し引きされるので、血圧は頭で低く足で高くなります。そのため血圧は心臓と同じ高さの動脈で測ります。上腕動脈を測定に使うのは、座った状態で心臓とほぼ同じ高さで測れるからです。

血圧を決める要素は、①心臓が1分間に押し出す血液の量（**心拍出量**）、②末端の動脈の抵抗、の2つです。例えば、塩分を多く摂って血液の量が増えたり、運動や興奮で心拍数が上がると、心拍出量が増えるので血圧は上がります。寒くて末端の血管が収縮すれば血管抵抗が上がるので血圧は上がります。ですから、血圧を上げるか下げるかは、この2つの要因をどうにかするように考えます。月経後の女性が低血圧に悩むなら、血液が増えるよう水分や塩分や栄養を摂りましょう。

血圧は自律神経とホルモンによって調整されるので、心臓や血管の他にも、神経や内分泌も血圧に深く関わります。血液から尿を作る腎臓も関係します。

身体の状態に応じ一時的に血圧が高くなるのは普通のことですが、常に血圧が高い**高血圧症**は問題です。原因疾患がわかっている高血圧症を二次性高血圧といいますが、ほとんどの高血圧症は原因がわからず、まとめて**本態性高血圧**と呼ばれます。遺伝や喫煙、肥満、運動不足などの生活習慣や精神的ストレスが関わるようです。

続く高血圧を放っておくと血管の壁は緊張が続き、硬くもろくなってしまいます。特に影響を受けるのが、心臓や脳や腎臓や目です。そのため高血圧症は、将来脳卒中や心筋梗塞や腎臓病といった命に関わる疾患になる可能性が高い病気なのです。

✴ 知っておきたいポイント ✴

- 血圧とは血液が動脈の壁を押す力
- 血圧は心拍出量と末梢血管抵抗によって決まる
- 高血圧症は脳や心臓や腎臓や目を悪くする

血圧って？

血圧は、血液が動脈の壁を押す力

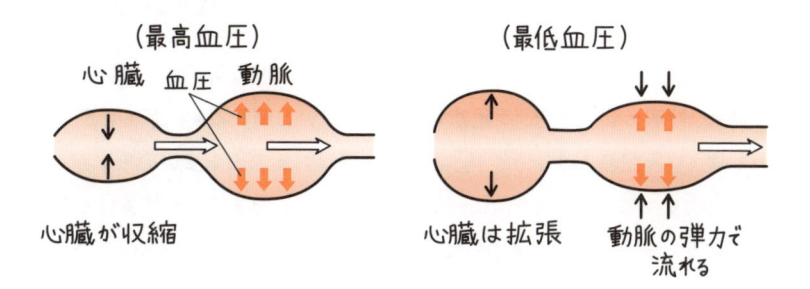

（最高血圧）　　　　　（最低血圧）

心臓　血圧　動脈

心臓が収縮　　　　　心臓は拡張　　動脈の弾力で流れる

血圧＝心拍出量×末梢血管抵抗

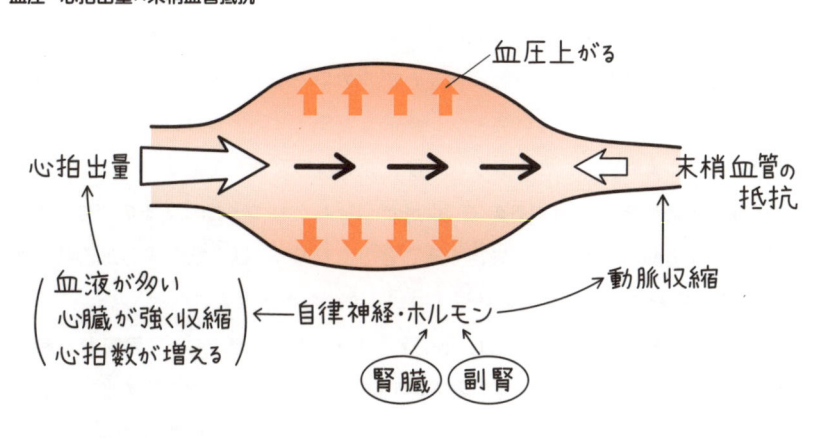

血圧上がる

心拍出量 → 末梢血管の抵抗

（血液が多い／心臓が強く収縮／心拍数が増える）←自律神経・ホルモン→動脈収縮

腎臓　副腎

高血圧を放っておくと…

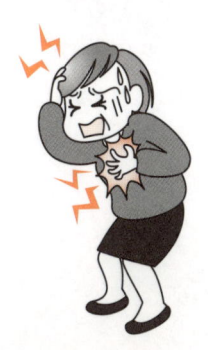

痛くないのにどうして高血圧症は放っておいてはいけないのか？
→続く高血圧を放っておくと…動脈が硬くもろくなり…

- 脳出血・脳梗塞
- 動脈瘤ができたり、破裂したりする
- 腎硬や目が悪くなる
- 心臓に負担がかかって心肥大や心不全・心筋硬塞

など、命にかかわるから!!

2-4. 息が苦しい時はどうする？

緊張や興奮でハァハァ息をして体がしびれてしまうことがあります。それには簡単な対処法があります。喘息の発作で呼吸が苦しくなるのはまたそれとは違う理由です。そういう時にはどうしたらいいでしょうか？

はしゃぎすぎた子供、コンサートで興奮した人、極度に緊張しやすい体質の人などが時々、呼吸のし過ぎで、手足がしびれ、ひどいと倒れて身体がエビ反りになったりします。周囲の人はびっくり、救急車で運ばれることも多いのですが、あわてなくても大丈夫です。紙袋を口に当てて自分の吐いた息を吸わせてあげるだけで症状が楽になります。これは**過換気症候群**といいます。あまりハァハァ息をすると、血液中のCO_2が減りすぎてしまいます。そうすると体内の反応によって、血液がアルカリ性に傾くアルカローシスという状態になってしまいます。正常な体液はホメオスタシスによって弱アルカリ性の狭い範囲に保たれています。何かの理由で正常範囲を越えて体液がアルカリ性に傾くとアルカローシス、酸性に傾くとアシドーシスといって、両方とも身体に良くない病的な状態です。アルカローシスの場合、血液中のカリウムが減り、カルシウムが使えない状態になってしまいます。これらの電解質は神経や筋に作用するので、手足がしびれたりつったりするのです。CO_2低下に反応して脳血管が収縮し失神することもあります。過換気症候群が若い女性に多いのは、精神的な緊張が高まりやすいからかもしれません。

喘息発作の呼吸困難はそれとは全く違う状態です。喘息では、気管支が一時的に狭まり息が吐きにくくなります。寝ていて喘息発作を起こした時はすぐに上半身を起こします。その方が横隔膜が下がりやすく腹式呼吸が楽なのです※。また、気道を広げる交感神経は起き上がった姿勢の方がよくはたらきます。さらに口をすぼめてゆっくり息を吐くと、肺胞や気管支内の圧力が高まって塞がりにくいので、呼息が楽になります。喘息以外でも、長年の喫煙などで慢性閉塞性肺疾患（COPD）という病気になって息を吐くのが苦しい人にもこの**口すぼめ呼吸**は役に立ちます。

※肺癌や肺炎、肝臓病など、疾患によっては、寝た姿勢の方が呼吸が楽な場合があるので、呼吸困難時には本人が一番楽な姿勢を心がけることが重要

★ 知っておきたいポイント ★

- 過換気症候群はアルカローシスを起こし体がしびれる。
- 過換気症候群を起こした時は、紙袋を口に当てて自分の呼気を吸う
- 喘息発作時は、座って、口すぼめ呼吸を行う

過換気症候群

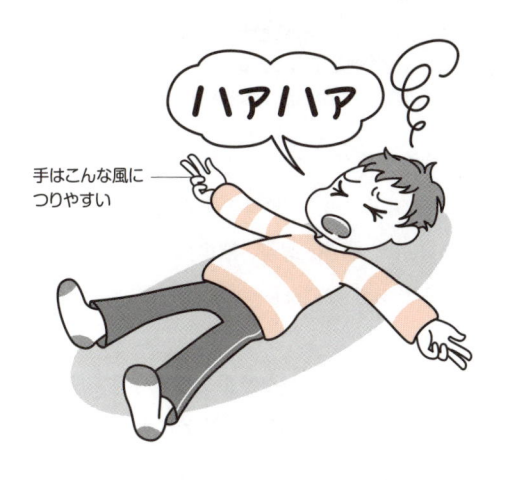

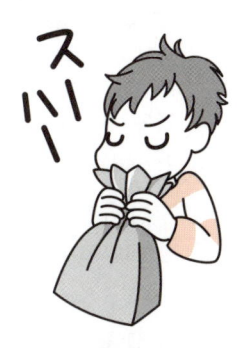

手はこんな風に
つりやすい

ハアハア

スー

過換気症候群を起こしたら
紙袋を口に当てて自分の呼気を吸う

喘息発作を起こしたら

起き上がろう！ 腹筋や肩の緊張が高いときは、枕を抱いたり、低めの棚に肘をのせたり、肘を壁につけるなどして少し前屈みになると胸や筋肉の緊張がとれて楽になる

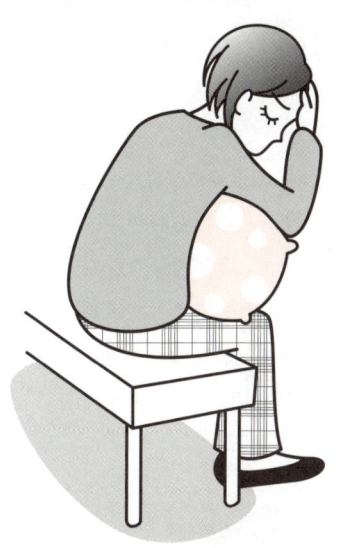

口すぼめ呼吸で呼息が楽！

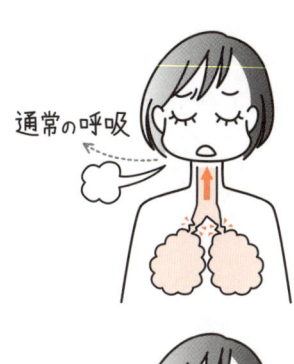

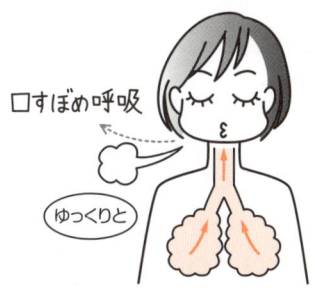

通常の呼吸

口すぼめ呼吸

ゆっくりと

第2章　からだの悩みを医学の目で「診る」

3. からだを守るしくみの反応

3-1. リンパ節が腫れたら

> リンパ節の腫れる原因は何でしょうか？外から触れるリンパ節の位置を知れば、腫れに気づくことができます。そしてリンパの流れる経路がわかっていれば、どこに原因があるか見当をつけることもできます。

リンパ節は体の様々な場所にあり、胸腔や腹腔内のリンパ節は山のようにあります。でも、これらは深いため外から触れません。一方、皮膚のすぐ下にあるリンパ節は腫れるとわかります。浅いリンパ節は、頸、腋窩、肘窩、鼠径部、膝窩に集まっています。リンパ節の細かい名前はたくさんありますから、まずはリンパ節の集まっている部位を覚えましょう。

リンパ節は、細菌やウイルスの感染、炎症、がんなどが原因で腫れます。リンパ節は腫れても、通常はそこが痛むことはありません。普段は米粒よりも小さい大きさですが、腫れると大豆やそれ以上の大きさになります。ただし、もともと大きめのリンパ節もあるので、何mm以上というよりも、普段リンパ節を触れない部位で感じるくらい大きくなっていたら注意しましょう。

リンパの流れからリンパ節の腫れの原因部位を考えましょう。右の腋窩リンパ節が腫れたのは、ムダ毛の処理でバイ菌が入ったから…？いえいえ、必ずしもその部位が原因とは限りません。右上肢の全てからここにリンパ液が集まりますから、指のケガから菌が入ったのかもしれません。腋窩リンパ節には胸部表面のリンパもやって来ますから、胸部の皮膚のケガや乳がんの転移でも腫れます。頸のリンパ節は、顔面や耳周辺の感染や炎症、肌荒れで菌が入っても腫れます。鼠径リンパ節は、腹腔内部、生殖器のがんや、性病などの感染症、下肢の感染や炎症でも腫れます。

リンパの流れは左右対称ではなく、右上半身のリンパ管は右静脈角へ集まりますが、それ以外のリンパ管は全て左静脈角へ向かいます。腹部内臓からのリンパの多くは胸管に入り、左静脈角から血管に入るので、腹腔の問題でも左鎖骨上のリンパ節が腫れることがあります。胃がんなど腹部内臓のがんの転移で左鎖骨上のリンパ節が腫れることを**ウィルヒョウ転移**（ウィルヒョウのリンパ節）といいます。

知っておきたいポイント

- 頸、腋窩、肘窩、鼠径部、膝窩のリンパ節は浅く、腫れると触れる
- リンパ節は、感染、がん、炎症で腫れる
- 腹部のがんが左鎖骨上のリンパ節に転移することがある

腫れると触れる浅いリンパ節

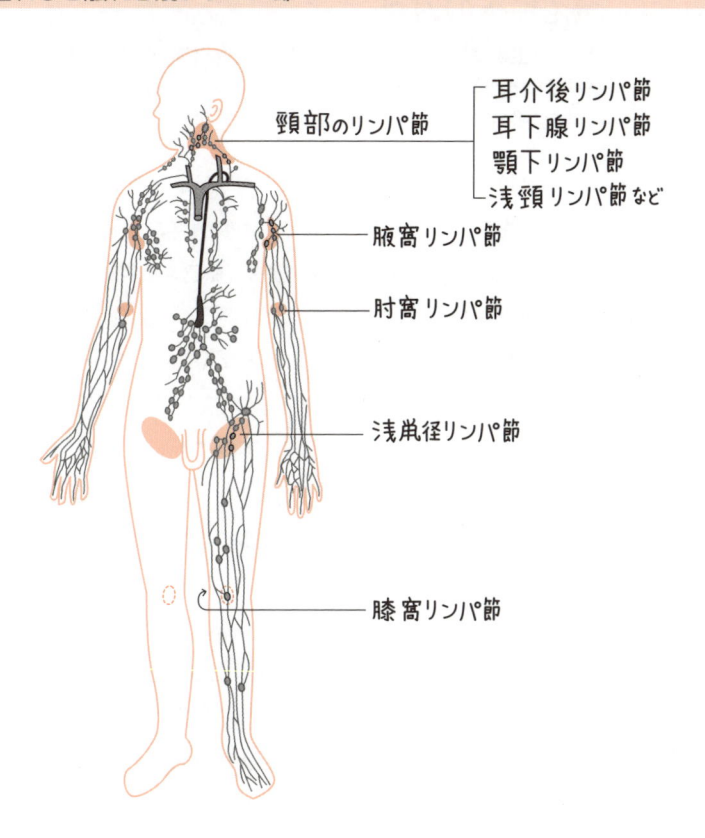

頸部のリンパ節
- 耳介後リンパ節
- 耳下腺リンパ節
- 顎下リンパ節
- 浅頸リンパ節 など

腋窩リンパ節

肘窩リンパ節

浅鼠径リンパ節

膝窩リンパ節

リンパの流れ

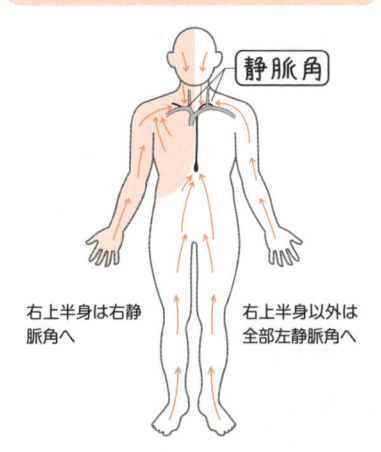

静脈角

右上半身は右静脈角へ

右上半身以外は全部左静脈角へ

左鎖骨の上が腫れたら…！

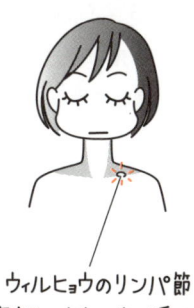

ウィルヒョウのリンパ節
（腹部のがんでも腫れる）

第2章 からだの悩みを医学の目で「診る」

3-2. 冷え性への対処

冷え性で生姜湯を飲むのも良いですが、まずは体温の基礎と、どうやって体が内部で体温調節をしているのかを知りましょう。体温を上げるためにはまず最低限の知識から始めませんか？

　皮膚の温度は外の環境によって簡単に変わるので、手足が冷たいということは必ずしも体温が低いことを意味しません。一方で、深部の体温（**核心温**）は一定範囲内に保たれています。体温は、測りやすいという理由で腋窩や口腔で測ります（赤ちゃんなどは直腸で測ると正確）が、核心温はそれより約0.4〜0.8℃高めです。おでこの皮膚温は核心温に比較的近いので、手を当てるとなんとなくわかります。

　冷え性と思っているあなたは本当に体温が低いのでしょうか？体温は視床下部が調節します。エアコンの設定温度のように、視床下部にもセットポイントという基準値があります。体温がセットポイントからずれると、元の温度に戻すよう視床下部が体に命令を出します。体温を下げる時は、皮膚の血管を広げ、発汗して熱を逃がします。呼吸も頻繁にすると熱が逃げます。（汗をかかない犬は暑い時にハァハァして体温を逃がします。）体温を上げる時は、震えるなど骨格筋を動かし熱を生み出します。骨格筋には体内の熱を作るという重要なはたらきもあるのです。さらにアドレナリンなど体温を上げるホルモンもはたらきます。そして食事をすると、栄養を代謝する肝臓のはたらきで特にタンパク質から大きな熱が生まれます。

　これらのことから、冷え性の人は、熱が逃げないように皮膚を出さない服を着て、ゆったり呼吸をしましょう。体温を上げるには、日頃から筋肉を鍛えて筋肉量を増やし、寒ければ少し体を動かす、気分をシャキッとする、タンパク質を含めた食事をきちんとする、が基本です。皮下脂肪は保温の役割もしますが冷えやすく、いったん冷えると今度は保冷剤のようになってしまうので、太っている方が温かいとはいえません。脂肪の量よりも筋肉の量の方が大切です。風呂上がりや飲酒後は温かく感じても、拡張した血管から熱が奪われやすいため、すぐに布団に入らないと、逆に冷え切ってしまいますよ。

知っておきたいポイント

- 筋肉は体内の熱を生み出す
- タンパク質を食べると体が温まりやすい
- 手足が温かい時は熱が奪われやすく冷えやすい

おでこと核心温

皮膚温は変わっても深部の体温は同じ

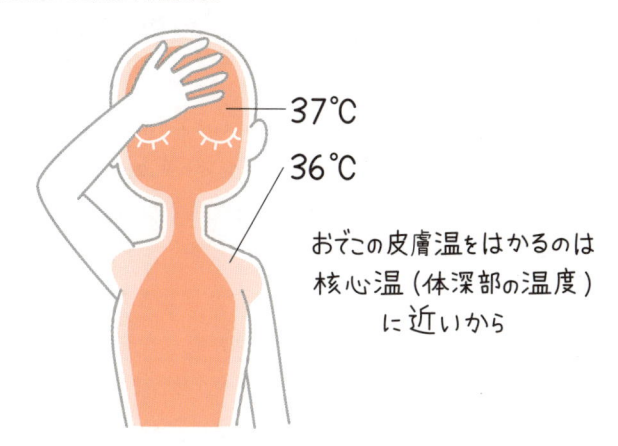

37℃
36℃

おでこの皮膚温をはかるのは核心温（体深部の温度）に近いから

視床下部による体温調節

セットポイントからずれると、元に戻す方向にはたらく

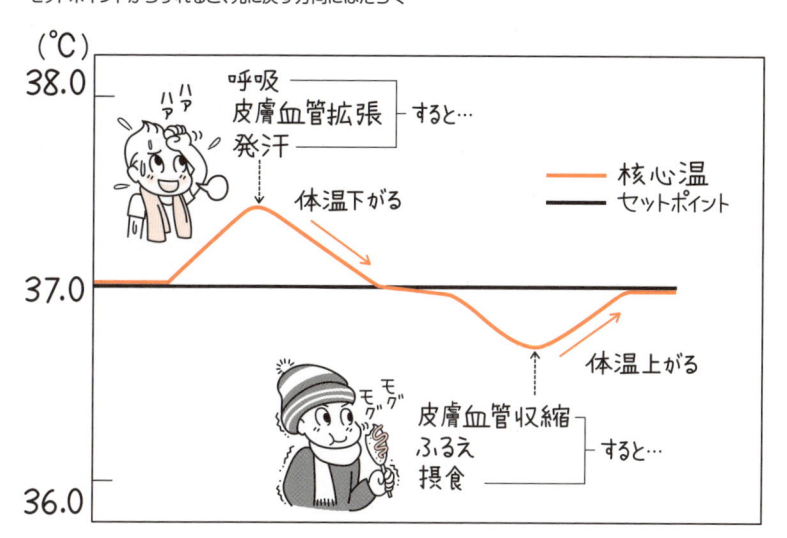

呼吸
皮膚血管拡張　すると…
発汗

体温下がる

―― 核心温
―― セットポイント

皮膚血管収縮
ふるえ　　　すると…
摂食

体温上がる

3-3. 解熱剤使う？ 使わない？

熱が出るのは必ずしも悪いことではありません。発熱は、体が自分で自分を守るための方法の1つなのです。だから熱は無理に下げない方が良い時もあります。では、解熱剤はいつ使うの？

　視床下部は普段は体温を一定範囲内に保っていますが、組織が壊れたり、細菌の毒や白血球からの連絡などが来るとセットポイントを上昇させます。すると体は今の体温は低すぎると感じます。つまり外気が寒くもないのにさむけを感じる時はすでにセットポイントが上昇しているのです。この時、体の熱が逃げないように皮膚の血管が収縮し、顔色が青くなります。ブルブル震えるのは、新たなセットポイントに向かって体温を上げるために筋肉のエネルギーを出しているのです。体温がセットポイントに届く（熱が上がる）とこうした兆候は消えます。そして、体が危機を脱すると視床下部はセットポイントを元に戻します。そうすると、発汗し、血管が拡張して熱が逃げ、体温が下がっていきます。現在熱があっても、顔色が良くなって汗をかき始めたら良くなる兆候です。

　発熱すると、病原体の増殖が抑えられ、代謝が上がり組織の修復がしやすく、リンパ球は増強します。発熱は生体防御の方法の1つです。解熱剤は病気を治す薬ではないので、使うと逆に治りが遅くなることもあります。風邪などの時はむしろ熱を上げた方が早く治ると思ってまずはきちんと休養しましょう。

　ただし、あまりにひどい高熱になると脳が壊れることもあり、長く続くと体力も奪われます。さらに小児ではけいれんが起きることもあります。熱の高さ、持続、子供、が解熱剤使用の考慮のポイントです。不安ならすぐ医師に相談しましょう。がんなど、感染症以外の発熱では、解熱剤で苦しさを軽減できることもあります。

　解熱剤は視床下部がはたらかない状況では効きません。熱中症などがこうした場合で、とにかく外から冷やすことが重要です。涼しい場所に移して皮膚を濡らし、可能なら冷たい水分を飲ませます。腋窩、頸、鼠径部は浅い所に大きな動脈があるので、その部位を冷やすと体温は下がりやすくなります。

知っておきたいポイント

- さむけやふるえや青い顔は熱が上がる兆候
- 発熱は病原体と戦う生体防御のシステム
- 熱中症の時はとにかく体を冷やす

からだの危機とセットポイント

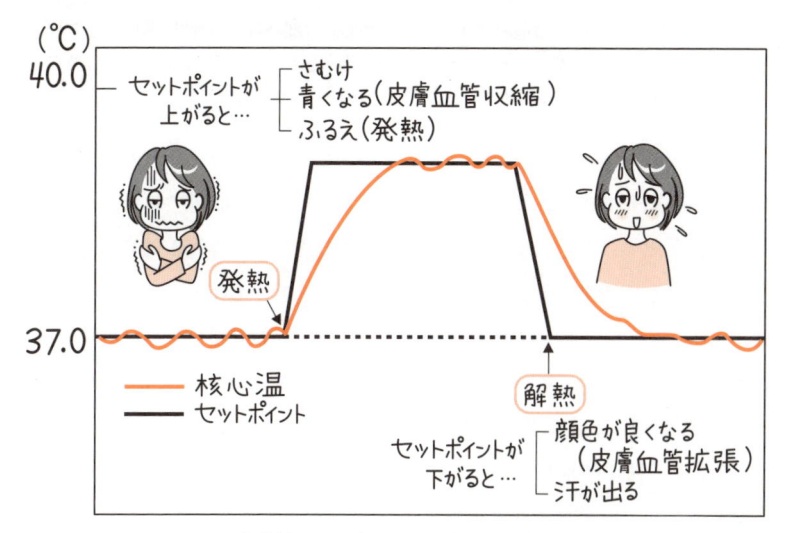

(°C)

40.0 ― セットポイントが上がると… ┌ さむけ
                              ├ 青くなる（皮膚血管収縮）
                              └ ふるえ（発熱）

発熱

37.0 ―

― 核心温
― セットポイント

解熱

セットポイントが下がると… ┌ 顔色が良くなる
                        │　（皮膚血管拡張）
                        └ 汗が出る

解熱剤はセットポイントを下げることで体温を下げる

熱中症になったら…

解熱剤は効かない。とにかく冷やす！

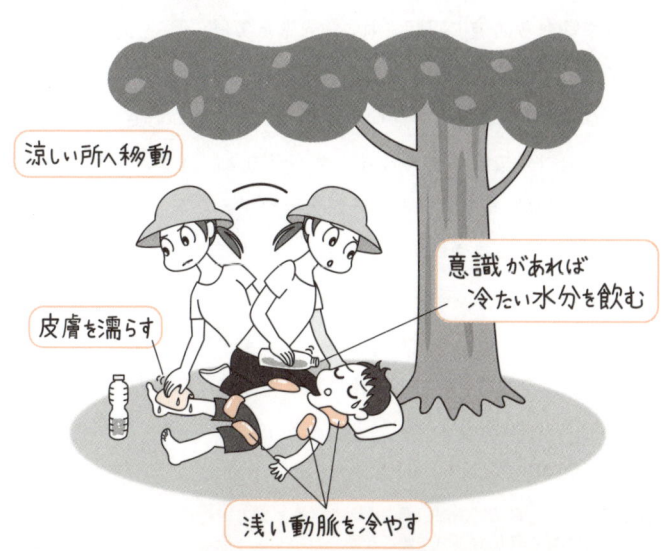

涼しい所へ移動

意識があれば冷たい水分を飲む

皮膚を濡らす

浅い動脈を冷やす

水枕やおでこを冷やすのは体温を下げるにはあまり役立たない

4. 消化のシステムに関わる悩み

4-1. 口がクサイ？　口臭の悩み

口がクサイのは悩みの種です。一生懸命、歯磨きしたり歯医者に通っているのに変わらない、そういう時の口臭の原因は口の中ではないかもしれません。日常生活で気をつけられることは何でしょうか？

　口臭の原因の1つは口腔内の菌です。虫歯や歯槽膿漏の菌が食物のカスなどを代謝してにおいの元を作ります。当然歯磨きは大切ですが、加えて殺菌作用のある唾液をたくさん出すことも大切です。耳の前下方の皮下にある耳下腺を4本指で優しくマッサージし、口腔に向かう導管の向きに心持ち動かしてください。ジュワっと唾液が出てくるでしょう。顎のすぐ下の左右にも小さい肉団子ぐらいの顎下腺が触れます。耳下腺よりネバネバの唾液が出るので量は多くありませんが、やはりマッサージで唾液が出てきます。舌下腺は外から触るよりも舌をよく動かすと良いです。歯槽膿漏の菌は酸素が嫌いなので、顔の皮膚の上から歯茎をマッサージして血流を良くするのも効果があります。

　鼻腔と副鼻腔は口腔とつながっています。ですからそこに菌が多い状態だとやはり口がにおいます。副鼻腔炎や黄色い鼻水が出るなど鼻の疾患も治療しましょう。

　もう1つの口臭の原因は呼気の成分です。下痢や便秘の時に嫌な口臭がすることはありませんか？腸内の菌が食物のカスを腐敗させて臭いガスが発生すると、そのガスの一部は腸管から血液に吸収され、体を巡って肺に到達し、外呼吸の時にCO_2と一緒に出てきます。腸の健康がそのまま呼気に反映するのです。臭いにおいを出す菌はタンパク質が好き、そうでない乳酸菌は炭水化物が好きで、食物繊維が乳酸菌を守ります。肉以外に野菜やごはんも食べるなど、バランスの良い食事をしましょう。血液の成分は呼気だけでなく汗にも反映するので、体臭も変わりますよ。

　誤ったダイエットで口臭や体臭がすることもあります。二日酔いの人が発するような甘酸っぱいにおいです。糖尿病でも起きる状態で、体内で糖質がうまく利用できず、代わりに脂肪がたくさん分解されると、**ケトン体**という物質が血液中に増えて呼気に混じり臭くなります。ケトン体は増えると体に悪いので注意が必要です。

※ 知っておきたいポイント ※

- 口腔と鼻腔の菌の増加が口臭の原因となる
- 不健康な腸の状態が呼気を臭くする
- 脂肪代謝が狂うと口臭が変わる

口の中のバイ菌を減らそう

唾液を多く出すための唾液腺マッサージ

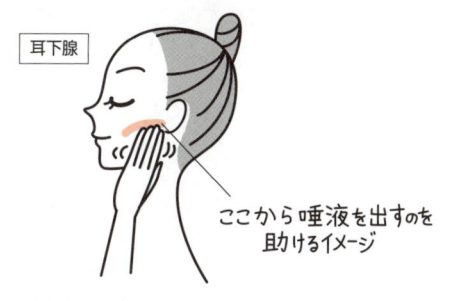

耳下腺

ここから唾液を出すのを助けるイメージ

人差し指から小指までの4本の指を耳のすぐ前やや下に当てて、上の奥歯のあたりを回して前に押すようにマッサージ

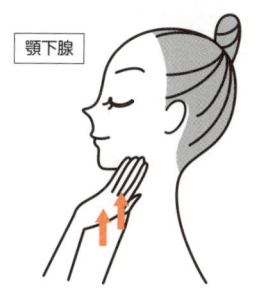

顎下腺

耳の下から顎の下あたりを指先でやさしく押す

腸の健康が口臭に関わる

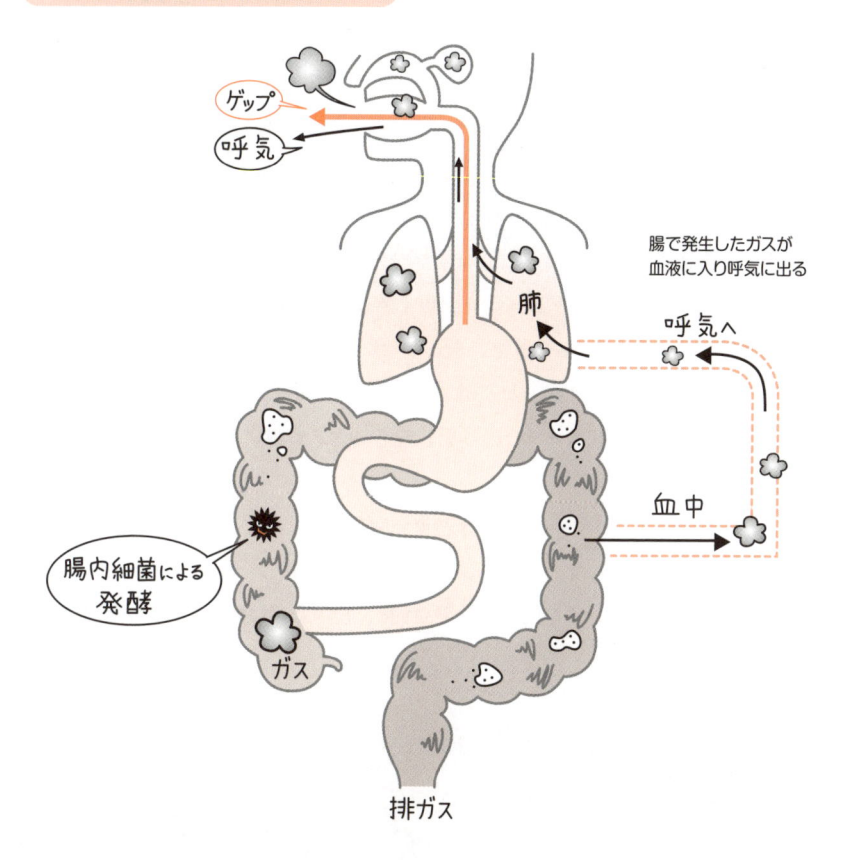

ゲップ
呼気
肺

腸で発生したガスが血液に入り呼気に出る

呼気へ
血中

腸内細菌による発酵
ガス

排ガス

第2章 からだの悩みを医学の目で「診る」

4-2. 胃のトラブルと胸やけ

食道と胃と十二指腸、上の方にある消化管の困りごとは、胃液に強い酸やタンパク質分解酵素が含まれることが理由で起こります。消化のために必要なことが、どうして体を痛めつける結果になるのでしょうか？

胃は一時的に食べ物を溜めて混ぜ合わせます。その間に強力な塩酸（胃酸）で殺菌をします。ペプシンというタンパク質分解酵素もはたらき、タンパク質の化学的消化も胃で始まります。でも、胃の壁もタンパク質でできているので、そのままでは胃酸やペプシンのはたらきで壁も溶けてしまいます。そこで胃は同時に、粘液も出して自分の壁を覆い、消化されないよう守ります。このバランスが崩れると、胃の壁は炎症を起こしたり、部分的にえぐれてしまいます。炎症が起きたのが胃炎、壁が浅く削られるとびらん、深いと**潰瘍**といいます。重症では穴が開くこともあります。

同じことは、胃の次の場所である十二指腸にも起きます。十二指腸はふだん、アルカリ性の膵液で胃から来る酸性の食塊を中和しているのですが、何かの理由で膵液が減るか粘膜が弱ると酸で傷んでしまいます。ピロリ菌やある種の薬（消炎鎮痛剤など）が粘膜を荒らし、胃炎や消化性潰瘍（胃や十二指腸の潰瘍）の原因となることが知られています。交感神経やストレスホルモンも胃腸の血流や粘液を減らし、胃腸の壁の細胞が再生する速度を落とすので、ストレスも潰瘍の原因となります。

胃潰瘍は食後胃が動くと痛み出しますが、十二指腸潰瘍は酸性の食塊が十二指腸に入ってから、つまり胃はからっぽで空腹を感じる時に痛むことが多いようです。

通常は胃から食道へ胃液や食物が逆流しないように噴門括約筋がはたらきますが、この締まりが悪くなり胃液が逆流すると、酸から守るすべをもたない食道の壁が刺激され、胸やけが起きます。繰り返し起きると、食道に炎症や潰瘍ができてしまいます（逆流性食道炎）。

一方、変なものを食べた時の急激な逆流＝嘔吐は、延髄が身体を守るために起こす反応なので、吐いてしまった方が楽になります。ただし、酸がたくさん体から出てしまうとアルカローシスを起こすので、大量に吐いた時は体液の管理も必要です。

✴ 知っておきたいポイント ✴

- 消化性潰瘍とは胃や十二指腸の粘膜が一部消化されてしまうこと
- 消化性潰瘍は粘膜の保護×胃酸・ペプシンのバランスが崩れると起きる
- 激しい嘔吐では体液の管理が重要

胃・十二指腸の内壁バランス

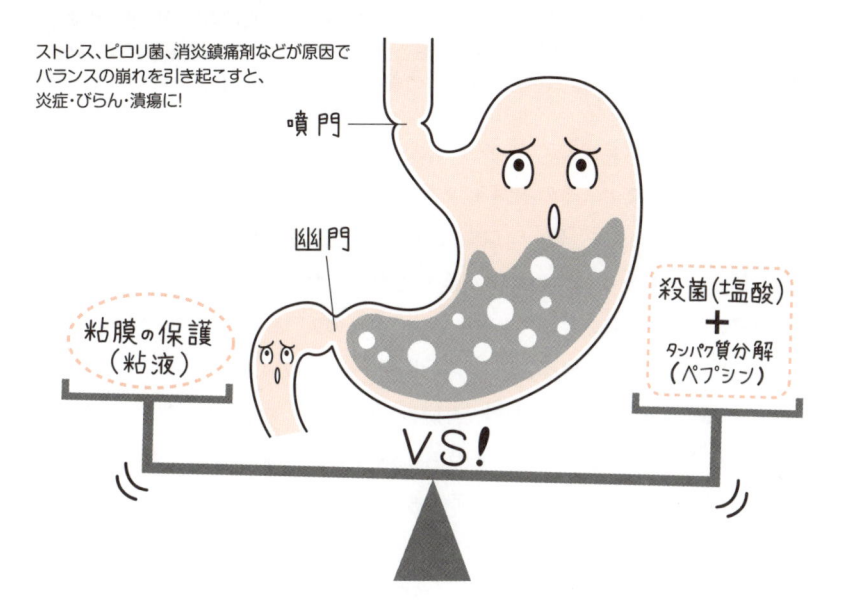

ストレス、ピロリ菌、消炎鎮痛剤などが原因でバランスの崩れを引き起こすと、炎症・びらん・潰瘍に!

噴門
幽門

粘膜の保護
（粘液）

殺菌(塩酸)
＋
タンパク質分解
（ペプシン）

VS!

激しい嘔吐と体液管理

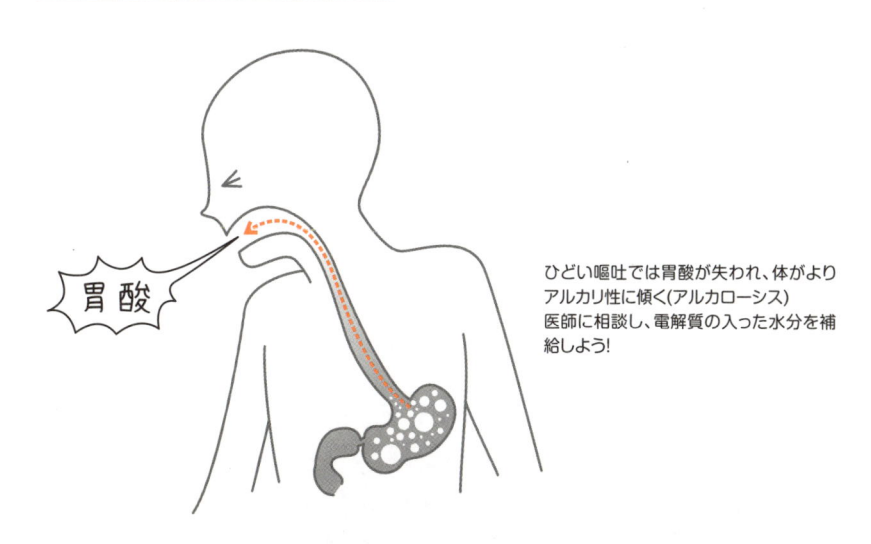

胃酸

ひどい嘔吐では胃酸が失われ、体がよりアルカリ性に傾く(アルカローシス)
医師に相談し、電解質の入った水分を補給しよう!

4-3. 便秘とガスの悩み

一般的に3日出ないと便秘といいます。じゃあ、4日出ない時は下剤を飲んだ方がいいの？実は便秘ってもう少し複雑です。まずは便秘やガスの発生する理由を知り、薬を飲む前にできることを考えましょう。

便秘では便の性状が重要です。便の性状は兎のうんち状の1から水様便の7まで7段階に分けられますが、その中間3、4あたりの便が出ていれば3日に1回でも大丈夫です。毎日出ていても、硬いコロコロ便だったら便秘と思った方が良いでしょう。

腸が詰まるか動かないために便が全く通過できない状態を**腸閉塞**（へいそく）（**イレウス**）といいます。腹部の手術をしたことがある人、がんの人、あるいは、腹痛や吐き気があるといった人は、ただの便秘と思わずにすぐに受診してください。

日本人に一番多い便秘は習慣性（直腸性）便秘です。普通は直腸に便が来ると排便反射が起きますが、我慢しているうちに鈍感になり、直腸に便があっても便意を感じなくなって起こる便秘です。まずは排便を我慢しないよう心がけましょう。

結腸が直腸に便をいっきに押し出す大きなきっかけは、空の胃の中に食物が入ることです。これを**胃一大腸反射**といいます。朝食後の便意を無視せず、食後の排便を習慣にしましょう。高齢や運動不足で腸の動きが悪くても便秘になります。腸は副交感神経の刺激でよく動くので、ストレスでも腸の動きが悪くなります。逆に腸が動きすぎても、空回りして出なくなります。腸を刺激する下剤を乱用するとこうした便秘になります。食事を見直し、食物繊維や乳酸菌を含む発酵食品を摂って便を柔らかくし、まずは腸内環境を整えましょう。

ガスが腸に溜まるのも苦しいものです。我慢すると痛みになったり、吸収されて呼気になります。できるだけゲップやおならで出しましょう。ガスには、口から飲み込む空気、消化液の反応で出るCO_2、大腸の細菌が出すガスがあります。ストレスを減らし、よく噛み、背筋を伸ばすと飲み込む空気は減ります。また、乳酸菌による糖の発酵で出るガスは臭くありませんが、悪玉菌がタンパク質を腐敗させて出すガスは悪臭です。腸のガスは便秘や下痢と同じ対策で軽減できるのです。

知っておきたいポイント

- 便秘は便の性状で考える
- 排便を我慢すると直腸が鈍感になる習慣性便秘になる
- ガス対策は、空気を飲まないこと、腸のガスは便秘や下痢と同じ対策

便の形状で便秘を考える

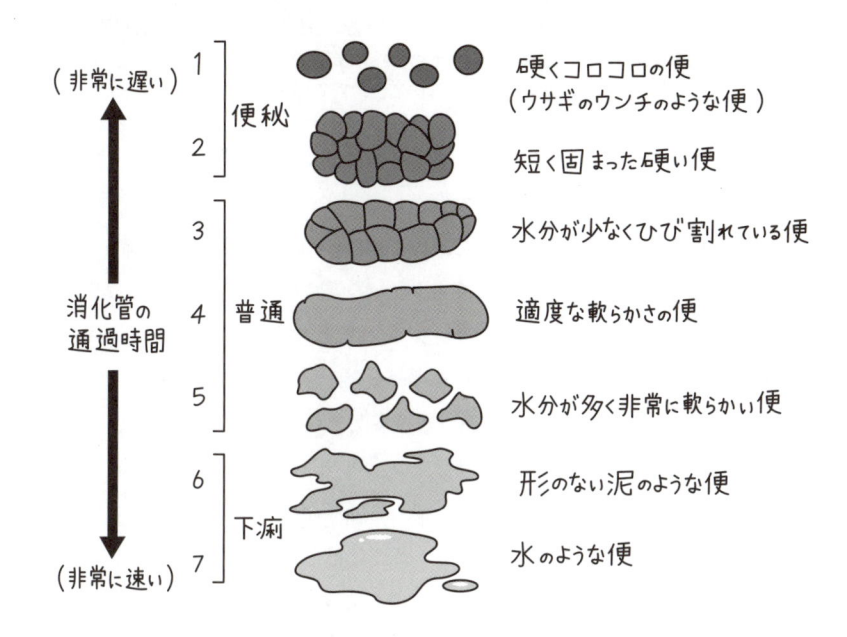

（非常に遅い）
- 1 便秘 ● ● ● ● ● ● 硬くコロコロの便（ウサギのウンチのような便）
- 2 便秘 短く固まった硬い便

消化管の通過時間
- 3 普通 水分が少なくひび割れている便
- 4 普通 適度な軟らかさの便
- 5 普通 水分が多く非常に軟らかい便

- 6 下痢 形のない泥のような便
- 7 下痢 水のような便

（非常に速い）

便秘とガス対策

- 便意は我慢しない
- 食後の排便を習慣に（胃－大腸反射を利用）
- 運動すると腸の動きが良くなる
- ストレスを減らし、リラックスと適度な緊張を（副交感神経と交感神経のバランス）
- 肛門への優しい刺激で肛門が反射的に緩む（洗浄便座も利用）
- 食事内容を見直し

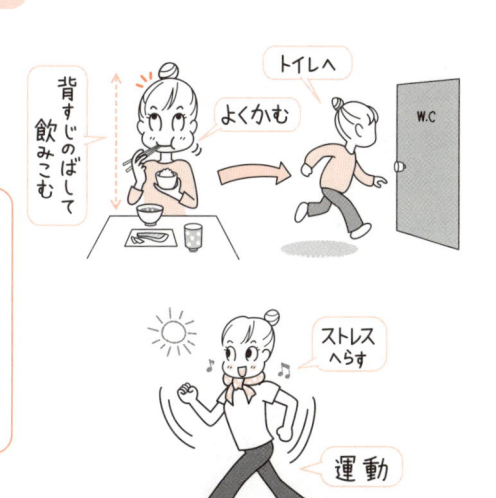

背すじのばして飲みこむ
よくかむ
トイレへ
W.C

ストレスへらす
運動

4-4. 下痢、過敏性腸症候群

急にお腹がグルグル…つらいものですが、もし口から入ったものに原因があるなら、薬で止めてはいけません。出してしまえば治るのです。そうした場合に気をつけなくてはならないことは何でしょう？

急な下痢のほとんどは感染症です。食べ物や手についた菌やウイルスが腸に入り、それを感じた腸の細胞が早くそれらを外に追い出そうとして起こす反応です。腸液をいっきにたくさん出し、大きく動いて腸内のものをどんどん排出します。腹痛や嘔吐や発熱を伴うこともあります。こうした場合は下痢を止めずにむしろ早く出しきるようにします。ただし、体内の水分が減り、体液の電解質バランスも狂ってしまうので、電解質を考慮した脱水管理が必要です。自分で飲めるなら電解質の入った水分をきちんと摂り、無理な時は医療機関で点滴をしてもらいましょう。

感染以外では、その人の消化能力を超えた食事で下痢が起こります。食べ過ぎ飲み過ぎや、乳製品を消化する酵素がない人（乳糖不耐症）が乳製品を摂った場合などです。下痢ではなく腹痛やガスが多く出ることもあります。また、食物アレルギーで、腸の平滑筋が収縮して下痢が起きることもあります。これらには、暴飲暴食をせず、自分が下痢を起こす食品を覚えて避けることで対処します。

腸内環境が悪くなって下痢気味になることもあります。抗生剤で乳酸菌が減ったり、腹部が冷えても腸が悪くなります。乳酸菌や保温も腸の健康のために重要です。

1ヶ月以上続く下痢は何かの病気が原因かもしれないので必ず受診しましょう。大腸がんは便秘だけでなく下痢も起こします。潰瘍性大腸炎など腸の病気、甲状腺機能亢進症、胃や肝臓の病気なども慢性的な下痢を起こします。

原因が見つからない場合は、**過敏性腸症候群**かもしれません。若い女性に多く、下痢だけでなく、慢性便秘や、下痢と便秘を繰り返すタイプもあります。腹痛や腹部に不快感があり、排便すると楽になるという特徴があります。自律神経の他に精神的ストレスも関係しているので心のケアも必要です。この場合、下痢が続いても基本的な栄養は摂れているので心配はありませんが、日常生活の見直しが必要です。

知っておきたいポイント

- 感染症による下痢は止めずに脱水管理
- 慢性下痢は必ず受診して原因を調べる
- 過敏性腸症候群は精神的なケアもする

下痢の原因

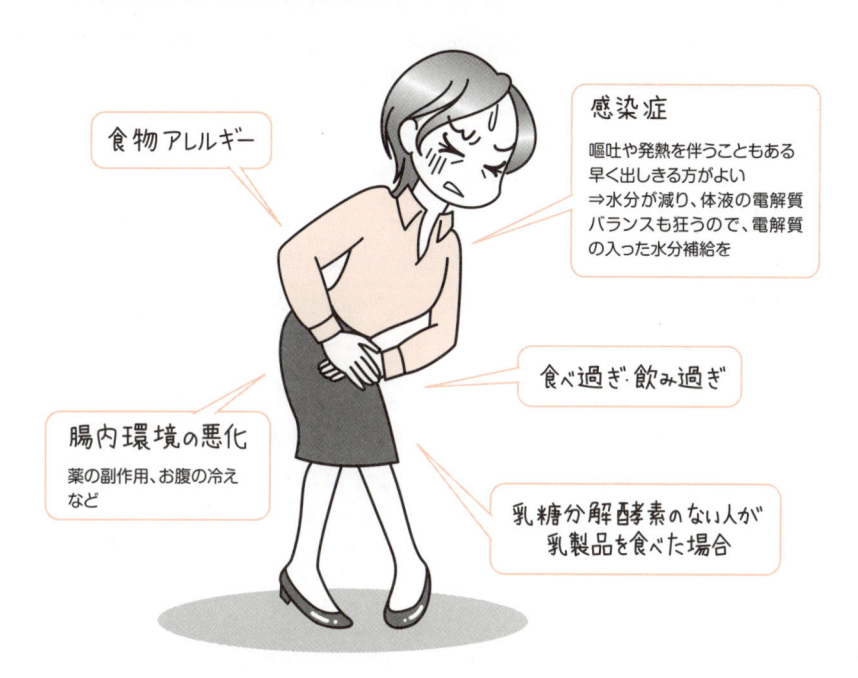

- 食物アレルギー
- 感染症
  嘔吐や発熱を伴うこともある
  早く出しきる方がよい
  ⇒水分が減り、体液の電解質バランスも狂うので、電解質の入った水分補給を
- 食べ過ぎ・飲み過ぎ
- 腸内環境の悪化
  薬の副作用、お腹の冷えなど
- 乳糖分解酵素のない人が乳製品を食べた場合

過敏性腸症候群

ストレス性の腸の病気。下痢、便秘、両方を繰り返すことも…

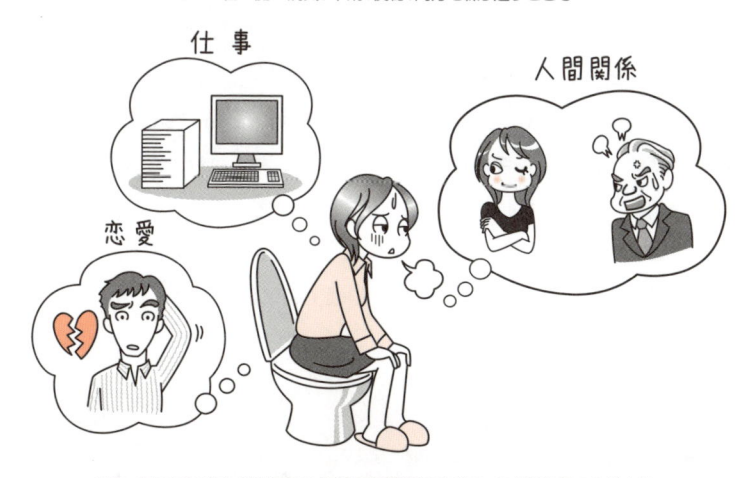

- 仕事
- 人間関係
- 恋愛

リラックスを心がけ、規則正しい生活で自律神経のバランスを整えることが大切

4-5. 肥満と痩せ　拒食症と過食症

お相撲さんは肥満だと思いますか？肥満は必ずしも体重や見た目だけではわかりません。まずは肥満の定義と脂肪について学びましょう。肥満や痩せに、食事や運動が関わるのはもちろんですが、脳も重要です。

　本当に肥満かどうかは体内の脂肪の割合で決まります。でも、体脂肪率を正確に測るのは難しいので、通常はBMI（体重\<kg\>÷身長\<m^2\>）などの体格係数や臍の高さの腹囲を目安にします。さらに、脂肪には内臓脂肪と皮下脂肪があり、健康を害するのは内臓脂肪。お腹ぽっこりの人は体の他の部位が細くても危険です。

　脂肪を食べなくても体に脂肪はつきます。ブドウ糖は、すぐにエネルギーとして使われない時、グリコーゲンから脂肪に変えられて貯蔵されるのです。つまり、使う量よりも多い糖や脂肪が入ってくれば、必ずそのほとんどが脂肪になって蓄積されます。小型の脂肪細胞は、脂肪を燃やし食欲を抑えるホルモンを出すので、適度な脂肪は太りにくい体質を作ります。一方、大型の脂肪細胞（内臓脂肪）が増えると、今度はそれらから逆の作用のホルモンが出て、さらに太りやすくなります。つまり、太れば太るほど痩せるのが難しくなるのです。

　でも、食べる量より多く運動して使えば、貯蔵分がグリコーゲン、脂肪の順に消費され、痩せていくはずです。それが簡単にできず、断食などの安易な方法のみを探るのは、脳の問題です。食欲を調節するのは視床下部です。ここには満腹になると食欲を減らす満腹中枢と、お腹が空くと食欲を増す空腹中枢があります。ここは情動行動の脳でもあるので、精神的ストレスでも食欲に変化が出ます。つまり、食欲がなくなって激やせする**拒食症**（**神経性食思不振症**）は、心（脳）の病気です。

　脂肪は性ホルモンの材料、視床下部は性ホルモンの最高中枢ですから、脂肪を摂らず視床下部のはたらきが壊れた拒食症の女性はおおむね無月経になります。視床下部は自律神経の最高中枢でもあるので自律神経障害も出ます。拒食症ではホメオスタシスも破綻し、電解質のバランスが崩れて死に至ることもあります。無理に食べては吐く過食症も同じで、これらには精神面での治療が不可欠です。

✴ 知っておきたいポイント ✴

- 肥満は体脂肪率で決まる
- 内臓脂肪が増えると肥満の悪循環になる
- ホルモン、自律神経、情動が視床下部を通じて食欲と関わる

肥満は体脂肪率で決まる

体脂肪率	男性25%、女性30%以上で肥満
BMI（体重<kg>÷身長<m²>）	25以上が肥満、18.5未満が痩せ
臍周りの長さ	男性85cm以上、女性90cm以上で内臓脂肪の多い肥満

内臓脂肪型肥満の方が心配

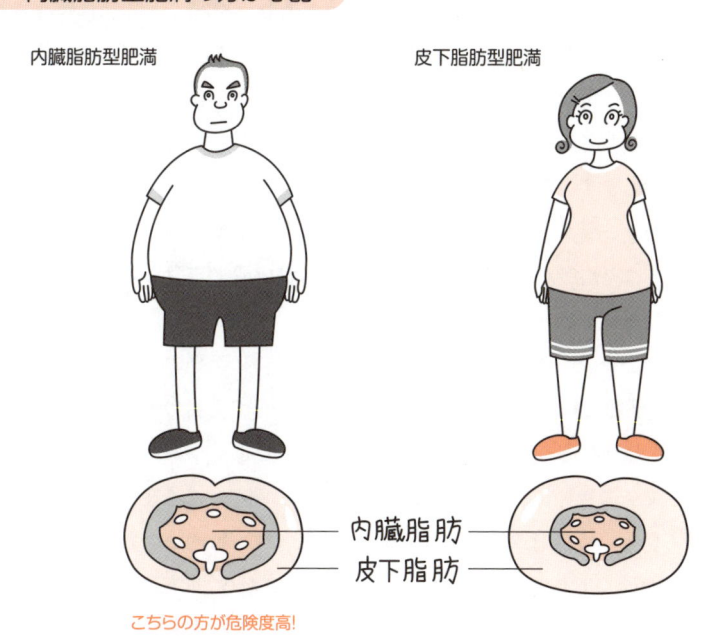

内臓脂肪型肥満　　　皮下脂肪型肥満

内臓脂肪
皮下脂肪

こちらの方が危険度高！

全部司る視床下部

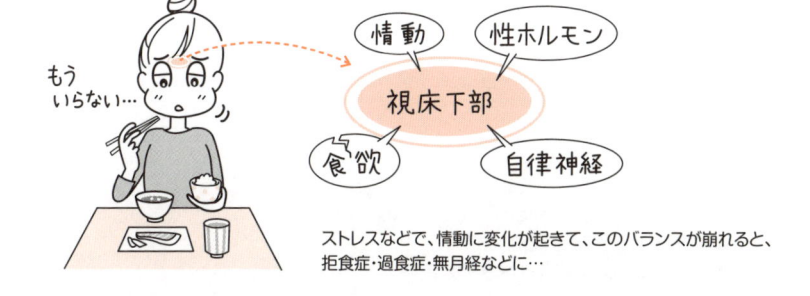

もういらない…

情動　性ホルモン　視床下部　食欲　自律神経

ストレスなどで、情動に変化が起きて、このバランスが崩れると、拒食症・過食症・無月経などに…

5. 骨・関節・筋肉の問題

5-1. 関節リウマチとは

関節リウマチは、名前に関節がついているとはいえ、関節に限らない全身の病気です。そのことを理解できると患者さんの苦しみも少しはわかってあげられるかもしれません。

関節リウマチの主役（悪役）は**滑膜**(かつまく)※です。関節リウマチでは、滑膜が炎症を起こして腫れ、どんどん増殖して周囲の骨や軟骨に食い込んでいきます。そのため関節は痛み、関節腔に水が溜まります。長い間こうした状況が続くと関節は破壊されて変形し、そのまま固まって動かなくなってしまいます。このようなことが起きる原因の1つに異常な自己免疫があります。関節リウマチは、自分の組織を白血球が敵とみなして攻撃してしまう自己免疫疾患です。リンパ球に指令を受けた破骨細胞も骨を次々と壊します。ですから、1つだけでなくあちこちの関節が痛んできます。

関節の問題が一番大きいとはいえ、微熱が出たり疲れやすかったりといった全身の症状も出ます。重症だと、関節や骨以外にも血管の壁や皮膚などコラーゲン線維を含む他の場所に症状が出る人もいます。

この疾患は20〜50代前半の女性に多く、たいていは手足の小さい関節から発症します。手の関節では、特に、指の付け根や、指先から2番目の関節に問題が起きます。進行するとだんだん大きな関節にも症状が出てきます。

関節リウマチの特徴に「**朝のこわばり**」といって、朝起きた直後に関節がこわばって動きにくいという症状があります。痛みがなくても、毎朝いつも両手の指など関節がなんだか硬くて動きにくいといった症状が続いたら、関節リウマチを疑い、受診しましょう。また、関節リウマチは、精神的ストレスや過労や気象条件によっても悪化しますので、周囲の人は日常的にこうしたことに配慮してあげましょう。

関節リウマチの原因はまだはっきりはわかっていません。ですが、近年は研究が進み、薬や治療も進歩して、早期に発見して治療すると骨が大きく破壊されていくのをある程度食い止められるようになってきました。

※滑膜は結合組織の膜。コラーゲン線維（膠原線維）を含む結合組織が変性していく疾患をまとめて膠原病という。関節リウマチ以外にも皮膚筋炎など多くの疾患がある。

✦ 知っておきたいポイント ✦

- 関節リウマチでは滑膜が炎症を起こし増殖する
- 関節リウマチは自己免疫疾患
- 朝のこわばりは関節リウマチで起きやすい症状

関節リウマチのしくみ

滑膜が炎症を起こして増殖

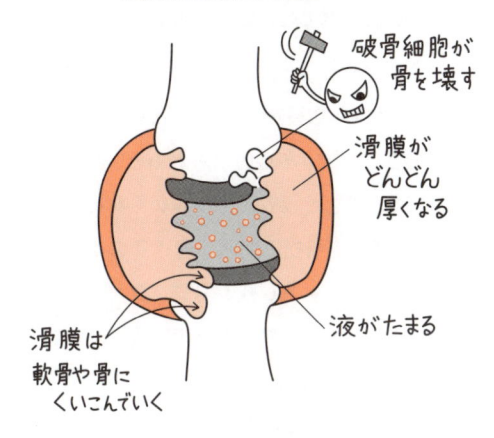

破骨細胞が骨を壊す
滑膜がどんどん厚くなる
滑膜は軟骨や骨にくいこんでいく
液がたまる

進行すると関節が変形して固まってしまう

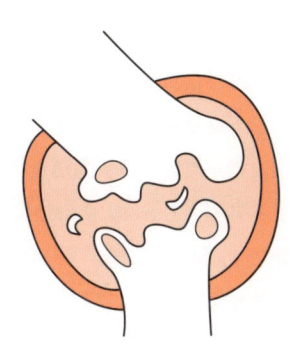

関節リウマチで腫れやすい関節

手指では指先から2番目の関節が腫れやすい

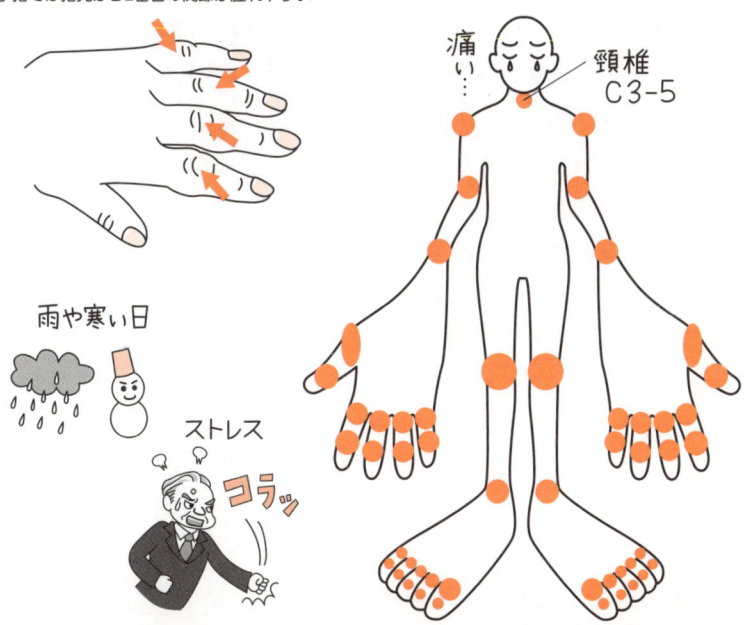

雨や寒い日

ストレス
コラッ

これらの要因で痛み悪化

痛い…
頚椎 C3-5

5-2. 変形性関節症とは

たくさんのお年寄りが膝や股関節が痛いと訴えます。でもその多くは関節リウマチではありません。関節の疾患といっても、変形性関節症と関節リウマチは全く違う疾患なのです。

　変形性関節症（骨関節症、変形性関節炎）は中年以降の人に多い疾患です。長年ハードな使用に耐えてきた関節が傷んで発症します。あるいはもともと、骨折や脱臼などが原因で多少問題を抱えていた関節が、歳をとって耐えられなくなってきたケースもあります。変形性関節症の場合、関節内で最初に問題が起きるのは**関節軟骨**です。関節面を覆う関節軟骨は、骨よりもずっともろい代わりに、弾力があって関節が動く時にクッションの役目を果たします。それが長年の負担に耐えているうちに、すり減り、薄くなり、さらに部分的になくなって骨が露出してきます。骨と違い、軟骨には血管が入っておらず、一度削れた関節軟骨はそのままになってしまいます。関節軟骨がなくなってむき出しになった骨は、過剰に修復しようとして余分な骨のでっぱり（**骨棘**）を作ります。そして関節周囲の骨が大きく形を変えていきます。一度変形した骨が元に戻ることはありません。

　変形性関節症はたいてい1つの関節に発症します。たとえ2つ以上の関節が同時におかしくなっても、関節リウマチのように同じ原因で複数の関節に変形や炎症が生じるわけではありません。例えば、変形性関節症で膝と腰の関節が痛ければ、腰椎と膝関節にそれぞれ別の負担がかかって症状が出ているのです。変形性関節症に一番なりやすいのは膝関節、次が股関節です。小さな関節から障害される関節リウマチとは逆に、変形性関節症は荷重のかかる大きな関節に多く出ます。

　小さい関節でよく変形性関節症になるのは手の指の関節、特に先端の関節です。**ヘバーデン（ヘベルデン）結節**といって、お年寄りにとても多い変形性関節症です。全部の指がなっていることもあります。ヘバーデン結節は、変形があっても痛みはないことがほとんどです。同じ手指の関節でも、変形は先端が多いか2番目の関節か、痛みがあるかといった点で、関節リウマチとの区別がつきます。

知っておきたいポイント

- 変形性関節症は年齢が高くなるほど増える
- 変形性関節症は最初に関節軟骨が削れる
- 変形性関節症は膝と股関節に多い

変形性関節症

軟骨が削れてくるため下のような障害が…

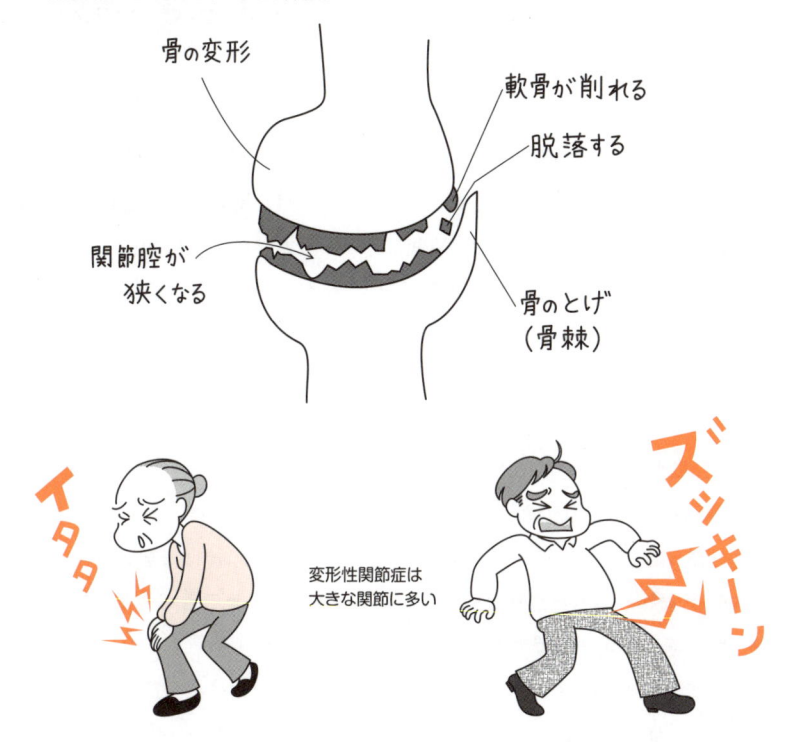

- 骨の変形
- 軟骨が削れる
- 脱落する
- 関節腔が狭くなる
- 骨のとげ（骨棘）

イタタ

ズッキーン

変形性関節症は大きな関節に多い

ヘバーデン結節

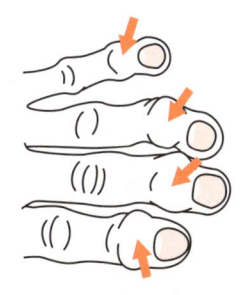

これは関節リウマチではなく変形性関節症！
手指では第1関節（一番指先側の関節）が変形

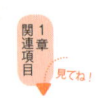

5-3. 膝が痛い

若い人もスポーツなどで膝が痛くなる人はたくさんいます。しかも歳をとってから変形性関節症に一番なりやすいのも膝関節。膝は本当に傷めやすい部位です。でも、予防や悪化を防ぐ方法はあるのです。

膝関節は人体で一番大きい関節です。体重のほとんどが膝にかかるだけでなく、動きによってはその何倍もの力が膝に加わります。膝関節は、大腿骨と脛骨そして前面の膝蓋骨の3つの骨で構成され、大腿四頭筋の腱が集まって膝蓋骨とその下の脛骨に停止しています。膝関節は、屈曲しながら転がり滑り、屈曲した状態では回旋もできます。そうした複雑な動きの調整と、衝撃を吸収するために、関節内部には半月板という軟骨のクッションが内外に2個入っています。頑丈にするために多くの靭帯が関節包の外側を補強していますが、膝はさらに関節の中にも前・後十字靭帯を入れて動きを保持しています。さらに、多くの滑液包が摩擦を和らげています。一口に膝が悪いといっても、これらの全てのパーツがそれぞれ傷む可能性があり、膝の障害はどこが悪いのかをそのつど判断していかなければなりません。

変形性膝関節症では、膝が腫れて痛い、膝をまっすぐに伸ばせない、動かすとポキポキ音がするといった症状が出ます。膝にお水が溜まることもあります。もともと関節腔は適度な滑液で満たされていますが、炎症が起きるとたくさんの液がしみ出て関節腔に溜まります。膝に水が溜まっているかどうかは**膝蓋跳動**をみるとわかります。膝を伸ばして膝蓋骨に近い大腿部を足の先方向に掌で押し出し、そのまま膝蓋骨を上から押してペコッと下に沈んだら水が溜まっています。

肥満だと膝の負担が重く、変形性膝関節症になりやすいので、体重を軽くしましょう。膝周りを暖かくして血流を良くすることも大切です。そして何よりも予防に重要なのは、大腿四頭筋を鍛えることです。膝関節に限らず、関節を守って変形を防ぎ、変形性関節症の進行を抑えるには、その関節周りの筋肉を鍛えることが大切です。膝の場合、この中で一番重要なのが膝を伸ばす大腿四頭筋なので、そこを中心とした筋肉トレーニングをしていきます。自転車なども膝には良い運動です。

知っておきたいポイント

- 膝は体重の負荷が一番大きくかかる複雑な関節
- 肥満防止で膝の負担を軽くする
- 膝関節を守るのは大腿四頭筋を中心とした筋力強化

膝関節の構造

横から見たところ

関節包の外側にもたくさんの靭帯がある

これらのパーツがそれぞれ傷み、いろいろな膝の障害となる

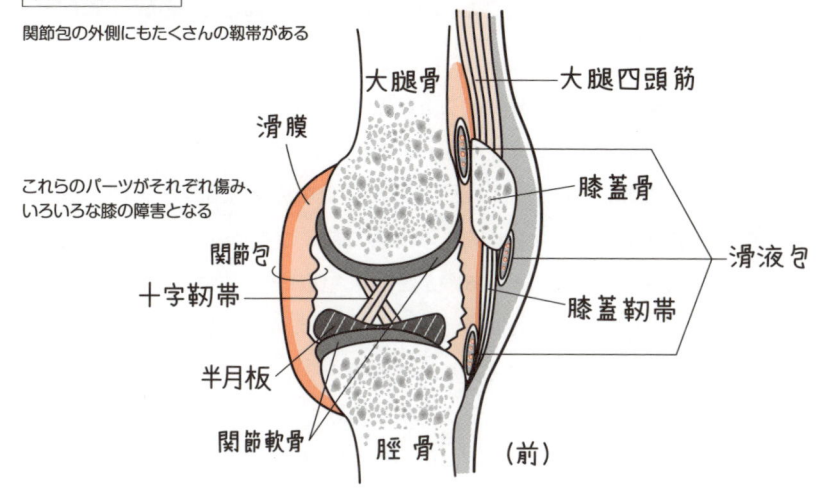

- 大腿骨
- 滑膜
- 関節包
- 十字靭帯
- 半月板
- 関節軟骨
- 脛骨
- 大腿四頭筋
- 膝蓋骨
- 滑液包
- 膝蓋靭帯

（前）

膝に水がたまっているかな？

膝蓋跳動の見方

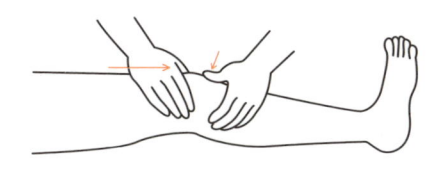

1. 膝の上5cmくらいの位置から膝蓋骨（膝のお皿の骨）の方へ、関節液を集める感じで押し出す
2. そのまま反対の手の親指で膝蓋骨の真上から下方におす
   関節に水が溜まっている時は膝蓋骨が沈む

膝を守るには

肥満を防ぎ、大腿四頭筋の訓練をする

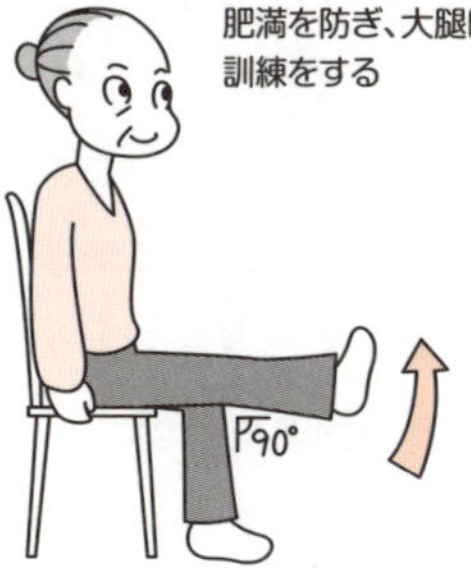

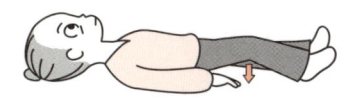

膝が痛くて動かしにくいときは
寝たまま軽く膝を曲げた状態から膝を下げる訓練を

5-4. 脚と足の変形

すらりとまっすぐな脚でいたいのに脚が曲がっていく。それに対して自分でできることとは？ O脚とX脚、外反母趾がどういったものか学びましょう。

O脚もX脚も変形性膝関節症で起こる状態です。普通の状態で、大腿骨に対して脛骨はわずかに外に反っています（**外反**）。これがひどくなった膝を外反膝といいます。いわゆるX脚のことです。日本人の場合、内側の膝関節面の方がすり減りやすいので、逆に内側に反っていく**内反膝**、つまりO脚になるケースが多くみられます。一度内反膝になると、体重のかかる線が膝より内側にきてしまうため、ますます進行するようになります。始めは痛みだけでも、だんだん水が溜まったり、大きな変形が起きて運動が制限されることもあります（2-5-3）。

骨そのものは、一度変形すると元の形には戻りません。予防が大切です。体重を大きく増やさない、膝周りを冷やさない、そして大腿四頭筋を中心とした膝周りの筋肉トレーニングをすることが最も重要です。

また、ハイヒールを履く女性の悩みが**外反母趾**です。第一中足骨が内側に、母指が外側に向いて足の内側がくの字のような形になってしまうものです。足のアーチの崩れが原因の1つです。もともと足の骨は、縦に内・外の2つ、横方向に1つのアーチを描いています。これらのアーチがしなることで安定して立ったり歩いたりができるようになっています。背伸びをするとアーチが強くなるのがわかります。ハイヒールを履いて足に無理な形を長時間強いると、靴の中でアーチが崩れ、中足骨が下に落ちて指が扇のように開いてしまいます。その時先が細い靴を履いていると、中足骨が内側に開いたまま親指の指骨の先端が外側に向き、外反母趾が起きてきます。足の健康を考えて靴を選ぶことも大切です。

そうはいっても、骨の形は遺伝も大きい要素です。ハイヒールを履かないのにひどい外反母趾、始めからO脚、などという人の多くは親御さんが同じ形の脚や足をしていることも多いのです。筋力をつけ、変形の進行を防ぎましょう。

✨ 知っておきたいポイント ✨

- O脚は変形性膝関節症で、内反が進むと起こる
- O脚もX脚も進行防止は大腿四頭筋など膝周りの筋力強化
- 無理な靴を履かずに自分の足の力を使って外反母趾を防止

膝の変形性関節症

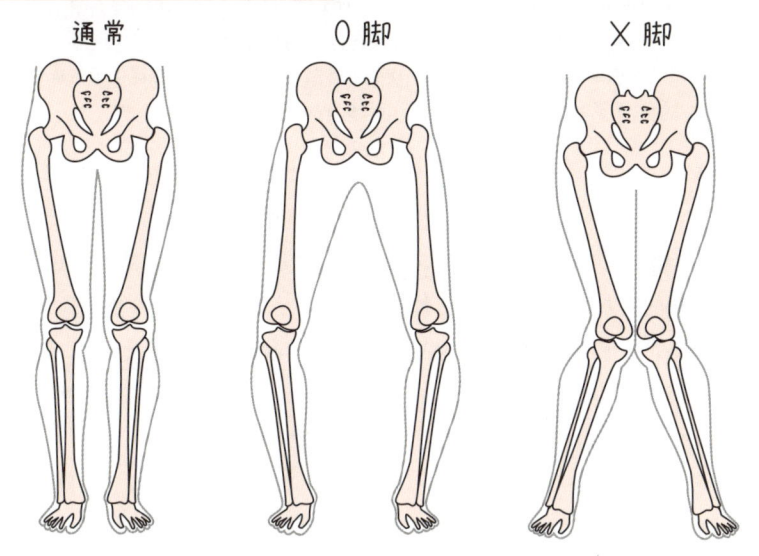

通常　　　　O脚　　　　X脚

内反膝（O脚）の場合、体重のかかる線が膝より内側にあるので、より内反が進む。

外反母趾のしくみ

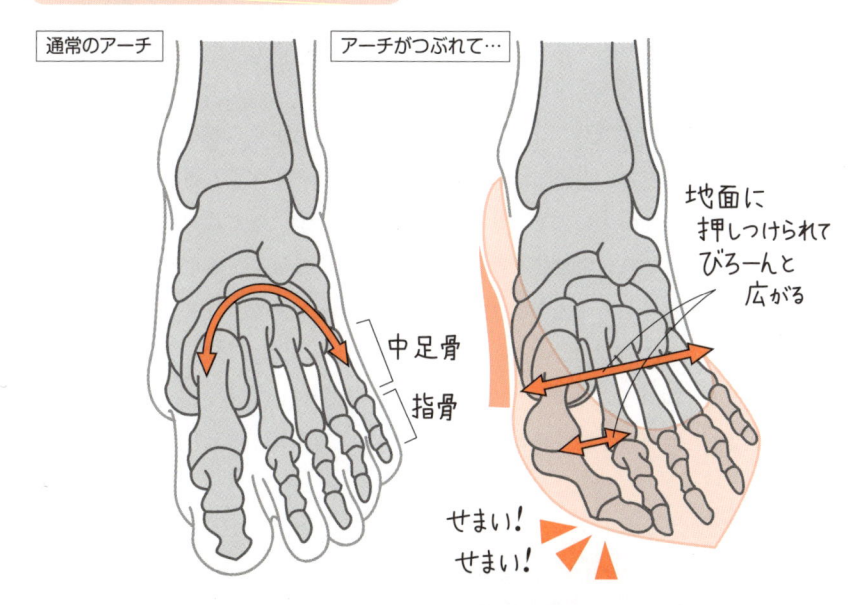

通常のアーチ　　　アーチがつぶれて…

中足骨
指骨

地面に押しつけられてびろーんと広がる

せまい！
せまい！

第1中足骨が内側に開き、
母指が外側に向いて足先がくの字になる

第2章　からだの悩みを医学の目で「診る」

5-5. 顎がカクカク　口が開かない

顎を動かすとガクガクする、少ししか口が開かなくなってしまった…こんな顎関節症は決して珍しい疾患ではありません。どんな時に起きましたか？ストレスと関係が深いこともわかっています。

　耳の穴の前に指先を当てて顎を開くと、カクッとへこむ場所があります。そこが**顎関節**です。顎は単に開け閉めするだけでなく、前後左右に動かすこともできます。つまり、食物を歯で噛むだけでなく磨りつぶすこともできます。ですから、顎を動かす時の顎関節では、滑りや回旋、擦るような動きまで、こんな小さな関節なのに大きな複雑な力がかかるのです。膝関節と同様に、中に関節円板というコラーゲン線維の多い軟骨のクッションも入っています。ここに障害が起きて、顎がカクカクする、口が大きく開かないなどの症状が起きるのが顎関節症です。

　噛み合わせや関節そのものの問題は歯医者さんに任せましょう。でも他にできることがあります。その1つが顎を動かしている咀嚼筋のマッサージです。咀嚼筋は全部で4つありますが、外から触ることができるのは**側頭筋**と**咬筋**の2つです。

　咬筋は下顎骨を上げて歯を噛み合わせる強力な筋です。4本の指先を頬骨（頬の骨）に当てると、指の腹が咬筋に触れています。咬筋の硬さが左右で大きく違う人は、硬い側でよく噛むくせがあるのです。また、咬筋が硬くなっている人は歯をくいしばったり歯ぎしりをしている可能性があります。

　今度はこめかみに指を当てて顎を開け閉めしてみると、そこが動くのがわかります。これが側頭筋です。側頭筋は下顎骨の上部についていて、下顎を力強く引き上げます。頭痛でもないのにこめかみが痛いという場合は、噛むことに問題があるのかもしれません。咬筋や側頭筋を優しくマッサージして緊張をほぐしましょう。

　もう一つ、歯医者さんでなくてもできること、それは心のケアです。顎関節症は精神的ストレスと関係の深い疾患であることがわかってきました。夜間の歯ぎしりやくいしばりもストレスが強いと起きます。咀嚼筋は三叉神経の第3枝、下顎神経の支配です。心の問題が脳神経を通じて咀嚼筋を収縮させるのでしょう。

知っておきたいポイント

- 側頭筋と咬筋は外から触れる咀嚼筋
- 咀嚼筋をほぐすと顎関節症が少し和らぐ
- 顎関節症では精神的ストレスにも対処する

咀嚼筋マッサージ

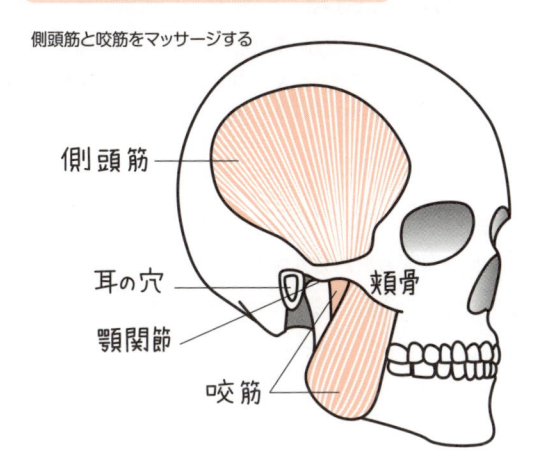

側頭筋と咬筋をマッサージする

- 側頭筋
- 耳の穴
- 顎関節
- 頬骨
- 咬筋

咀嚼筋の硬さが左右で違う人は噛む時に左右の歯を偏って使っている
咀嚼筋が硬い人はくいしばりや歯ぎしりをしているかも…

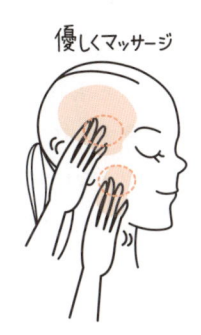

優しくマッサージ

ストレスと顎の障害

ストレスがあると、顎にも影響が出る

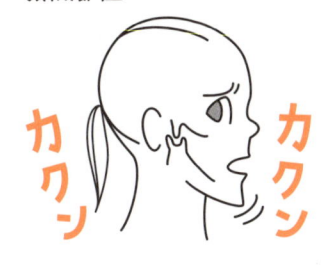

顎関節症　カクン　カクン

夜間の歯ぎしり・食いしばり　ギリギリギリ

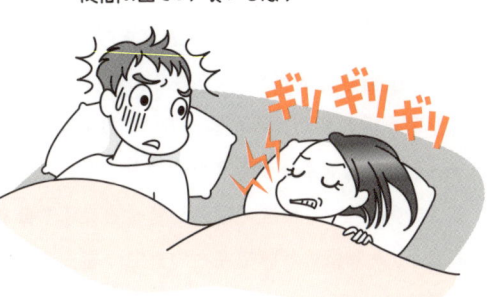

顎関節症の原因

筋肉	咀嚼筋の問題	筋肉の凝りや炎症
関節	顎関節の問題	変形性関節症（関節軟骨が削れる、骨棘ができるなど）
		関節円板がずれたり変性したりする（よく音がする）
		関節包や靱帯などの障害
歯	噛み合わせなど	虫歯や歯槽膿漏の痛み、歯がきちんと噛み合わないために関節や筋に負担
心	精神的ストレスやうつ病などが関わって痛みが生じる 肩こりや頸の痛みを伴うことも多い	

5-6. 背骨の曲がり　円背と側弯

背中が丸くなっていてると猫背といいますが、子供とおばあちゃんの場合とでは違う場合があります。子供はしゃきんとできるけれどおばあちゃんはどうしても曲がったまま…それは猫背とはいわないのです。

　脊柱はもともと前後に自然な弯曲を描いています。でも、その弯曲がきつくなったり、あるいはまっすぐや逆向きになったりするのは異常で、体に大きな負担がかかります。また、脊柱が横方向に曲がる**側弯**も弯曲の異常です。

　こうした背骨の曲がりは、椎骨の形が変わる、あるいは筋肉が萎縮するなどして戻すことのできない「構造性」のものか、それとも単なる姿勢の変化かを区別して考えます。つまり、片方の腰が痛ければ背骨を横に曲げて側弯するし、お腹が痛くて前屈みになることもありますが、それらは背骨そのものが曲がっているのとは違いますね。胸椎の後弯が増加して背中が丸くなっている状態も、姿勢の問題なら**猫背**、直せないものは**円背**といいます。円背は高齢者に多く、加齢によって椎骨に変形性関節症が起きたり、骨粗鬆症によって椎骨が潰れたり脊柱起立筋が萎縮したりして起きます。頸が下がるので肩や頸がこりやすく、横隔膜や肋間筋の動きも妨げられるので呼吸も浅くなることがあります。一度起こると元には戻らないので、無理矢理姿勢を正そうとせず、さらに進行させないよう背筋の筋力低下を防ぎます。

　側弯が構造性かどうかは、座ってお辞儀をした姿勢を、背中から見るとわかります。その状態で弯曲が消えれば姿勢の問題、消えない場合は弯曲が固定している構造性の側弯です。直立の状態で背骨を見ても曲がっているようには見えない軽度の側弯も、お辞儀の状態で左右の背中の高さを比べると見つけることができます。

　側弯で一番多いのは原因不明の突発性側弯症で、10歳前後の児童、特に女子に発症します。そのため日本では学校検診で側弯を早期発見するようになっています。肩こりや腰痛、疲労感が出やすいなどの症状がありますが、軽い場合は自覚症状がない人もいます。弯曲が強く進行した場合は、胸部内臓が圧迫されるなどの障害が出るので、専門医に相談しましょう。

✴ 知っておきたいポイント ✴

- 脊柱の弯曲異常は構造性か単なる姿勢の問題かを区別する
- 構造性の脊柱弯曲は戻らないので、進行を予防する
- 軽い側弯は座ってお辞儀で発見する

背骨のまがり

同じように背中（脊柱）が曲がっていても…

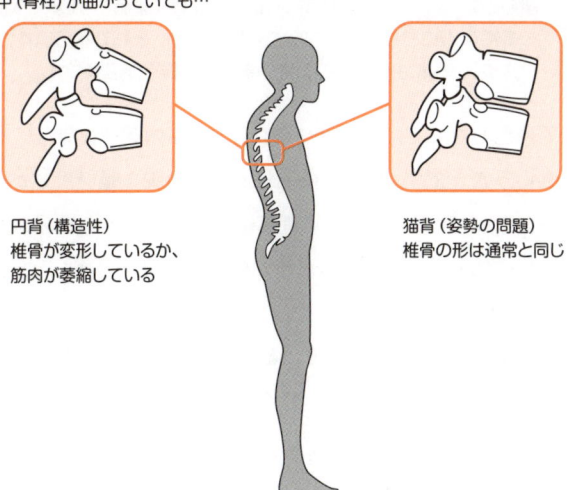

円背（構造性）
椎骨が変形しているか、
筋肉が萎縮している

猫背（姿勢の問題）
椎骨の形は通常と同じ

側弯の見分け方

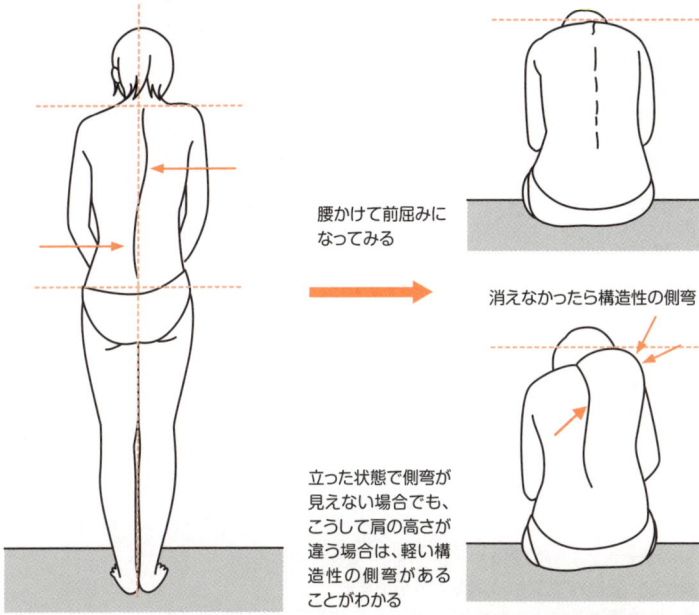

一見曲がっているように見えても…

弯曲が消えれば腰痛などが原因の姿勢の問題

腰かけて前屈みに
なってみる

消えなかったら構造性の側弯

立った状態で側弯が
見えない場合でも、
こうして肩の高さが
違う場合は、軽い構
造性の側弯がある
ことがわかる

背中の左右の高さの違いに着目する

第2章　からだの悩みを医学の目で「診る」

5-7. 腰痛・ぎっくり腰のいろいろ

腰痛の原因は1つではありません。突然、腰に動けないほどの痛みが起きる…多くの人におなじみのぎっくり腰ですが、それですらいくつも原因があります。原因によって対処も違いますから鑑別が必要です。

腰痛でまず確認しなくてはならないのは、それが内臓や血管、がんなどによる痛みではないということです。お腹の痛みはみんな内臓を疑いますが、腰痛はそうではありません。でも、膵臓や腎臓など背部に痛みが出やすい臓器もありますし、内臓による痛みは必ずしもその内臓の場所が痛むとは限りません。決して多くはありませんが、これを確認するのは大切なことです。体を動かさなくても痛い、夜間に痛い、なかなか治らず次第に悪化している、熱がある、などの症状がある時は、激しい腰痛でなくても、必ず医師に相談してください。

さて、内臓は大丈夫としても、腰痛にはいろいろな原因があります。急に起きた激烈な腰痛を俗にぎっくり腰といいますが、それですら同じ原因でくくれません。問題は、筋肉・筋膜、骨、関節、神経それぞれにあり、それらが絡み合った場合もあります。障害が筋肉（筋膜）だけの時は、ものすごく痛いですが、あまり心配はいりません。そして、無理のない範囲で少し動いた方が早く良くなります。動いた方が血が巡り、修復されやすいからです。一方、骨や関節の問題で腰痛がひどい時は安静が必要です。上下に重なる椎骨の間には小さい関節がいくつかあり、そうした部位が損傷している場合があります。腰椎では、本来連結している上下の椎骨が分離したり、前後に滑って位置関係がずれることもよくあります。高齢者や糖質コルチコイド薬を内服している人は、骨が弱くなり腰椎が潰れる圧迫骨折が起きることもあります。腰椎椎間板ヘルニアによる痛みは、椎間板が飛び出て脊髄神経を圧迫した時に起こります。圧迫された感覚神経の担当部位が痛み、坐骨神経の場合は痛みは腰だけでなく下肢にも及びます。神経痛は急性期以外は温めると良くなる場合が多いので、保温に努めてください。痛み以外にしびれや筋力低下がある時は、ヘルニアや脊柱管狭窄によって脊髄が圧迫されている場合もあるので精査が必要です。

知っておきたいポイント

- 安静時痛、夜間痛、悪化する慢性痛は内臓疾患を疑う
- 筋肉・筋膜の問題は少し動きながら治す
- 骨や関節や椎間板ヘルニアなどによる神経圧迫で腰痛が起きる

腰痛の原因いろいろ

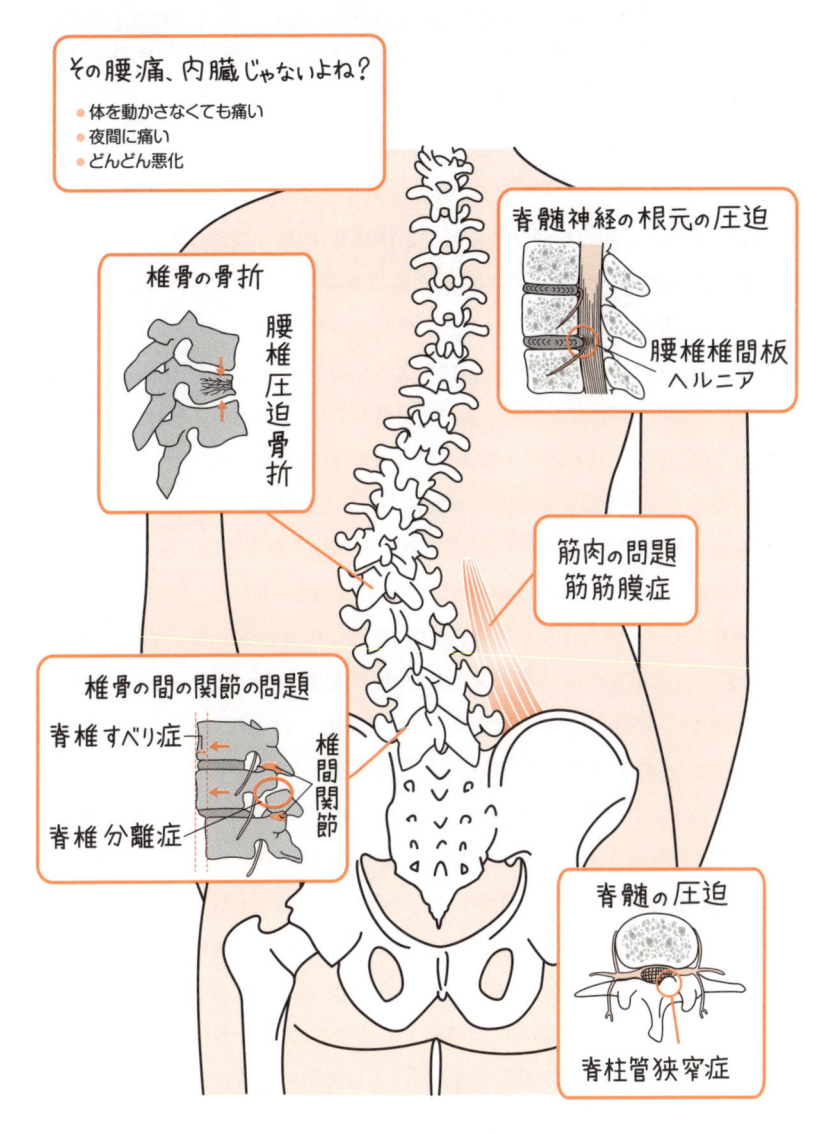

その腰痛、内臓じゃないよね？
- 体を動かさなくても痛い
- 夜間に痛い
- どんどん悪化

椎骨の骨折
腰椎圧迫骨折

脊髄神経の根元の圧迫
腰椎椎間板ヘルニア

筋肉の問題
筋筋膜症

椎骨の間の関節の問題
- 脊椎すべり症
- 脊椎分離症
- 椎間関節

脊髄の圧迫
脊柱管狭窄症

腰痛の原因は…内臓、筋肉、骨、関節、神経のどれだろう？
それぞれに対処が違うので、まずは原因を探ろう！
（まれにだが、なかには心の問題で起きる腰痛もある）

6. 神経と感覚器に関わる困りごと

6-1. よく眠れない…

夜眠れないのはつらいもの。脳の活動を抑え眠りやすくする薬もありますが、まずは日中の生活から見直してみませんか？夜充分寝ているはずなのに昼間眠い人は、別の問題かもしれません。

睡眠には、脳の視床下部と脳幹が大きな関わりをもちます。視床下部には体内時計があり、人間はおよそ1日の周期で体が活動するようになっています（概日リズム）。**体内時計**は、毎朝光を浴びることで24時間に周期を調整しています。ですから、夜眠れず昼間眠いという、体内時計と睡眠覚醒のリズムがずれて眠りが乱れている人は、まず毎朝、朝の光を浴びて生活のリズムを取り戻しましょう。

体内時計の調整には、日中の生活習慣も大きく関わります。夜の不眠にだけ注目するのでなく、食事の時間など昼間の活動も見直しましょう。視床下部は感情の影響を強く受ける脳なので、精神的ストレスを減らす努力も必要です。また、脳幹には、感覚刺激に応じて大脳を目覚めさせる機能があるので、寝つきの悪い人は外部からの強い刺激をできるだけ少なくして、入眠時の睡眠環境を整えることも大切です。

睡眠の中にもリズムがあります。脳波で見ると、眠りに入ると脳の活動はだんだん緩やかになり、一晩のうちに約90分周期で浅い眠りと深い眠りが繰り返されます。この緩やかな脳波の睡眠を**ノンレム睡眠**（徐波睡眠）といい、その中に時々、**レム睡眠**と呼ばれる起きて活動しているかのような脳波が現れ、呼吸や心拍数が乱れます。この時、その人は活動的な夢を見ていますが、骨格筋は弛緩しています。レム睡眠がなぜあるのかはわかっていませんが、レム睡眠が充分あった方が熟睡感があり、日中の気分も違うようです。ところが、ある種の睡眠薬はレム睡眠を奪います。不眠は、まず生活から原因を取り除くことを考え、薬は最小限にしましょう。

睡眠時間は充分なはずなのに昼間眠い、という人は**睡眠時無呼吸症候群**かもしれません。睡眠中に舌根が下がって気道が塞がり、呼吸が止まるのです。延髄が血中CO_2濃度の上昇を察知して強制的に呼吸を再開するので死ぬことはないのですが、眠りが浅くなります。日中の眠気が消えない人は専門医に相談してみましょう。

※ 知っておきたいポイント ※

- 朝の光は体内時計を24時間周期にリセットしてくれる
- 睡眠はレム睡眠とノンレム睡眠のバランスが大切
- 睡眠時無呼吸症候群は日中の眠気を増大させる

体内時計と睡眠リズム

人間の体内時計はおよそ1日の周期＝「概日リズム（サーカディアンリズム）」
社会生活も概日リズムや睡眠覚醒リズムの時間あわせに貢献する

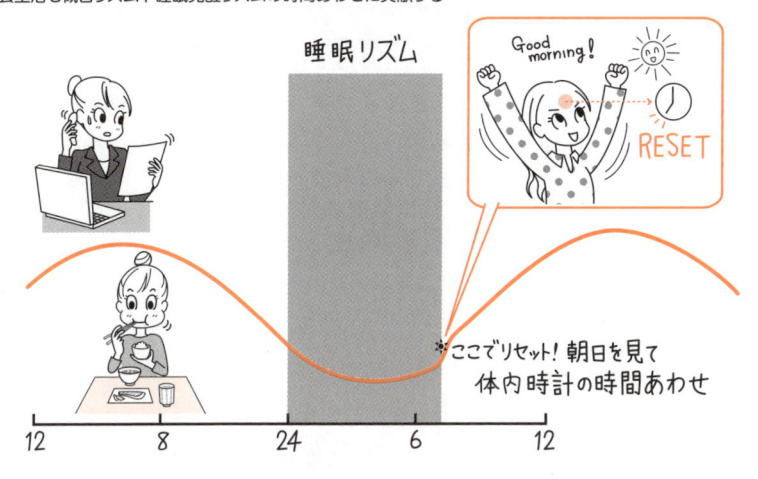

睡眠リズム

Good morning!
RESET

※ここでリセット！朝日を見て体内時計の時間あわせ

レム睡眠・ノンレム睡眠と周期

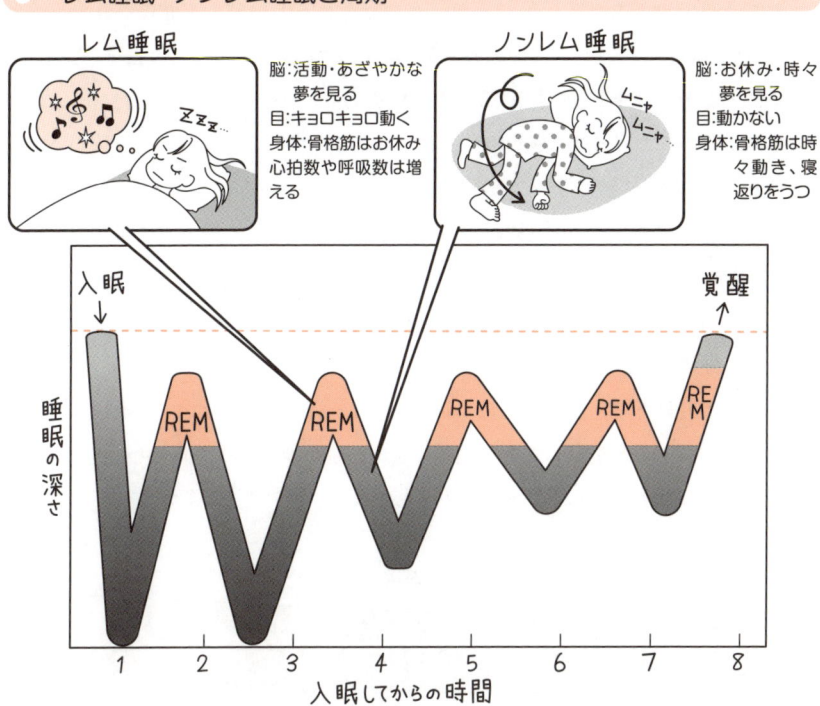

レム睡眠
脳：活動・あざやかな夢を見る
目：キョロキョロ動く
身体：骨格筋はお休み
心拍数や呼吸数は増える

ノンレム睡眠
脳：お休み・時々夢を見る
目：動かない
身体：骨格筋は時々動き、寝返りをうつ

入眠 → 覚醒
睡眠の深さ
入眠してからの時間

6-2. 坐骨神経をたどろう

坐骨神経は腰椎や仙骨から出る太くて長い脊髄神経で、お尻から足の先まで通っています。坐骨神経痛といっても、広く腰痛から足先のしびれまで。どこが痛い？そして原因は坐骨神経のどの部位？

坐骨神経は、殿部から出て、大腿後面、下腿そして足の筋肉や皮膚を支配する長くて太い神経です。神経は、先が枝分かれしているように見えますが、1本の軸索が枝分かれしているのではなく、電気のケーブルを束ねるように、違う神経が根元の方で束になっていることをまず理解しましょう。坐骨神経もそうした神経束の総称です。束をばらせば、中には末端と同じ名前のさらに小さい束が出てきます。

坐骨神経の経路を中枢から辿りながら、神経が圧迫されやすい部位もみていきましょう。坐骨神経は仙骨神経叢から出てきます。ですからまずは下部脊髄や、L4～S3周辺の椎間板ヘルニアによる脊髄神経の根元の圧迫で、しびれが起きることがあります。その場合は下肢の異常だけでなく腰痛や殿部痛も起きます。

その後、坐骨神経は殿部で梨状筋の中や下を通って骨盤の外に出てきます。そのため梨状筋が硬くなって坐骨神経が締めつけられると殿部や下肢に痛みが出ます（**梨状筋症候群**）。梨状筋は大殿筋の深部、お尻の横に出ている骨（大転子）と坐骨結節の間あたりに掌を置き、股関節を外旋する（足先を外側に向ける）とグッと収縮する筋群の中にあります。場所の見当がついたらお尻や下肢の痛みの原因が梨状筋ではないか、触って硬さをみてみましょう。

坐骨神経は骨盤を出ると、殿部から大腿の後面を通って、後面の脛骨神経と前面へ行く総腓骨神経の2つに分かれます。脛骨神経は膝の後ろから下腿後面を通り、足底まで行きます。総腓骨神経は下腿の前外側へ向かい、浅腓骨神経と深腓骨神経の2つに分かれて足背（足の甲）も支配します。

総腓骨神経は下腿前面に行く時に腓骨頭の下を通り圧迫されやすいので、寝たきりの人は枕などで股関節の向きを調整しないと腓骨神経麻痺を起こし、足のつま先がだらんとして上げられない症状がみられることがあります（**下垂足**）。

✺ 知っておきたいポイント ✺

- 坐骨神経は、大腿後面と下腿・足の全てを支配する
- 下腿後面の脛骨神経と前面の腓骨神経も坐骨神経の枝
- 坐骨神経は、腰椎、梨状筋、腓骨頭周辺で圧迫を受けやすい

坐骨神経の走行

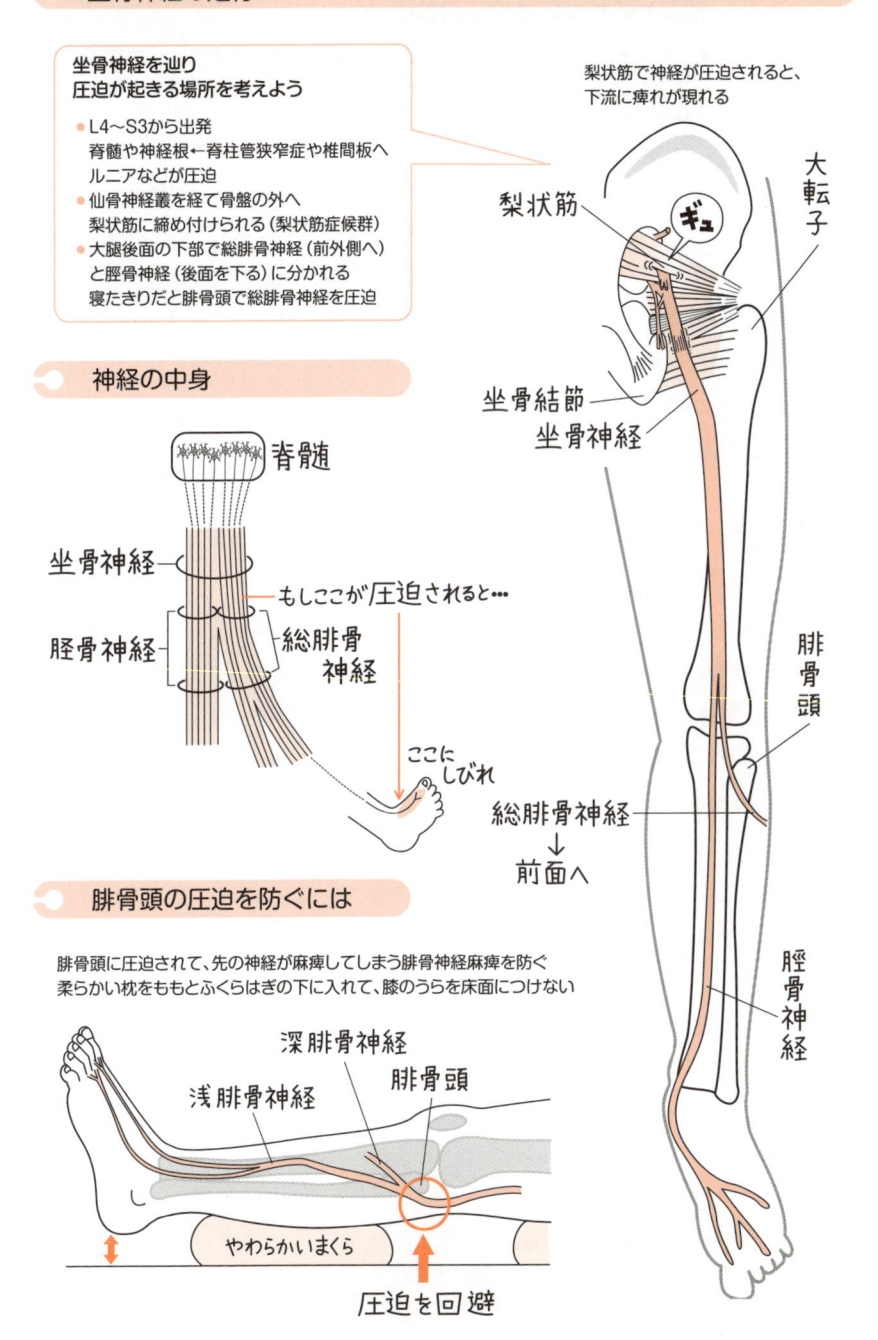

坐骨神経を辿り圧迫が起きる場所を考えよう
- L4〜S3から出発
  脊髄や神経根←脊柱管狭窄症や椎間板ヘルニアなどが圧迫
- 仙骨神経叢を経て骨盤の外へ
  梨状筋に締め付けられる（梨状筋症候群）
- 大腿後面の下部で総腓骨神経（前外側へ）と脛骨神経（後面を下る）に分かれる
  寝たきりだと腓骨頭で総腓骨神経を圧迫

梨状筋で神経が圧迫されると、下流に痺れが現れる

梨状筋　ギュ
大転子
坐骨結節
坐骨神経
腓骨頭
総腓骨神経
↓
前面へ
脛骨神経

神経の中身

脊髄
坐骨神経
脛骨神経
総腓骨神経
もしここが圧迫されると…
ここにしびれ

腓骨頭の圧迫を防ぐには

腓骨頭に圧迫されて、先の神経が麻痺してしまう腓骨神経麻痺を防ぐ
柔らかい枕をももとふくらはぎの下に入れて、膝のうらを床面につけない

深腓骨神経
浅腓骨神経
腓骨頭
やわらかいまくら
圧迫を回避

6-3. 軽いマヒは自然に治る？

彼女に腕まくらで良い気分で寝て、起きてみたら手が幽霊のように下がったまま力が入らない！一生このまま？と青くならなくても大丈夫です。末梢神経の不全麻痺について学びましょう。

　上のように寝て起きたら手が上がらない、という症状は、橈骨神経麻痺による下垂手です。腕まくら以外に、電車の端の座席や車椅子などで、腕を手すりなどに当てたまま寄りかかって寝た場合にもよく起きます。また、上腕骨の骨折や包帯をきつく巻いた時もなることがあります。橈骨神経は上肢の後面を支配する神経で、腋窩を通る腕神経叢から出て上腕骨に沿って後面に回るので、腋窩や上腕の圧迫で影響を受けやすいのです。麻痺で親指の根元の感覚も鈍ります。同様に、腓骨神経麻痺（2-6-2）では足がだらんと垂れる下垂足が起きます。

　このようになると、みんなとても驚いて一生そのままかと恐怖に駆られますが、橈骨神経に限らず、末梢神経の不全麻痺（少し動かせる程度の麻痺）のほとんどは時間がたてば自然に治ります。圧迫によって血流が途絶えたり潰れたりして損傷したのは神経の軸索、つまり神経細胞の突起です。軸索に栄養を送る末梢神経の本体（細胞体）は脊髄の中や脊髄のすぐ近くにあって無事です。さらに、圧迫による麻痺の場合は、神経の再生に重要な役割を果たす支持細胞と神経細胞との関係が保たれています。そのため、軸索は壊れても再生し、少しずつ修復されていきます。腰椎の椎間板ヘルニアでも、重症だと一時的に下肢が麻痺することがありますが、神経の圧迫が取れて時間がたてば、自然にまた歩けるようになってきます。事故などで末梢神経が切断されてしまった場合も、神経細胞や支持細胞の損傷の程度が小さければ、ある程度は良くなります。焦らず、麻痺した部位を温かくし、マッサージなどして血流を良くし、軸索の伸長を手助けしてあげましょう。筋力低下を防ぐために動かせる範囲で動かし、栄養も摂り、ゆったり構えてリハビリしましょう。

　残念ながら、中枢神経はしくみが違って、末梢神経のようには再生しません。原因不明で麻痺が起こった時は、脳や脊髄の問題がないかどうかも確認します。

知っておきたいポイント

- 上腕の圧迫で橈骨神経麻痺による下垂手が起こる
- 腓骨神経（坐骨神経）麻痺で下垂足が起きる
- 圧迫による末梢神経の不全麻痺は自然に治ることが多い

腕まくらでしびれる…

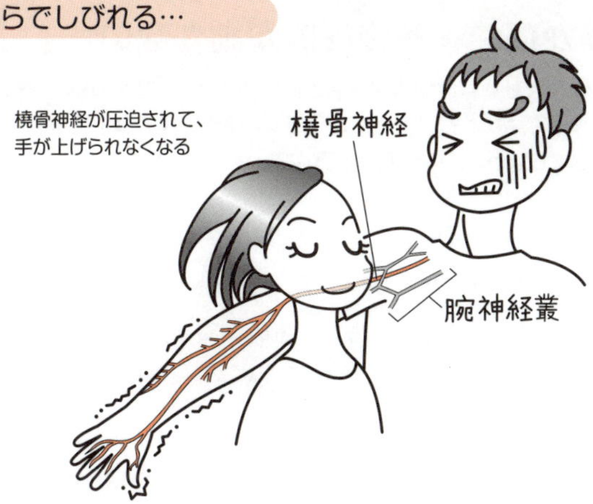

橈骨神経が圧迫されて、手が上げられなくなる

橈骨神経

腕神経叢

橈骨神経麻痺

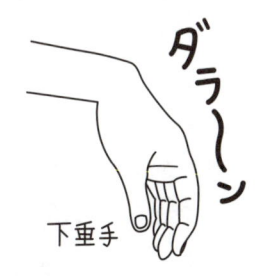

ダラ〜ン

下垂手

手が幽霊のように垂れて上げられない

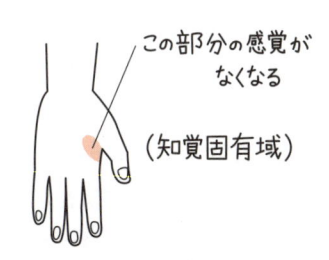

この部分の感覚がなくなる
（知覚固有域）

手背（手の甲）の親指の付け根の感覚が鈍くなる

末梢神経の再生

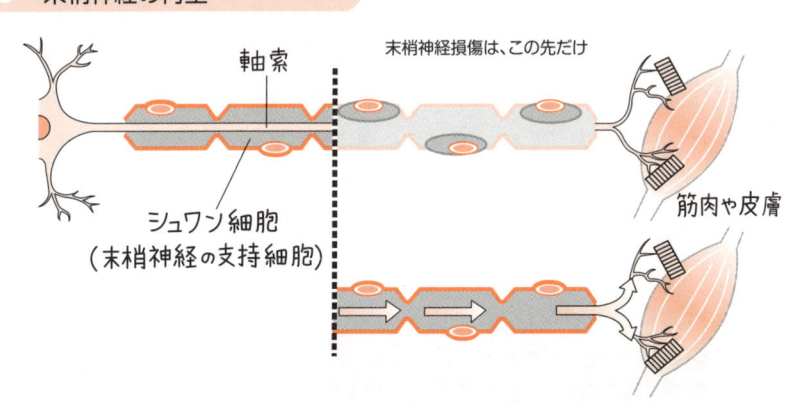

軸索

末梢神経損傷は、この先だけ

シュワン細胞
（末梢神経の支持細胞）

筋肉や皮膚

シュワン細胞（神経の支持細胞）があれば、神経の軸索が再生して伸び、再び筋線維に連絡できる！

第2章　からだの悩みを医学の目で「診る」

6-4. 顔が痛い　顔の皮膚が動かない

「顔が痛い」病気は顔面神経痛とはいいません。顔面の痛みを伝えるのは顔面神経ではなく三叉神経だからです。顔面神経麻痺と三叉神経痛について学びましょう。ベル麻痺には顔のマッサージも効果的！

まず、**顔面神経麻痺**をみていきましょう。顔面神経が麻痺すると顔の半側の皮膚が動かず、目や口が閉じられなくなります。顔面神経は唾液の分泌や味覚も担当するので、味がしなくなる場合もあります。原因は脳か末梢かに分けられます。脳の問題で起きた顔面神経麻痺ではおでこのしわ寄せができるため、これができる方がむしろ問題が深いのです。

末梢性でも、帯状疱疹（たいじょうほうしん）ウイルスの感染で起きた顔面神経麻痺は、それ以外に耳周辺に水疱や痛みが出て耳の障害を残すこともある（**ラムゼイハント症候群**）ので、こうした症状に注意し、早く受診することが重要です。

原因不明の末梢性顔面神経麻痺は**ベル麻痺**といいます。冷風に長時間顔を当てたり、風邪を引いた後などに起こりやすいようですが、原因ははっきりしていません。ベル麻痺の多くは時間がたてば自然に治りますが、美容面でも精神的につらいので、早く治したいもの。マッサージや保温などで血流促進すると治癒は早まります。

顔面神経麻痺とは別に、三叉神経の障害で顔面の痛みが起きるのが**三叉神経痛**です。たいていは片側の上顎神経か下顎神経の領域で、くしゃみやあくび、髭剃り、洗顔、歯磨きなどがきっかけで電撃痛が起きます。多くは原因不明ですが、脳の腫瘍や動脈硬化も関わるので、痛みを放置せず検査しましょう。触れると痛みを誘発する部位（トリガーゾーン）があるので、そこをできるだけ触らないようにします。

実際には、腫瘍も動脈硬化もない若い人に、顔の両側があちこち痛いといったケースも多くみられます。これはおそらく本当の三叉神経痛ではなく、精神的ストレスが関わっているようです。その場合は逆に顔のマッサージで良くなることがあります。三叉神経が顔面に出てくる穴の位置を覚えて、そこを中心に優しくさすると良いでしょう。精神的なケアも必要です。

✴ 知っておきたいポイント ✴

- 中枢性の顔面神経麻痺ではおでこにシワがよる
- 末梢性の顔面神経麻痺で原因不明のものをベル麻痺という
- 三叉神経痛では痛みの誘発部位に触れない

おでこにしわがよったら…

左顔面の神経麻痺の場合

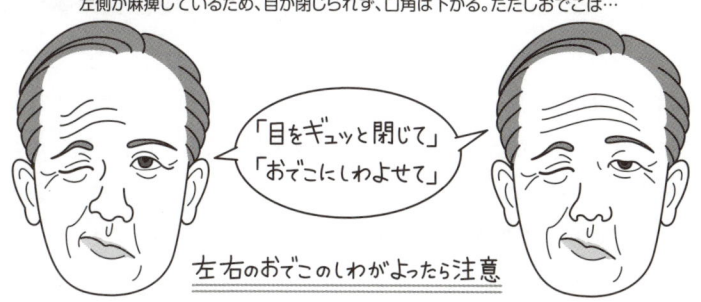

左側が麻痺しているため、目が閉じられず、口角は下がる。ただしおでこは…

「目をギュッと閉じて」
「おでこにしわよせて」

左右のおでこのしわがよったら注意

末梢性顔面神経麻痺
おでこにしわが寄せられない

中枢性顔面神経麻痺
おでこの麻痺がなく、しわを寄せることができる

三叉神経痛

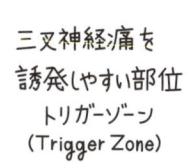

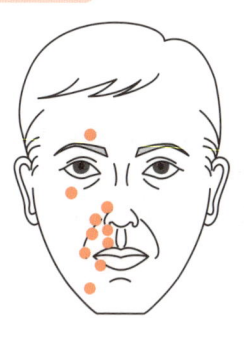

三叉神経痛を誘発しやすい部位
トリガーゾーン
(Trigger Zone)

三叉神経痛の場合、鼻〜上唇周辺の刺激で電撃痛が引き起こされることが多い。できるだけそうした部位に触らない

三叉神経が出てくる穴

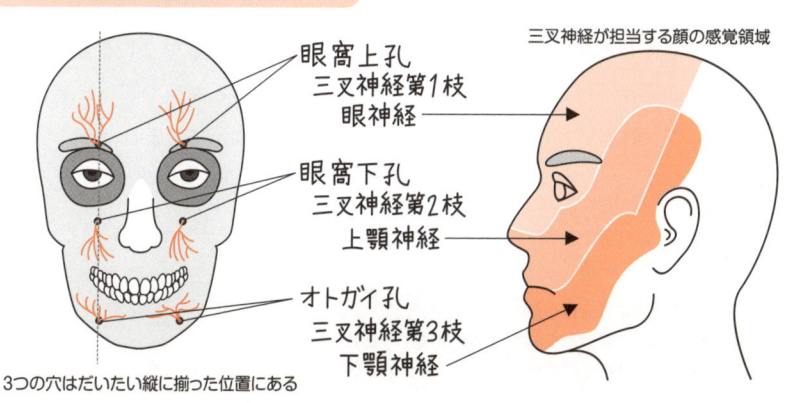

眼窩上孔
三叉神経第1枝
眼神経

眼窩下孔
三叉神経第2枝
上顎神経

オトガイ孔
三叉神経第3枝
下顎神経

3つの穴はだいたい縦に揃った位置にある

三叉神経が担当する顔の感覚領域

6-5. 皮膚に水疱ができて痛い

なんだか体がぴりぴり痛い、しばらくしてそこにプツプツ水疱ができてきた…帯状疱疹は体が弱った時に出てくるウイルスの病気ですが、神経と関係が深いので、神経痛も出てくるのです。触って大丈夫？

ウイルスは、DNAかRNAがタンパク質の殻を被ったものです。単独では何もできないのですが、生きた細胞に入ると自分の遺伝情報をコピーして増殖します。

帯状疱疹を起こすのはヘルペスというウイルスの一種で、子供におなじみの水痘（みずぼうそう）のウイルスです。子供の時に水痘にかかって治っても、ウイルスの一部は生き残って神経節（神経の細胞体の集まり）に潜みます。そのまま一生じっとしてくれていると良いのですが、宿主の体が弱った隙をついて増殖し、身体の片側の神経沿いに進出して、皮膚に帯状に水疱を作ります。ですから、帯状疱疹は高齢者や身体が弱った人、若くても過労などの時に出ることを覚えてください。

どの神経にも起こり得ますが、特に、顔面※（三叉神経）、体幹（肋間神経）、下肢（坐骨神経）に出ることが多いので、こうした部位に痛みが続く時は水疱が出てこないか皮膚を観察しましょう。疱疹の出現前後に、顔面の場合は頸、下肢の場合は鼠径部のリンパ節が腫れることがあります。疱疹はしばらくすると治りますが、あまりひどくなると神経痛だけが長く残りますので、早期から抗ウイルス剤などで治療することが重要です。このウイルスは水痘にかかった人ならみんな自分の体内にもっていて、普通の免疫のある大人にうつることはないので、通常は帯状疱疹の出ている人に触ることを恐れる必要はありません。

しかし、ヘルペスウイルスの仲間でも、唇や陰部の周囲にできる**単純疱疹**のウイルスはまた別のウイルスです。単純疱疹は接触でうつり、性行為でも感染します。一度感染すると神経節に潜伏し、体が弱った時に疱疹が出るということを繰り返します。単純疱疹は、大人は大丈夫でも、乳幼児が感染すると肺炎や脳炎を起こし命に関わるので、疱疹が出ている人は乳幼児には触れないようにしましょう。

※ラムゼイハント症候群：水痘・帯状疱疹ウイルスは、顔面神経、三叉神経、内耳神経などを障害するため、顔面の麻痺や痛み、聴覚障害やめまいを起こす（2-6-4参照）。

知っておきたいポイント

- 帯状疱疹は身体が弱ると水痘のウイルスによって起こる
- 帯状疱疹はひどくなると疱疹が消えた後にも神経痛が残る
- 単純疱疹は性行為など接触によって感染する

ウイルスって何？

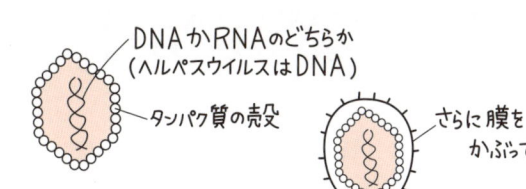

- DNAかRNAのどちらか（ヘルペスウイルスはDNA）
- タンパク質の殻
- さらに膜をかぶっているものも多い

帯状疱疹ウイルスは神経節に潜む

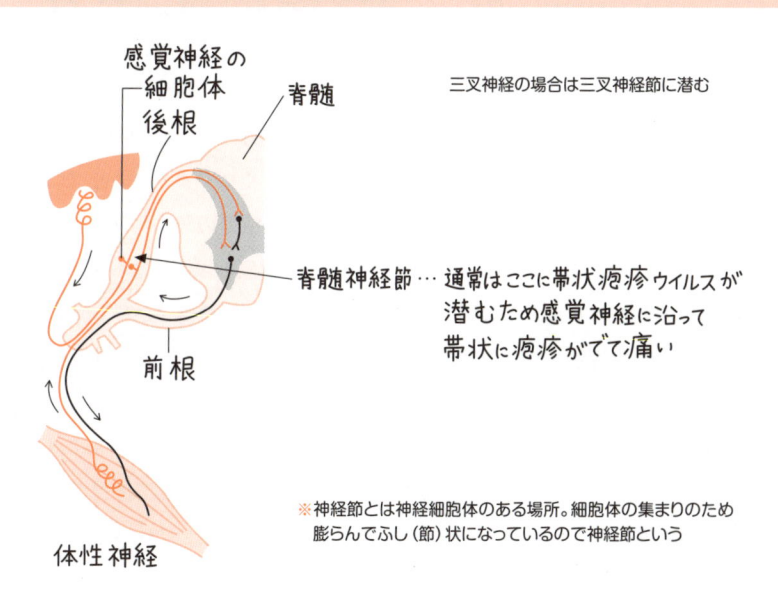

- 感覚神経の細胞体
- 後根
- 脊髄
- 前根
- 体性神経

三叉神経の場合は三叉神経節に潜む

脊髄神経節…通常はここに帯状疱疹ウイルスが潜むため感覚神経に沿って帯状に疱疹がでて痛い

※神経節とは神経細胞体のある場所。細胞体の集まりのため膨らんでふし（節）状になっているので神経節という

帯状疱疹の出やすい部位

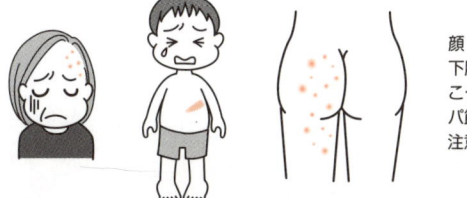

顔（三叉神経）、体幹（肋間神経）、お尻や下肢（坐骨神経など）
こうした場所がピリピリしたり近くのリンパ節が腫れたりしたら水疱が出てこないか注意！

6-6. この頭痛はどの頭痛？

頭が痛くてマッサージしたら、この前は楽になったのに、今回はよけいにひどくなってしまったということはありませんか？頭痛にもいくつかの原因があり、それに応じて対処が違うのです。

頭痛の多くは**緊張型頭痛**か**片頭痛**(へんずつう)(「偏」頭痛の表記は医学的には誤り)のどちらかです。緊張型の頭痛は頸や肩などの筋肉の緊張が原因で、頭が締めつけられるような痛みが起きます。筋肉のコリを取る入浴やリラックスで良くなります。

片頭痛では、脳の血管が拡張して周囲の神経を刺激するために脈打つような痛みが起き、マッサージなどで血行を良くすると逆にひどくなる場合があります。ストレスなどの刺激により脳の血管が収縮した後にリラックスすると、反動で血管はより大きく拡張するので、仕事や学校から解放された休日ごとに片頭痛が起きる人もいます。女性の場合は、エストロゲンが血管の運動に関わるので、排卵や月経など女性ホルモンの変動が起きる時に片頭痛を起こしやすくなります。チョコレートやチーズなど血管拡張物質を含む食物、山や飛行機など空気の薄い場所、急な温度変化、空腹、飲酒など、血管を拡張させることは全て片頭痛の原因となりえます。

片頭痛は片側だけが痛むとは限りません。頭痛以外に吐き気や、音や光の刺激に敏感になるなどの症状を伴います。このような特徴を知って、血流促進で楽になる緊張型頭痛と区別することが必要です。

でも実際は、両方のタイプが混ざって頭痛が起きていることもよくあります。働き盛りの男性の場合は、そのどちらでもなく、内頸動脈が拡張して片目の奥がズキズキ痛む**群発頭痛**(ぐんぱつ)かもしれません。頭痛薬の乱用で逆に頭痛を悪化させることもあるので、自己判断で市販の薬を飲み続けるのは止め、専門医に相談しましょう。

このうちどの頭痛でも、精神的ストレスを溜めない、適度な睡眠と休養を取ることが重要です。予防目的なら片頭痛にもリラックスやマッサージも良い手段でしょう。しかし、頭痛には、脳や甲状腺や鼻や目の病気など、別の要因が隠れている場合もあります。特に激烈な痛みや嘔吐がある時は、必ずすぐに受診してください。

✦ 知っておきたいポイント ✦

- 頭痛の多くは、緊張型頭痛か片頭痛
- 筋緊張型の頭痛は肩や頸のコリをほぐすと良くなる
- 片頭痛は脳の血管が拡張して起こる

筋肉の緊張で…緊張型頭痛

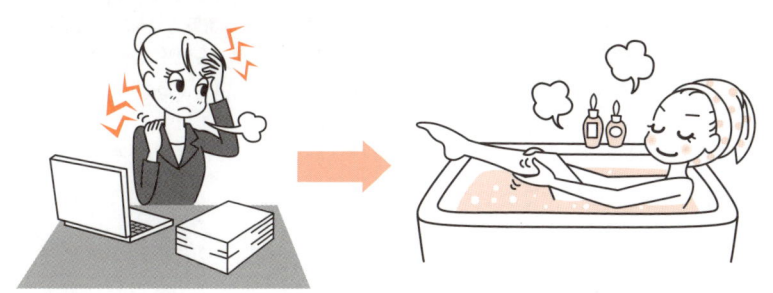

リラックス・入浴・マッサージなどで筋肉のコリを取ると楽に

脳血管の拡張で…片頭痛

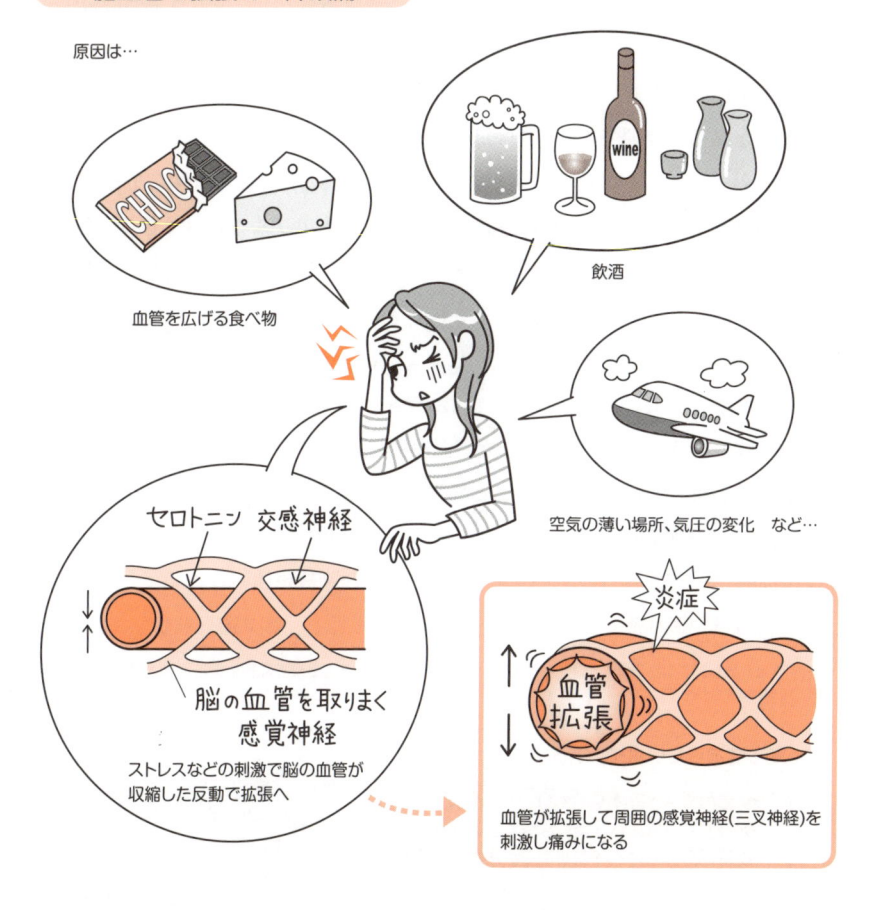

原因は…

血管を広げる食べ物

飲酒

空気の薄い場所、気圧の変化　など…

セロトニン　交感神経

脳の血管を取りまく感覚神経

ストレスなどの刺激で脳の血管が収縮した反動で拡張へ

炎症

血管拡張

血管が拡張して周囲の感覚神経(三叉神経)を刺激し痛みになる

6-7. 白内障と緑内障ってどう違う？

目がよく見えなくなる疾患に白内障と緑内障があります。それらは目のどこが問題なのでしょうか？それに、ただの疲れ目や老眼とはどこが違うのでしょうか？ポイントとなる目の部位の名前を覚えましょう。

白内障は水晶体（レンズ）が白く濁る病気です。本来透明なはずの水晶体が濁るので、光が充分通過せず、霞がかかったように見えるようになります。瞳孔と虹彩を透かして白くなった水晶体が見えるので、白内障の人は実際に黒目が白っぽく見えます。一度濁った水晶体は元に戻らないので、失明するほどになれば手術で人工のレンズを入れます。白内障は老化が原因の1つで高齢になるほど増えますが、目に入る紫外線の量も大きく影響します。帽子やサングラスやUVカットのめがねなどで若い頃から紫外線から目を守りましょう。糖尿病やアトピー性皮膚炎の合併症で白内障が起きることもあります。妊娠初期の女性が風疹に感染すると、生まれる子供が先天性の白内障になることがありますから妊婦は注意が必要です※。

老眼も水晶体の問題ですが、白内障のように濁るわけではありません。水晶体は若い頃はみずみずしく弾力があります。近くを見る時には毛様体の中の筋肉が収縮して水晶体を引っ張る糸を緩め、水晶体は自らの弾力でプルンと厚くなり、近くに焦点が合います。しかし、歳をとって弾力がなくなった水晶体は厚くなりにくいのです（遠くを見る時は水晶体は引っ張られて薄くなるので近くを見る時ほど影響は受けません）。そのため、老眼は近くが見えないという不便が最初に生じます。

毛様体筋が一時的にうまくはたらかずピントが合わなくなるのは、老眼ではなく疲れ目です。若い人でもパソコンなどで長時間目に負担をかけると起こります。

緑内障は、水晶体と角膜の間にある**眼房水**が増えるために起こります。眼房水が何かの理由で角膜の隅にある排水口（シュレム管）から排出されずに溜まると、目の内部の圧力が高まります。長い間それが続くと視神経が圧迫されて視力障害が起こってきます。緑内障は中年以降に増えるので、検診を受けて進行を防ぎましょう。

※妊娠初期の風疹感染は、流産や死産、胎児の目や耳や心臓など多くの臓器を障害する危険がある。風疹に免疫のない女性は妊娠前にワクチン接種を考えよう。

★ 知っておきたいポイント ★

- 白内障は水晶体（レンズ）が濁る病気
- 老眼では水晶体が硬くなって遠近調節がうまくいかない
- 緑内障は眼房水が溜まって眼圧が上がるために視神経が障害される病気

白内障はレンズが濁る

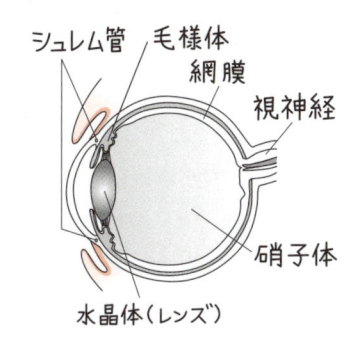

- シュレム管
- 毛様体
- 網膜
- 視神経
- 硝子体
- 水晶体（レンズ）

眼房水がたまる緑内障

通常、眼房水は毛様体で作られ、シュレム管から出ていくが、眼房水が排出されずに増加

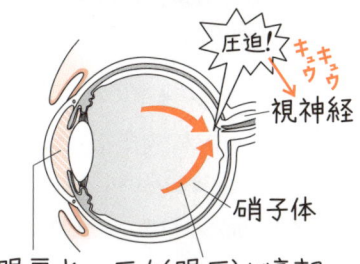

圧迫！ キュキュウ

- 視神経
- 硝子体
- 眼房水
- 圧力（眼圧）が高まる

原因は目の前の部位だが、圧迫されて眼圧が高まり、影響を受けるのは、後ろの網膜や視神経

レンズが厚くならない老眼

- 虹彩
- 毛様体
- 角膜
- 毛様体小体
- 水晶体

毛様体筋が収縮して突き出すと、毛様体小帯がゆるんで水晶体が厚くなる

正常な状態

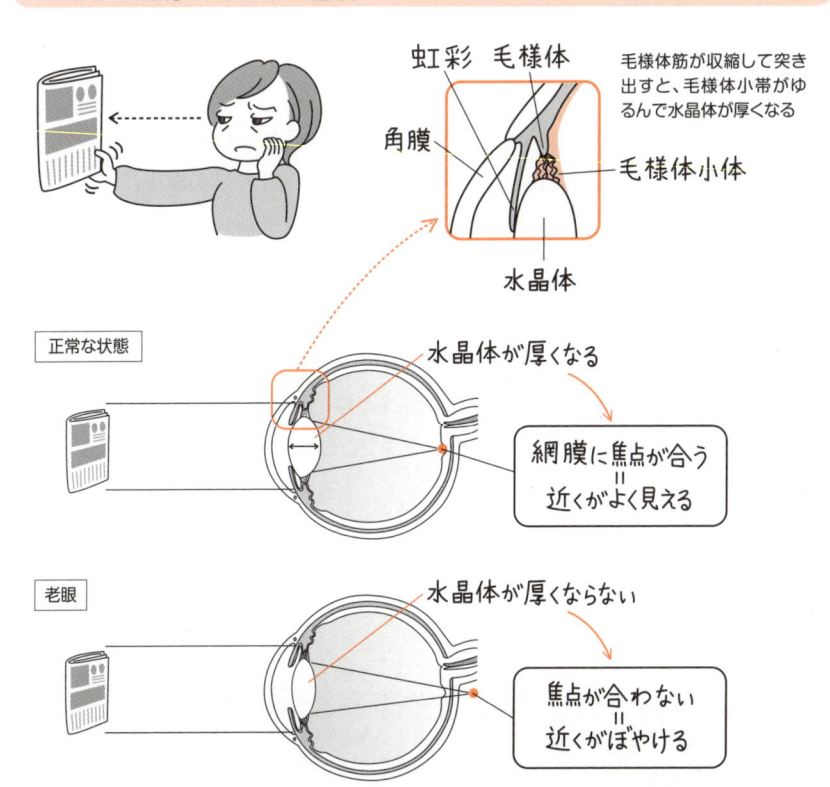

水晶体が厚くなる
→ 網膜に焦点が合う
＝ 近くがよく見える

老眼

水晶体が厚くならない
→ 焦点が合わない
＝ 近くがぼやける

第2章　からだの悩みを医学の目で「診る」

6-8. めまいは何科のお医者さん？

めまいを起こす原因は実に様々、どんなものがあるか一通りみてみましょう。原因が多すぎて何科の医者に行けばいいか悩みますが…耳鼻科がいいかもしれません。特にぐるぐる回っていたら原因は耳です。

めまいの原因は本当にたくさんあります。目や耳の障害、貧血など血液の病気、心臓や血管の病気、血圧の変化、糖尿病や更年期障害や甲状腺の病気などホルモンの病気、脳腫瘍や脳卒中など脳の問題（大脳、小脳、脳幹それぞれ）、脊髄の病気、自律神経失調症、うつ病など精神疾患、精神的ストレスが引き金になるものなど、いろいろな病気や障害がめまいを起こす可能性があります。起立性低血圧（2-2-2）や過換気症候群（2-2-4）も人によってはめまいと認識されます。

こんなにたくさん原因があったら、めまいに悩む人は何科のお医者さんに行けば良いか迷うでしょう。めまいとともに吐き気や体のしびれや言葉が出ないなどの症状がある時は脳の問題が考えられます。脳神経外科や神経内科に行きましょう。

そうでなければ、とりあえずは耳鼻科に行くと良いでしょう。めまいの多くは耳からきています。まず耳鼻科のお医者さんに耳に原因があるかどうかを判断してもらい、耳でないならどこに行けば良いのか、アドバイスをもらいましょう。

耳が原因ならば、多くは耳鳴りや難聴が伴い、前庭や半規管の障害によるぐるぐる回る回転性のめまいが起きます。例えば、前庭で傾きを検知している砂（耳石）が剥がれると、頭の向きによって、回転を感じる半規管に耳石が入り込み、めまいを起こします。

また、内耳では骨迷路という骨の鋳型の中に膜迷路という袋が入っていて、両者の中はリンパ液で満たされています。骨迷路と膜迷路の間のリンパ液を外リンパ、膜迷路の中のリンパ液を内リンパといいます。この内リンパが何らかの原因で増えすぎ、ひどい回転性のめまいが起きるのがメニエール病です。聴覚や平衡覚の受容器は全て膜迷路の中にあるため、内リンパのむくみで難聴やめまいが起きるのです。内耳神経のうち前庭に行く前庭神経が炎症を起こしてもめまいが起きます。

知っておきたいポイント

- めまいは、耳の他に脳や全身に原因がある
- 吐き気やしびれや麻痺を伴うめまいは脳の問題を疑う
- 耳が原因のめまいは回転性で難聴や耳鳴りを伴うことが多い

めまいとともに…

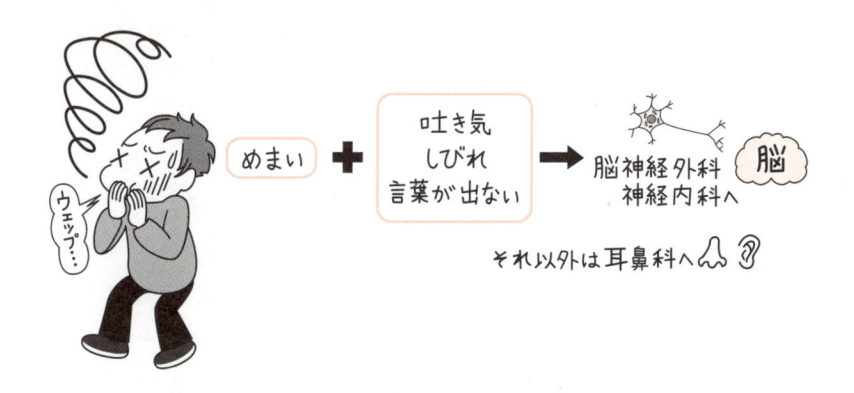

めまい ＋ 吐き気/しびれ/言葉が出ない → 脳神経外科 神経内科へ（脳）

それ以外は耳鼻科へ

「ウェッ…」

内耳の構造（骨迷路と膜迷路）

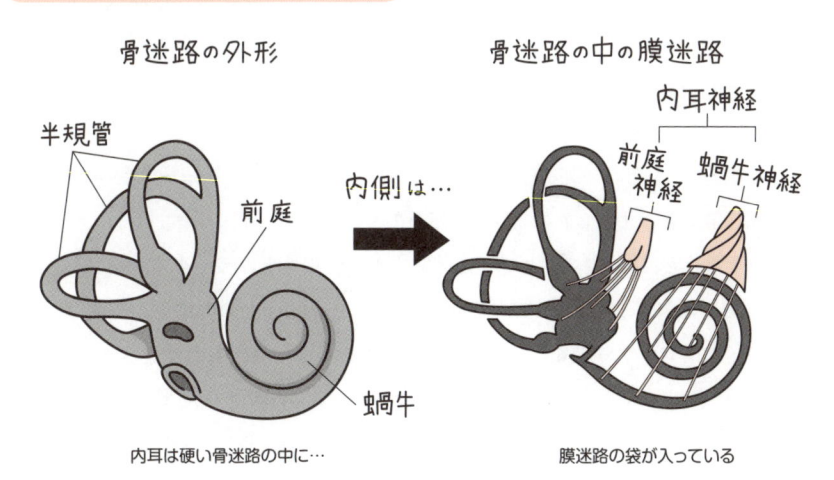

骨迷路の外形
- 半規管
- 前庭
- 蝸牛

内耳は硬い骨迷路の中に…

内側は…

骨迷路の中の膜迷路
- 内耳神経
  - 前庭神経
  - 蝸牛神経

膜迷路の袋が入っている

内耳のリンパとめまい

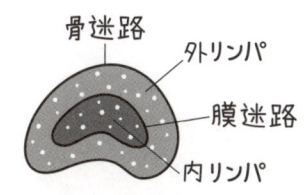

- 骨迷路
- 外リンパ
- 膜迷路
- 内リンパ

内耳の中はリンパ液で満たされている
膜迷路の中の内リンパ液がたまる（むくむ）と
めまいを起こす（メニエール病など）

7. 自律神経とホルモンの不調

7-1. 汗が出て困る？ 発汗のしくみ

汗が出て困るといっても暑い時は仕方ありません。でも寒い時や緊張した時に汗をかくことがあります。脇の下にかく汗は他と違うのか？そういえばなぜ脇毛が生えるのか…汗にもいろいろあるのです。

暑くて体温が上昇すると、視床下部が体内の熱を逃がそうとして発汗を促します。ただ、汗は蒸発する時に皮膚から熱を奪うことによって体温を下げるので、日本の夏のような多湿の環境では、汗が蒸発せず体温が下がらないので、汗のかき損みたいなはめになります。暑くて汗をかくなら湿度を下げることも重要です。

汗には体温調節以外の役割もあります。お金を数える時に指を湿らせますが、指が完全に乾いていると摩擦がなくて物がつかめません。動物は足で物をつかんだり、素足で地面を力強く蹴ります。そのため、手掌や足底には汗腺が多く、適度な湿り気が与えられていますが、人によっては時に多すぎて逆に滑ったりします。発汗は精神的緊張でも起こるからです。汗腺には副交感神経が関わらず、発汗は交感神経のひとり舞台です。暑くなくても、緊張や興奮、そして寒いというストレスでさえ、交感神経が緊張するため汗が出てきます。

汗腺のうち、アポクリン汗腺は思春期になってから発達し、精神的緊張や性行動と関係して活動します。エクリン汗腺がそのまま皮膚上に開くのに対し、アポクリン汗腺は毛孔（毛穴）に開くことで汗が蒸発する表面積を上げています。多くの動物のフェロモンはアポクリン汗腺からの汗に含まれるので、人間の陰毛や脇毛は、効率的にフェロモンをふりまくという動物的な戦略のために生えるのかもしれません。

放出直後の汗のにおいはほとんど気になりません。汗臭さは皮膚上の細菌が汗で増殖して放出した代謝物が原因です。アポクリン汗腺の方が細菌の栄養を多く含み、皮脂腺も近くにあるので脂肪と混ざり強いにおいになります。汗臭への対処はいかに細菌を増やさないかが重要です。汗をすぐ拭いて濡れたままにしないといった単純なことでも効果があります。でも、脇から出た汗にはフェロモンが入っているかもしれないので、異性を引き付けるかもしれませんよ？

知っておきたいポイント

- 発汗は視床下部と交感神経によって調節される
- エクリン汗腺は主に体温調節、アポクリン汗腺は緊張や性行動で活動
- 汗臭さの原因は増殖した細菌の代謝物

汗のかき損

汗が蒸発する時の気化熱で体温を下げるが…

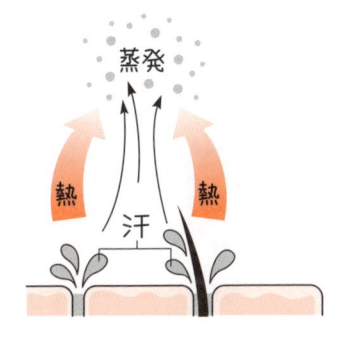

まわりの湿度が高いと、汗はかいても蒸発せず、体温が下がらない…

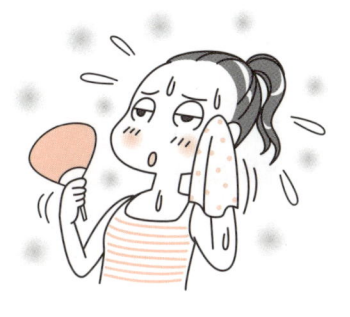

毛に沿って蒸発させる

アポクリン汗腺からの汗は、毛に沿って蒸発するため、蒸発力が高い

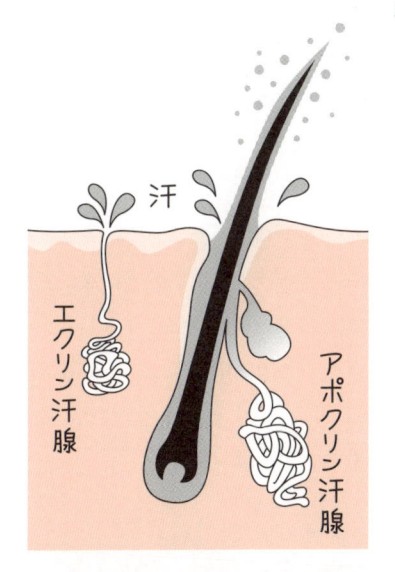

アポクリン汗腺は、外耳道・わきの下・乳輪・陰部など、限られた場所にしかない

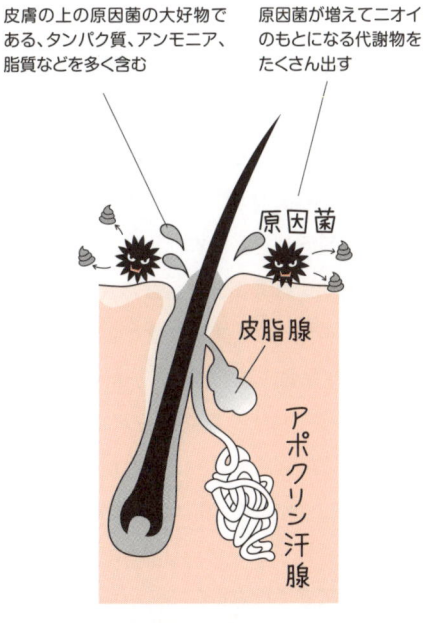

汗がにおうんじゃない…

皮膚の上の原因菌の大好物である、タンパク質、アンモニア、脂質などを多く含む

原因菌が増えてニオイのもとになる代謝物をたくさん出す

汗のニオイは皮膚上で増殖した菌のうんちやおしっこみたいなもののニオイ…

7-2. 痩せているのに糖尿病？

肥満のイメージが強い糖尿病ですが、痩せた大人や子供でも糖尿病になります。名前に尿がついていても、問題は尿ではなく、血液中の糖の量です。日本人に多い糖尿病について正しい知識を身につけましょう。

糖尿病はインスリンの作用不足で血糖値が高い状態が続く病気です。高血糖のために尿に糖が出てくることがありますが、血糖値がずっと高ければ、尿に糖が出なくても糖尿病です。のどが渇き、たくさん水を飲み、尿量が増えます。

糖尿病は発症の仕方で、1型、2型、妊娠、他の疾患が原因になるものの4つに分類されます。ほとんどが1型か2型です。1型はインスリンを出す膵島の細胞が破壊された病気です。子供がなることが多く、インスリン注射を打って対処します。2型は1型以外の理由でインスリンが不足したか、インスリンに対する体の反応が鈍ることで起きます。成人に多く、肥満など生活習慣病と関わりが深いので、運動や食事療法で改善を目指します。ただし、日本人は遺伝的に2型糖尿病になりやすく、生活習慣と関係なく発症する人も少なくありません。

糖尿病では、インスリン不足により細胞がブドウ糖を利用しにくくなるため、エネルギー源として体内の脂肪やタンパク質が分解され、最終的には痩せてきます。

進行すると、細い血管のある目や腎臓や神経が障害されます。失明したり腎臓透析が必要になったり、神経が鈍って痛みを感じず、下肢の血流が悪くケガが治らず足が腐ってしまうなど、やがて重い合併症が起きてきます。また、動脈硬化で心臓や脳にも問題が起きます。

糖尿病では急激な合併症も起きます。血糖値のコントロールがうまくいかずに起きる低血糖発作は、ブドウ糖が必要な脳にダメージを与え、特に高齢者は命に関わります。糖尿病の高齢者の様子がおかしい時は緊急の糖分補給が必要かもしれません。1型糖尿病では、脂肪の分解によりケトン体という酸が体に増えすぎて昏睡したり（ケトアシドーシス）、高血糖でひどい脱水を起こすこともあり、これらには救急で対処します。糖尿病は命に関わる病気であることを認識しましょう。

※ 知っておきたいポイント ※

- 糖尿病はインスリンの作用不足により慢性の高血糖が起きる病気
- 糖尿病は進行すると、目、腎臓、神経がやられる
- 低血糖、ケトアシドーシス、高血糖による脱水で意識障害が起きる

糖尿病の類型

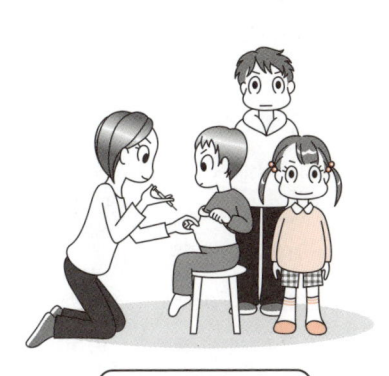

1型糖尿病
- インスリン注射が必須
- こどもや若い人に多い

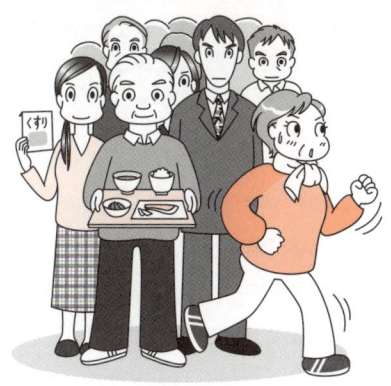

2型糖尿病
- 成人、特に中年以降に多い
- 食事や運動療法が基本。薬物を使う場合も

糖尿病の結果…

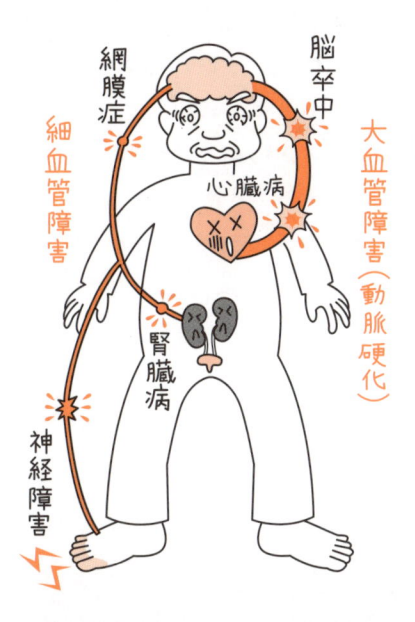

網膜症
脳卒中
細血管障害
心臓病
大血管障害（動脈硬化）
腎臓病
神経障害

下肢神経障害・腎臓病・網膜症などの合併症のほか、脳卒中や心臓病を引き起こす

低血糖の症状

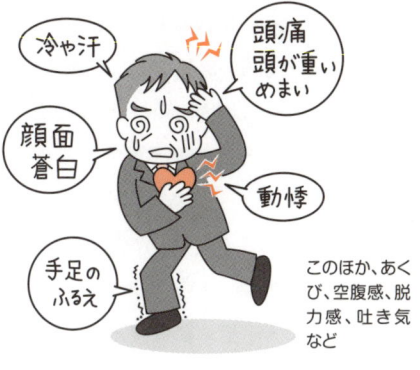

冷や汗
頭痛、頭が重い、めまい
顔面蒼白
動悸
手足のふるえ

このほか、あくび、空腹感、脱力感、吐き気など

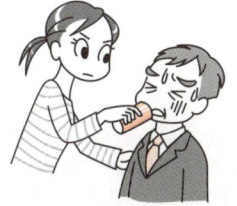

低血糖発作が起きたら…
- 糖分の多いジュース、砂糖、ブドウ糖の飴などを補給
- 糖の吸収を抑える薬を飲んでいる人は砂糖などではダメ、必ずブドウ糖を!
- 意識障害があれば救急車も呼ぶ

7-3. 女性に多い甲状腺の病気

甲状腺ホルモンはエネルギーを生み出すホルモンですが、多すぎると疲れ、少なすぎると元気が出ません。甲状腺ホルモンが過剰になったり低下したりする病気は珍しくなく、特に女性に多く発症します。

甲状腺ホルモンは体の代謝を良くし、子供を心身ともに発育させ、大人を元気にします。でも、甲状腺ホルモンが出過ぎると、心臓はドキドキ、体温は上がり、汗かきになり、腸は動き過ぎで下痢気味、食べてもすぐにエネルギーにされるので痩せて、すぐに疲れてしまうという困った事態になります。

甲状腺ホルモンが出過ぎる病気をまとめて甲状腺機能亢進症といいますが、その中でも代表的な病気が**バセドウ病**です。自己免疫疾患で、白血球が自分の甲状腺を異物とみなして攻撃し、刺激された細胞が過剰に甲状腺ホルモンを放出してしまう病気です。20〜30代の女性に多い疾患です。頻脈や下痢や微熱が続き、急に痩せた時はバセドウ病を考えましょう。瞼がむくんだり目が出たりすることもあります。のどぼとけの下を触って甲状腺が腫れて（甲状腺腫）いないかもみてみましょう。

逆に甲状腺ホルモンが減る病気を甲状腺機能低下症といいいます。代謝が悪いので寒がりになり、便秘をしたり、髪が抜けたり、精神的な活動も鈍くなりやる気が起きなくなります。乳児の時に甲状腺機能低下症になると（クレチン症）、体の発育が悪いだけでなく知能低下も起きますから、早くから治療を開始します。高齢者では認知症になったと誤解されているケースもあります。大人の甲状腺機能低下症では、粘液水腫といって体全体がむくんだ感じになります（2-1-4）。

甲状腺機能低下症で多いのは橋本病です。これも自己免疫疾患で、バセドウ病とはまた違うしくみで甲状腺が破壊されます。橋本病も圧倒的に女性、特に中年以降に多いのですが、更年期障害と思われ放置されていることがあります。

バセドウ病と橋本病は合併したり、互いに移行することもあります。

甲状腺ホルモンは脳の下垂体から命令を受けて出るホルモンなので、下垂体の病気でも甲状腺ホルモンの異常が起きます。検査では下垂体ホルモンも同時に調べます。

知っておきたいポイント

- 甲状腺機能亢進では、頻脈、下痢、微熱、痩せ、易疲労が出る
- バセドウ病は甲状腺機能亢進を起こす自己免疫疾患
- 甲状腺機能低下は子供に知能低下、大人に粘液水腫を起こす

甲状腺ホルモンの過剰で…

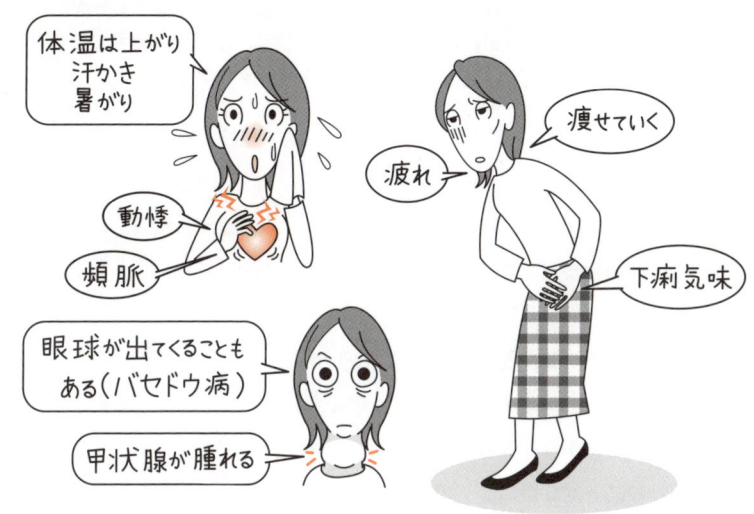

- 体温は上がり 汗かき 暑がり
- 動悸
- 頻脈
- 眼球が出てくることもある（バセドウ病）
- 甲状腺が腫れる
- 疲れ
- 痩せていく
- 下痢気味

代表的な病気はバセドウ病

甲状腺ホルモンの不足で…

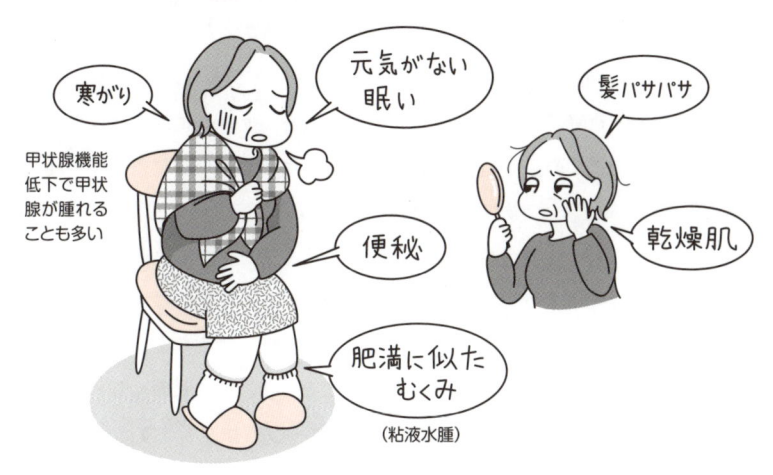

- 寒がり
- 元気がない 眠い
- 便秘
- 髪パサパサ
- 乾燥肌
- 肥満に似たむくみ（粘液水腫）

甲状腺機能低下で甲状腺が腫れることも多い

代表的な病気が橋本病（慢性甲状腺炎）
他に、ヨードの過剰摂取（昆布の食べ過ぎ、ヨードを含むのどスプレーのやり過ぎなど）でも起きる

8. お肌の悩み

8-1. お肌のくすみ、しみ・そばかす

皮膚の色を決める大きな要素は、表皮のメラニン色素の量と真皮を流れる血管の色です。紫外線から遺伝子を守ってくれるメラニン色素も美容では嫌われ者ですが、どういう理由で増えるのでしょうか？

そばかすは先天的なものですが、しみは後天的にできてきます。メラニン色素の量はある程度遺伝で決まっていて、さらに紫外線で増えます。しみが目の周囲に多くできるのは、頬が日に当たりやすいだけでなく、紫外線から目を守ろうとメラニン色素が目の周囲の皮膚に増えるからです。また、妊婦は妊娠によって増加するホルモンのせいでしみが増えます。さらに、皮膚への刺激や、ストレスで出る副腎皮質刺激ホルモンはメラニン細胞を刺激します。つまり、紫外線、妊娠、ストレス、過度な洗顔や化粧といった刺激がしみを増やすのです。出産後にしみは薄くなります。

メラニン色素はメラニン細胞で次々と作られますが、時間がたつと分解されるか、表皮細胞とともに上昇し垢になるので、一時的に増えてもそのうち消えていきます。つまり日焼けも時間がたてば薄くなるはずですが、このバランスが崩れてメラニン色素が沈着してしまったのがしみです。さらに、歳をとると酸化した脂肪がメラニン色素とは別の黄褐色の色素を細胞内に増やし、肌を黄ばませ老人のしみを作ります。ビタミンEやCはこの色素とメラニン色素が増えるのを防ぎますが、皮膚からの吸収は限られます。肌は内側からしっかり栄養を摂ってきれいにしましょう。

あなたがお風呂上がりには良い肌色をしているなら、肌のくすみは真皮の色の問題かもしれません。頬骨の上を指で押してみてください。すぐ骨に触れて、顔の皮膚と表情筋がどれほど薄いかがわかります。中でも目の下は特に皮膚が薄いため、血行が悪いと真皮の暗い血管の色がくまとして目立ちます。酸素が充分入った赤い血液が流れていれば肌はきれいな色に見えます。くすみやくまには冷え性の改善を心がけ、普段から血行を良くすることが大切です。一瞬だけ冷やすと交感神経のはたらきで収縮した血管がその後反動でより拡張するので、短時間の冷却によって逆に温める方法もあります。皮膚を刺激しないマッサージも役立ちます。

✴ 知っておきたいポイント ✴

- 肌色を決める主な要因はメラニン色素の量と真皮を流れる血液
- メラニンは紫外線、皮膚刺激、ストレス、妊娠で増える
- 血行促進で良い肌色になる

シミの原因いろいろ

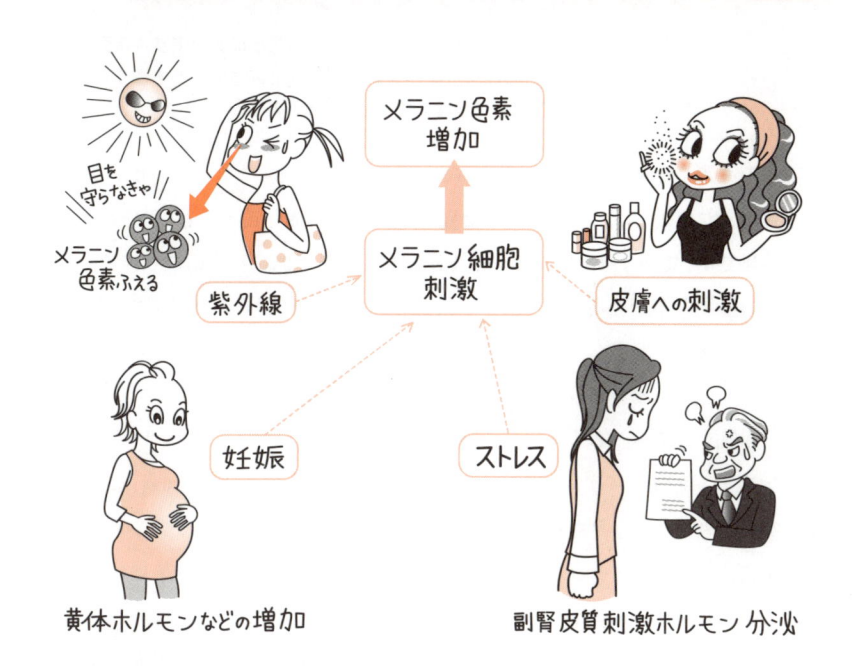

- 紫外線 → メラニン色素ふえる／目を守らなきゃ
- 妊娠 → 黄体ホルモンなどの増加
- ストレス → 副腎皮質刺激ホルモン分泌
- 皮膚への刺激

→ メラニン細胞刺激 → **メラニン色素増加**

上って消えるメラニン色素

- メラニン分解
- 時には残って「しみ」に！
- はがれおちる
- メラニン色素と表皮細胞が一緒に皮膚表面に上っていく
- メラニン細胞
- つくられたメラニン色素

ここでメラニン色素を過剰に作らないことが大切！
⇒ビタミンC・Eを内側から補給

血行が顔に出る

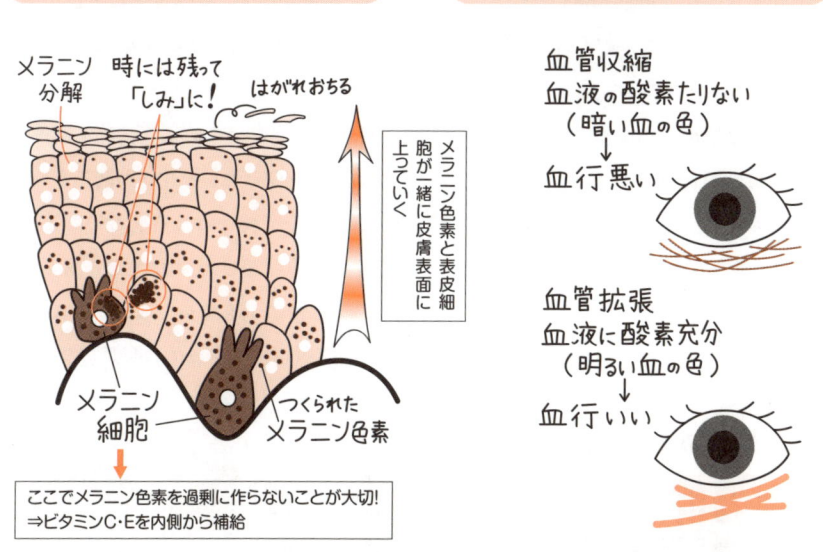

血管収縮
血液の酸素たりない
（暗い血の色）
↓
血行悪い

血管拡張
血液に酸素充分
（明るい血の色）
↓
血行いい

第2章 からだの悩みを医学の目で「診る」

8-2. シワとたるみとコラーゲン

浅いちりめんじわ以外のシワやたるみの原因は真皮にあります。コラーゲンは伸び縮みしませんから皮膚の弾力を保つ成分は他にもあるはず。知識をつけて、どうしたらシワを減らせるか考えてみましょう。

皮膚の表層にできるちりめんじわは、一時的な栄養状態の悪化や表皮の乾燥、急な痩せなどが原因です。この場合はシワ対策以前に健康に戻ることを第一に考え保湿も必要です。でも、通常のシワやたるみの原因は基本的に真皮にあります。

真皮の重要な要素であるコラーゲン線維はほとんど伸び縮みせず、強靭な骨組みとして肌の張りに貢献します。ゴムのように伸び縮みして皮膚に弾力を与えるのはエラスチンというタンパク質からできる**弾性線維**ですが、歳とともにコラーゲンが減ってお肌がたるみ、エラスチンが減って弾力がなくなります。

エラスチンもコラーゲンもタンパク質で、皮膚に塗っても入らないし食べても腸から吸収されません。そもそも表皮は生体防御の最前線、健康な皮膚は物質をほとんど中に入れません。タンパク質のように大きく脂肪に溶けない分子はなおさらです。表皮の角質層の上部ならともかく、外から真皮まで到達するのは難しいのです。

外側からの対処は限られていますから、内部から改善することが重要です。コラーゲンもエラスチンも、アミノ酸を材料にビタミンの力を借りて体内で合成されますから、各種アミノ酸やビタミンを含んだバランスの良い食事が一番大切です。また、皮膚の血流を良くして代謝を高めることも役立ちます。直接暖めるのも良いですが、熱を生み出し血液を流す筋トレも効果的です。

顔なら表情筋をよく動かしましょう。笑いジワを出さないために表情筋を麻痺させる美容がありますが、一時的な笑いジワと老化のシワは違います。表情筋を麻痺させるとしばらく顔の皮膚の血流は悪くなり、皮膚の老化はむしろ進むでしょう。また、紫外線はコラーゲンを壊します。喫煙は血管を収縮させ肌の代謝を悪くし、ビタミンCを消費するのでコラーゲンを減らしてメラニンを増やします。これは閉経後の女性に急速な老化をもたらします。化粧品を選ぶよりもまずは禁煙ですね。

知っておきたいポイント

- ちりめんじわはまず健康回復を考える
- コラーゲン線維は皮膚に強さ、弾性線維は弾力を与える
- 皮膚の血流の悪さ、紫外線と喫煙は皮膚の老化を促進する

肌の土台をしっかりと

健康な肌　　　　シワのある肌

表皮
真皮

コラーゲン線維
弾性線維
線維芽細胞
（コラーゲンをつくる細胞）

コラーゲンからできるコラーゲン線維はしっかり支えて張りを、
エラスチンからできる弾性線維は伸び縮みしてぷるんとした弾力を肌に与える

内側からきれいに

アミノ酸　ビタミン

タッグを組んで…

コラーゲン、エラスチンを
たっぷりつくる！

皮膚の老化を促進するのは…

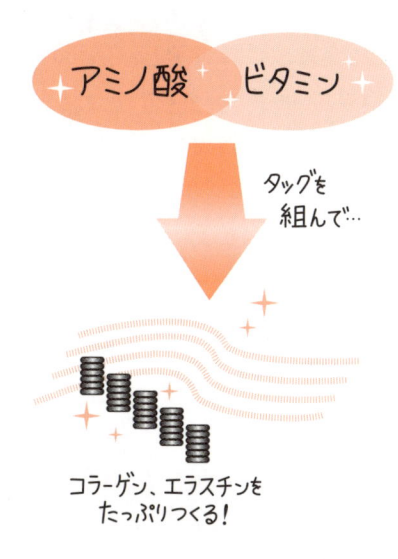

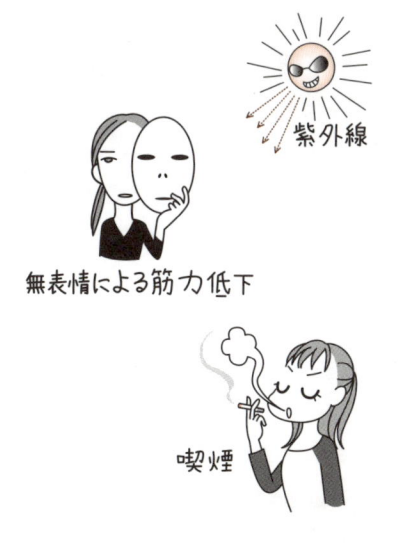

紫外線

無表情による筋力低下

喫煙

8-3. ニキビで考えるお肌の健康

ニキビは皮脂とアクネ菌が犯人、と聞いて殺菌剤入りの洗顔料でごしごし洗って逆に悪化した人はいませんか？嫌われ者の皮脂や細菌は実は美肌を保つ要素でもあります。そもそもお肌が弱酸性の理由は？

　ニキビは毛孔に詰まった皮脂にアクネ菌が繁殖してできます。そのためアクネ菌は悪者扱いされることが多いですが、もともと皮膚の上に棲み、表皮ブドウ球菌と一緒に保湿などして皮膚の健康に貢献しています。バランスが崩れて皮脂の詰まった部分に過剰に増えた時だけ悪さをするのです。肌は外界に露出しているので、誰であれ菌に覆われています。表皮ブドウ球菌が表皮を覆っていると、そのはたらきで皮脂が汗と混ざり天然の極上クリームとなって美しい皮膚が保たれます。皮膚に普段悪い菌がつかないのは、この酸性のクリームが表面を覆っているからですが、荒れた肌には悪い黄色ブドウ球菌が増えます。つまり顔全面に殺菌剤を使って皮膚を殺菌すると、天然クリームをなくし結果的に肌を荒らし悪い菌を増やすことがあるのです。殺菌効果のあるケア用品は、ニキビの部位にだけ使う方がいいでしょう。

　ニキビケアで大切なのは皮脂のコントロールです。ニキビが高校生に多いのは皮脂の分泌を増加させる男性ホルモンがたくさん出るからです。男性ホルモンの主な出どころは精巣ですが、女性も副腎皮質からアンドロゲンが出ています。若い人のニキビは、化膿して痕を残さないように気をつければ、いずれはホルモンが安定してきれいに戻ります。また、副腎アンドロゲンは糖質コルチコイドとともにストレスで放出されるので、大人になってもストレスが高いと皮脂が多くなり、ニキビができやすくなります。大人ニキビがひどい人はストレス軽減を考えてください。

　男性ホルモンと似たはたらきがあり皮脂の分泌を促進するプロゲステロンは生理前に特に増えるので気をつけましょう。皮脂は温度が低いほど詰まりやすく、体を冷やすのも良くありませんし、食事の内容でも変化します。問題は体の内部、血液の成分にあるのです。バランスの良い食事を摂り便秘を防ぐなど腸内環境を整えて悪いガスなどが体に入らないよう気をつけることも結果的に皮膚をきれいにします。

✳ 知っておきたいポイント ✳

- 表皮ブドウ球菌と皮脂と汗によって皮膚が弱酸性に保たれる
- 皮脂は、男性ホルモン、プロゲステロン、ストレスによって増える
- 皮脂はストレス管理と食事、腸内環境によってコントロールする

天然極上クリームは常在菌から！

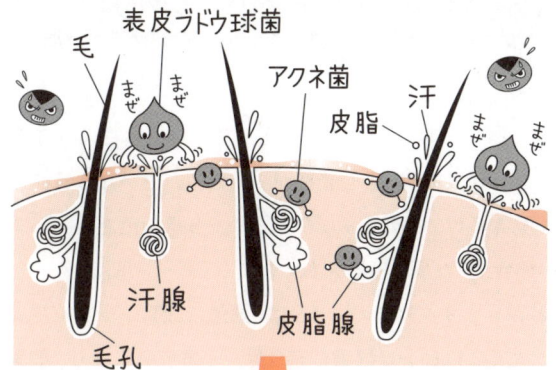

表皮ブドウ球菌
毛
アクネ菌
皮脂
汗
汗腺
皮脂腺
毛孔

アクネ菌と表皮ブドウ球菌が、自分の代謝物と皮脂と汗をうまく混ぜて、最高の「皮膚保護クリーム」を製造！

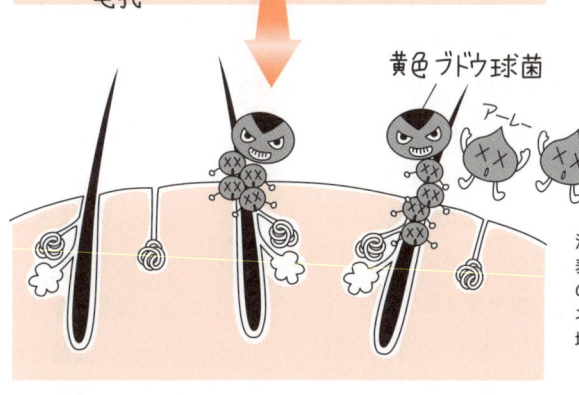

黄色ブドウ球菌

洗いすぎたり殺菌しすぎると、表皮ブドウ球菌が減って、悪玉の黄色ブドウ球菌が増え、アクネ菌が皮脂の溜まった部分に増える

ニキビの原因

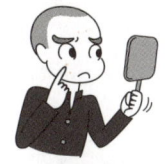

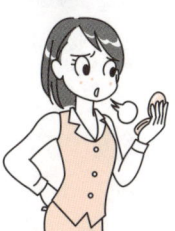

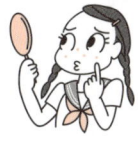

若いニキビは男性ホルモンのしわざ
女性にも副腎皮質からアンドロゲンが出る

大人ニキビはストレスが原因で副腎皮質からアンドロゲンが出る
生理前も注意

皮膚は腸の鏡

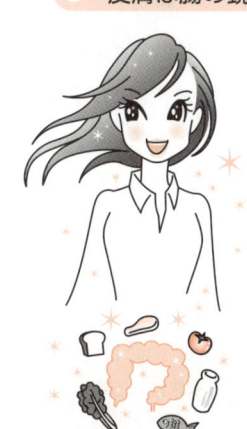

腸内環境は肌に出る
バランスの良い食事と適切な排泄が大切！

8-4. 爪が教えてくれること

あなたの爪はどんな色をしていますか？正常なら薄いピンク色のはずです。そうでないなら、病気かもしれません。体調によっては、爪の形が変わったり縞が出たりすることもあります。

爪の色は下の真皮の血管の色です。爪の一部を押すとそこだけ一瞬白くなるのは、血管が押されて血流が止まるからです。もし最初から爪の色が白いなら貧血です。赤血球が少ないから白く見えるので、貧血かな？と思ったら爪の色を確認しましょう。貧血や慢性胃腸炎の場合、爪が反り返る人もいます（スプーン爪）。

爪の色では**チアノーゼ**もわかります。チアノーゼとは、血液に酸素が少なく皮膚などが暗紫になる状態です。ヘモグロビンは酸素と結び付くと鮮紅色になり、酸素と離れると暗赤色になります、酸素と結び付いたヘモグロビンが減ると、血液は暗い色になりそれが唇や爪で見えやすいのです。寒くて唇が青くなるといったチアノーゼは、体温を逃がさないように末端の血管が収縮してそこに血液が行ってない状態です。寒くもないし緊張もしていないのにチアノーゼを起こしていたら、肺や心臓や血管などに問題が起きているのかもしれません。ただ、貧血の人はもともと皮膚や粘膜に流れる赤血球が少ないので、チアノーゼがわかりにくくなります。

爪が割れやすいのは栄養不足やストレスが原因ですが、爪の縦縞は歳をとると誰にでも表れます。一方、横縞は、ケガ、体調の崩れ、栄養不足、ストレス、高熱などで爪を作る組織のはたらきが一時的に鈍る時に出ます。爪に横縞を見つけたら、爪は根元から2週間でおよそ4mm前後伸びることを考え、その頃自分の体調や精神状態はどうだったか思い出してみましょう。爪の色が黄や黒色になって厚くボソッとした感じになっている場合は爪白癬（爪の水虫）かもしれません。

心臓や肺の問題などで、指先の皮膚が厚くなり爪が下向きになるため、指先が太鼓のばちのような形になることがあります（ばち指）。何の問題もないケースもありますが、病気があってその症状が出るより先にばち指になることもありますから、こうした変形には気を配りましょう。痛みはないので見ないと気が付きませんよ。

知っておきたいポイント

- 爪が白い時は貧血を疑う
- 爪の横縞は体調を崩した時にできる
- 爪が厚くなり、色が変わっていたら爪白癬の可能性

スプーン爪

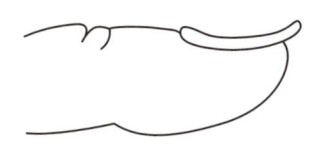

- 鉄欠乏性貧血が進行するとみられるが、現在の日本では先に貧血が見つかって、ここまで至らないことが多い
- 美容師・理容師など、爪に力を加える職業でなってしまうことも

爪白癬

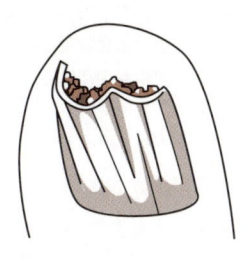

- 厚くボソッとした感じになる
- 高齢者に多いが、かゆくないので放置していることも
- 爪の色が黄色や黒や茶に変色していることが多い

ばち指

正常

180度

ばち指

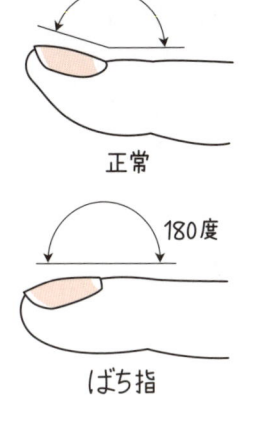

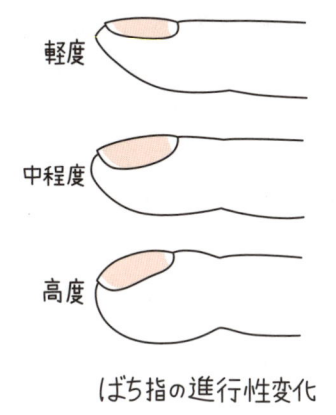

軽度

中程度

高度

ばち指の進行性変化

厚くなった指先が太鼓のバチ状なのでこんな名前に
指先が膨らんでいなくても角度が変ならばち指

第2章 からだの悩みを医学の目で「診る」

9. 悩み多きおしっこ

9-1. くしゃみをすると尿が…

ハックション、と同時におしっこが少し漏れてしまう…こうした尿漏れは困った症状ですが、実はとても女性に多いのです。でも、尿漏れの中には自分の努力だけで治せるタイプもあるのです。

普段は尿漏れがないのに、くしゃみや咳、重い物を持ち上げるなどしてお腹に力を入れた時に尿が少し漏れることがあります。これは**腹圧性尿失禁**といって、中年以降の女性に多く起こります。男性も手術で前立腺を取った後になることがあります。これは軽ければ筋トレで治すことが可能です。全身骨格の図で骨盤の下部を見てください。骨盤の下は大きな穴になっています。立った時に内臓の重みを支えているのは骨ではなくこの穴に張った筋肉です。前方には左右に張った膜のような筋の中に尿道口や膣口が開き、肛門は輪状の筋に取り囲まれて開いています。この筋肉群をまとめて**骨盤底筋群**といいます。お尻の穴を閉める外肛門括約筋も、おしっこの穴を閉める外尿道括約筋も、独立した1つの筋ではなく、穴の周りを取り囲むように走る骨盤底筋群の一部の呼び名なのです。

肥満や便秘、妊娠でこの筋群にかかる重みが増えたり、出産で無理な力がかかったり、老化で筋力が落ちると、自分の意志で穴を閉める力が弱まって尿漏れが起こります。だからこの筋群を鍛えれば尿漏れを防ぐことができるのです。お腹に力を入れないように注意しながら肛門や膣の穴を閉める骨盤底筋体操を日課にすると良いでしょう。高齢女性では、子宮が下がり膣から出て、尿が出にくくなる**子宮脱**を起こす人もいます。ごく軽ければこれも骨盤底筋群の強化で抑えることが可能です。

普段頻尿があり、強い尿意が起きた時にトイレに間に合わず漏れてしまう場合は、膀胱が勝手に収縮して尿を押し出している**過活動膀胱**かもしれません。これは膀胱の活動を抑える薬で治療します。排尿は副交感神経の作用なので、抗コリン剤がよく使われます。もちろん、骨盤底筋群のトレーニングも役立ちます。

その他にも、尿路や神経の問題や他の疾患、心の問題でも尿漏れは起きてきます。誰にでも起こることなので、恥ずかしがらずに泌尿器科の先生に相談しましょう。

✴ 知っておきたいポイント ✴

- 肥満、便秘、妊娠・出産は骨盤底筋群を緩める
- 軽い腹圧性尿失禁は骨盤底筋群の筋力強化で治せる
- 過活動膀胱では副交感神経のはたらきを抑える薬を使う

骨盤底筋群

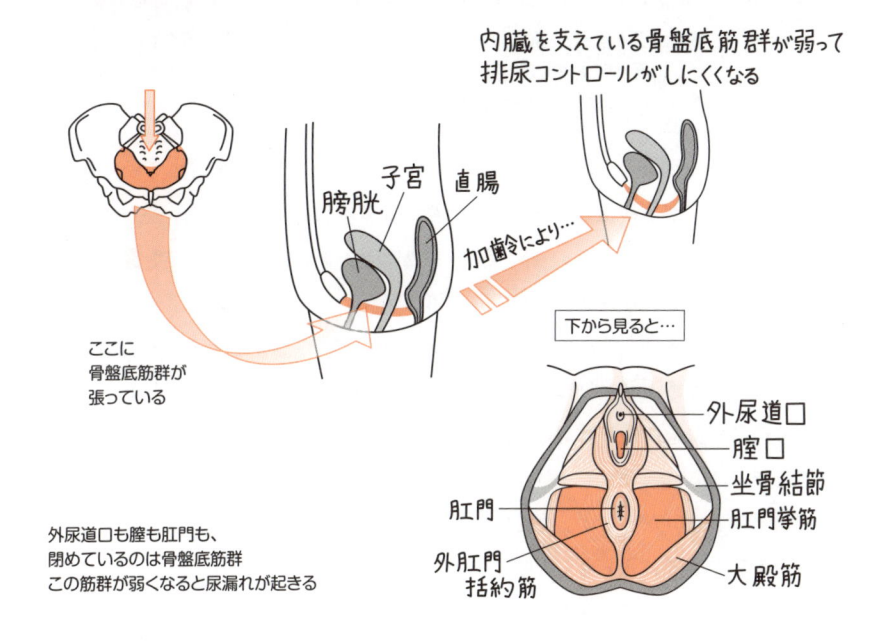

内臓を支えている骨盤底筋群が弱って排尿コントロールがしにくくなる

膀胱　子宮　直腸

加齢により…

ここに骨盤底筋群が張っている

下から見ると…

外尿道口
腟口
坐骨結節
肛門挙筋
大殿筋
肛門
外肛門括約筋

外尿道口も腟も肛門も、
閉めているのは骨盤底筋群
この筋群が弱くなると尿漏れが起きる

骨盤底筋体操

おなか（腹筋）に力が入らないようにしながら、体の中に引っ張り上げる感覚で肛門と腟を5秒間引き締める。その後ゆっくり緩める。以上を10回繰り返して1セット。以下からやりやすい姿勢を選び、1日数セット、3カ月以上継続する。

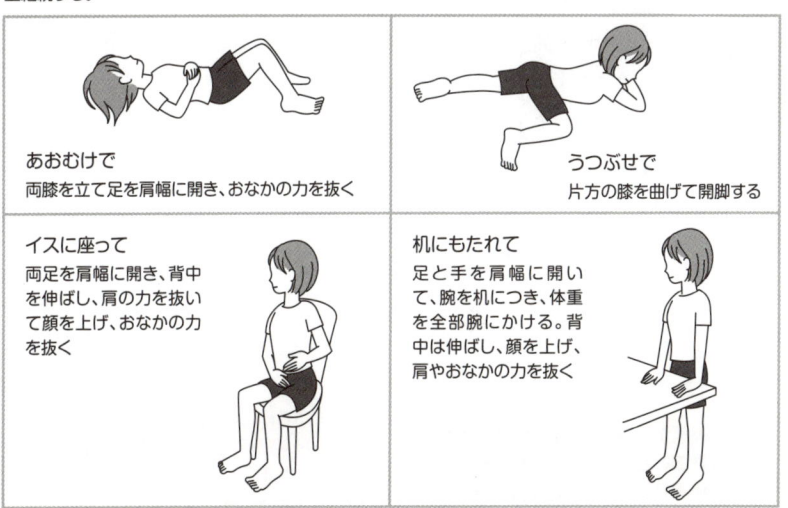

あおむけで
両膝を立て足を肩幅に開き、おなかの力を抜く

うつぶせで
片方の膝を曲げて開脚する

イスに座って
両足を肩幅に開き、背中を伸ばし、肩の力を抜いて顔を上げ、おなかの力を抜く

机にもたれて
足と手を肩幅に開いて、腕を机につき、体重を全部腕にかける。背中は伸ばし、顔を上げ、肩やおなかの力を抜く

9-2. 膀胱炎にならないために

おしっこをすると痛い、トイレにいったばかりなのにまた行きたい、でもトイレに行ってもたいして出ない、それに残尿感があってなんだか尿が濁っている…それは膀胱炎ですね。女性に多い疾患です。

尿は腎臓で血液から作られ尿管で膀胱へ運ばれて、ある程度溜めてから尿道を通って外尿道口から排泄されます。この経路は基本的に無菌ですが、菌がうじゃうじゃいる外部とつながっているので、隙があると菌が侵入してきます。尿道に菌が入って体が反応し、炎症が起きたのが尿道炎です。一番多く侵入してくる菌はおなじみの大腸菌ですが、他にもいろいろな菌がいます。性感染症でも、淋菌（りんきん）やクラミジアが尿道炎の原因となります。その場合は必ずパートナーも治療します。

さらに菌が尿道を通り抜け膀胱にはびこったのが**膀胱炎**です。女性が男性より膀胱炎を起こしやすいのは、尿道の長さが男性は17cm前後ですが、女性はたった3cmほどで、短いからです。女性は菌が簡単に膀胱まで到達してしまいます。普段膀胱炎を起こさずに済んでいるのは、無菌の尿を中から外へ向けて流し、尿路の洗浄を行っているためです。本来、尿の流れに逆らって菌が上に上っていくのはとても難しいのです。でも、流れる川の水はきれいでも、溜まった水は汚くなりますよね。つまり、尿の流れが長時間止まるような状況（おしっこを我慢したり、水分が足りずに尿量が少ないなど）は、菌の侵入を許してしまいます。過労や体を冷やすなど免疫を弱めるような状態でも菌が増えやすくなるため、膀胱炎になりやすくなります。さらに、不衛生なセックスなど、体が元気でもものすごい量の菌が来たらやられてしまうこともあります。膀胱炎ではとにかく水分をきちんと摂って、おしっこをあまり我慢しないことが大切です。

もしも菌が尿管をさかのぼり、腎臓の入口にある腎盂に到達したら、熱が出たり、背中やお腹が痛んだりする腎盂炎（腎盂腎炎）になります。腎臓は命に関わる臓器ですから、こうなれば入院です。膀胱炎を侮（あなど）らず、きちんと予防し、かかってしまったら医師のお世話になりましょう。

✴ 知っておきたいポイント ✴

- 膀胱炎は細菌が膀胱に入って起きる
- 排尿には尿路を洗浄する役割がある
- 膀胱から腎臓に菌が波及すると腎盂炎になる

女性の尿道は短い

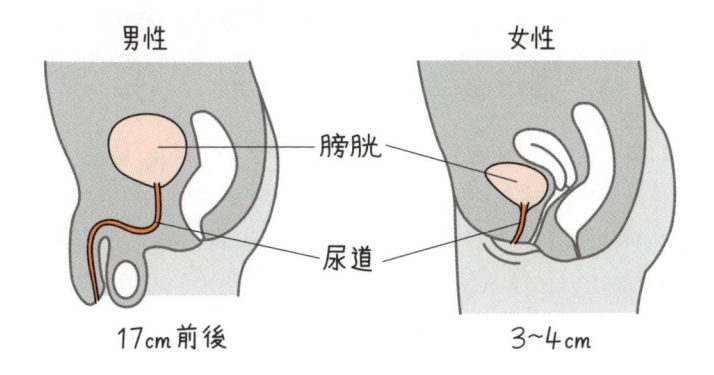

男性　　　　　女性

膀胱
尿道

17cm前後　　　3～4cm

流れていれば安心

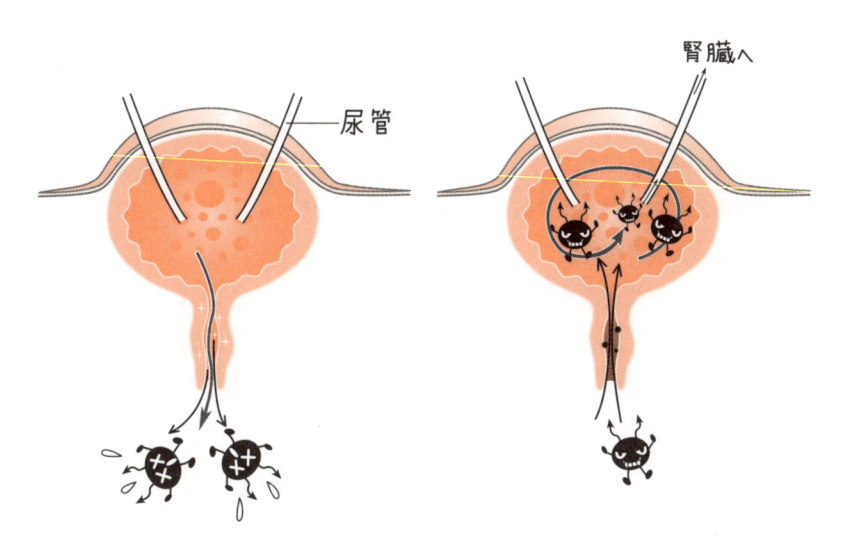

尿管

腎臓へ

尿が流れていれば、菌は外に洗い流される

尿がたまっていると、ばい菌を洗い流せず、菌の進入を許す
腎臓までばい菌が侵入し、腎盂炎になることも

10. 女性と男性それぞれの悩み事

10-1. 女性ホルモンに翻弄される

性ホルモンは体のあちこちに標的をもっているので、生殖器以外にも様々な作用を及ぼします。特に女性は、女性ホルモンの分泌が変動するため体の状態が大きく変化し、時に困った症状も出てきます。

月経前に様々なつらい症状が起きる**月経前症候群**（PMS）は、排卵から月経までの間の女性ホルモンの変化が関わります。子宮内膜の変化で下腹部痛などが起きますが、性ホルモンは生殖器以外にも作用するので、身体のあちこちに変化が起きます。例えば、排卵後に増えるプロゲステロンは、体内に水を保持し便秘やむくみが起きやすくなり、皮脂分泌を増加させてニキビができたりします。プロゲステロンは妊娠維持のホルモンでもあるため、妊娠中にも同様の症状が出ます。エストロゲンは血管の運動や神経に関わり、排卵後の変動で不眠やイライラや片頭痛が現れやすくなります。女性ホルモンは間脳の視床下部からの命令で変動するので、精神的ストレスが強いとこうした症状が強く出たり、自律神経への影響も出ます。

エストロゲンはその他に、皮膚の潤いを保つ、コラーゲンの破壊を防ぐ、骨が溶かされるのを防ぐ、善玉コレステロールを増やし悪玉コレステロールと中性脂肪を減らして動脈硬化を防ぐ、などの作用があります。女性は40代、50代に閉経に伴って急激にエストロゲンが減少するため、高脂血症や動脈硬化で心臓血管障害になりやすくなり、骨粗鬆症による骨折も増え、皮膚や膣が萎縮します。神経や血管も影響を受け、不眠やほてり、多汗などの症状も出ます。こうした**更年期症状**は女性ホルモンの補充である程度改善されますが、エストロゲンは乳がんや子宮体がんにも関わるので、ホルモン補充は医師の指導に従いましょう。

ただ、実際の更年期障害には、肩こりやめまいや情緒不安定や疲労感など、**不定愁訴**といわれる広範な症状があり、これらが全て女性ホルモンのせいとはいえない面があります。おそらく更年期と、家族関係や仕事など女性が心身ともに大変になる時期が重なって、過度に更年期障害のためと捉えられている面もあるでしょう。甲状腺機能低下やうつ病、心のケアなど別の方面からの診断やケアも重要です。

> ✦ **知っておきたいポイント** ✦
> ● 月経前症候群は排卵から月経までの女性ホルモンの変動による
> ● エストロゲンの急激な低下で更年期障害が起きる
> ● 更年期障害には、女性ホルモンとは違う問題が隠れている場合もある

二つの女性ホルモン

卵巣内の変化

卵胞期	排卵	黄体期
卵胞の成熟 →		受精しない場合は退化

卵胞成熟 → エストロゲン
排卵後 黄体 → エストロゲン、プロゲステロン → 白体

女性ホルモン

エストロゲン / プロゲステロン

性周期前半をつかさどる女性ホルモン
- 血管の運動や神経のはたらきに関わるなど
⇒排卵後の変動で下のような全身症状が現れる（月経前症候群）

性周期後半をつかさどる女性ホルモン
- 基礎体温を上昇させ、体内に水を保持しやすくする⇒便秘やむくみが起きやすい
- 皮脂分泌が増加する⇒ニキビができやすい

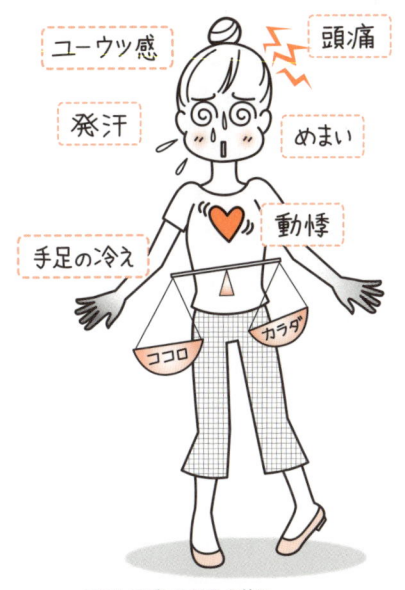

ユーウツ感　頭痛
発汗　めまい
手足の冷え　動悸
ココロ　カラダ

ニキビ
お腹が張る
足のむくみ

エストロゲンにはその他に
- 皮膚の潤いを保ちコラーゲンの破壊を防ぐ
- 骨が溶かされるのを防ぐ
- 動脈硬化を防ぐ

などたくさんのはたらきをもつ

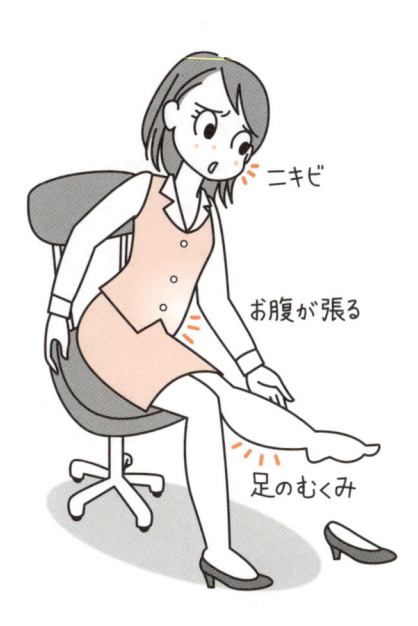

10-2. 赤ちゃんが欲しい

赤ちゃんは男の子？女の子？決めるのは精子です。でも性別の希望以前に、妊娠するにはたくさんのハードルを越えなくてはなりません。赤ちゃんが授からない場合、原因は男性側にも女性側にも存在します。

精子と卵子は合体して1つの細胞になるので、染色体数は体細胞の半分です。卵子の染色体は22+X、精子は22+Xと22+Yの2種類です。つまり、Xをもった精子が卵子と受精すれば女性、Yなら男性ができます。胎児の性は精子が決めるのです。

希望してもなかなか妊娠しない場合、原因は男性と女性、ほぼ同じ割合です。

男性側の原因は精子とホルモンと精路などにあります。1回の性交で通常は数億個の精子が膣内に放出されますが、卵管膨大部までたどり着けるのは100個程度です。ですから受精には、精子の元気が良く、数が充分あることが必要です。精子の形成には性腺刺激ホルモンが必要なので、内分泌の問題も関わります。性腺刺激ホルモンや性ホルモンは視床下部の調節を受けるので、精神的ストレスも無関係ではありません。精子が作られる精巣、精管や尿道といった精路、精子を元気づける液を出す前立腺などの付属腺、精子そのものの問題など、原因はいくつもあります。また、勃起障害（ED）でそもそも性交ができないケースもあります。仮に問題が治せなくても、人工的な受精の場合、健康な精子が少しあれば可能です。

女性の排卵に必要なホルモンは、視床下部－下垂体前葉－卵巣の連携で放出されるので、これら内分泌腺の異常も不妊に関わります。また、下垂体前葉から出るプロラクチンは排卵を抑制するので、多すぎると不妊の原因になります。排卵がうまくいっても、卵管采がキャッチしない、卵管が詰まっている、子宮の問題で着床ができないことも妊娠を妨げます。精子は自力だけでは制限時間内に卵管膨大部にたどり着けないので、それを助ける子宮や卵管の作用が足りなかったり、精子を異物として攻撃するケースもあります。子宮内膜症などの疾患の他、淋菌やクラミジアなどの性感染症も女性の不妊の原因になります。痩せ過ぎも良くありません。ストレスで無月経になるように、精神的な問題も関わります。不妊治療は焦らずに。

※ 知っておきたいポイント ※

- 胎児の性は精子の性染色体が決める
- 男性側の不妊の原因は、ホルモン、精子、精路など
- 女性側の不妊の原因は、ホルモン、生殖器の疾患、性感染症など

胎児の性は精子が決める

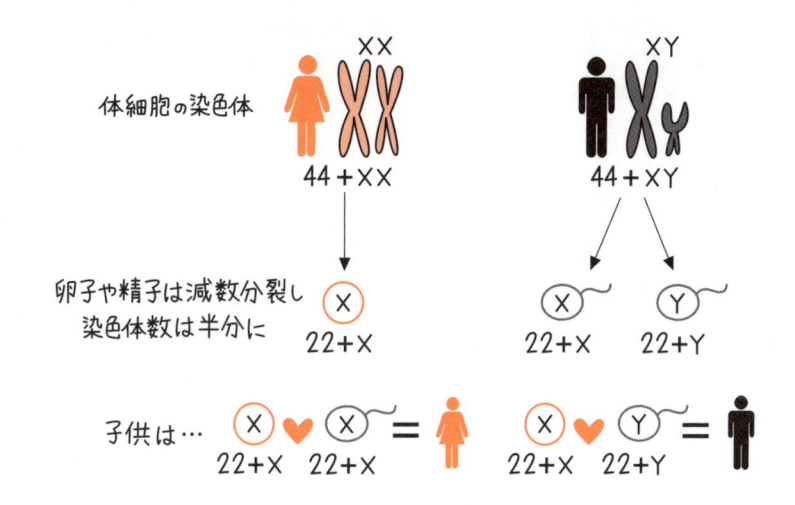

体細胞の染色体

XX 44+XX
XY 44+XY

卵子や精子は減数分裂し染色体数は半分に

22+X
22+X   22+Y

子供は…
22+X ♥ 22+X = ♀
22+X ♥ 22+Y = ♂

性ホルモンの命令系統

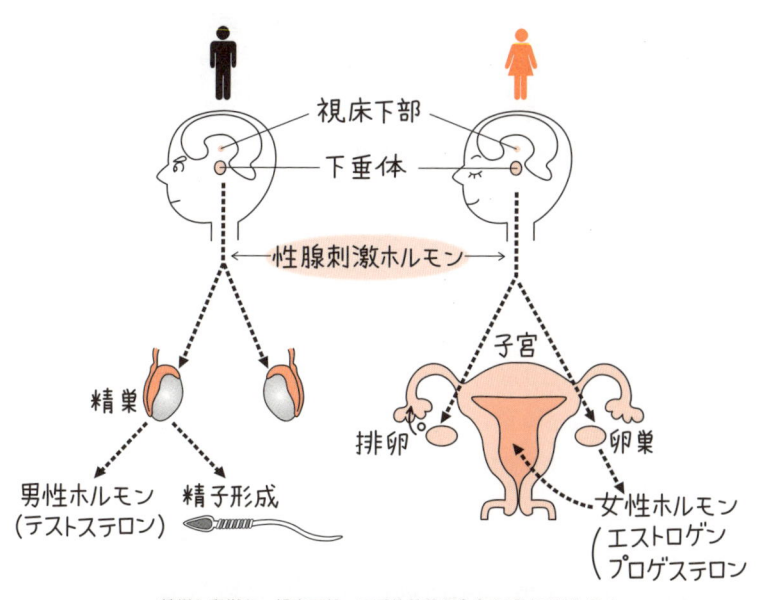

視床下部
下垂体
←性腺刺激ホルモン→

子宮
排卵　卵巣
精巣

男性ホルモン（テストステロン）　精子形成

女性ホルモン（エストロゲン　プロゲステロン）

精巣も卵巣も、視床下部－下垂体前葉の命令を受けてはたらく
精巣は精子をつくり、男性ホルモンを分泌する
卵巣は卵細胞をたくわえ排卵し、女性ホルモンを分泌する

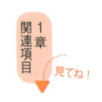

10-3. 男性の排尿と勃起の困りごと

男性は尿道を、尿路（泌尿器）と精路（生殖器）の両方に使っています。おしっこが出にくいのは前立腺が原因かもしれません。そして、陰茎も生殖に使う時は排尿とは違うシステムではたらくのです。

　前立腺は生殖器ですが、尿道を取り巻いているため、肥大すると尿道を圧迫し、尿が出にくい、少しずつ尿が漏れる、残尿感があるなどの症状を起こします。50代から増える症状です。前立腺はすぐ後ろに直腸があるため、直腸の壁を通して前立腺の様子を触って診断することができます。

　前立腺がんは初期には排尿障害などの症状は出ませんが、直腸診もでき、血液でPSAという腫瘍マーカー検査もできます。前立腺がんは増えているので、男性はある程度の年齢になったら検査を意識的に受けた方が良いでしょう。早く発見して治療すれば命に関わることはありませんが、前立腺がんは骨などに転移するとやっかいです。男性ホルモンによっても進行するので、それを抑える治療もします。

　勃起は副交感神経のはたらきで陰茎に血液が充満することで起きます。ですから、勃起障害（ED）は、自律神経、血管、陰茎そのものの障害が原因となります。バイアグラは血管を拡張させる薬です。糖尿病は神経と血管の両方を障害するので（2-7-2）、進行するとEDになります。自律神経は間脳の視床下部が制御しますから、EDには情緒的な問題も大きく関わります。陰茎には副交感神経も関わって勃起を担当しますが、血管は基本的に交感神経の支配で、緊張やストレスなど精神的な理由で交感神経が休んでくれないと血管が収縮して勃起できないのです。

　性欲には男性ホルモンの量も関わります。男性の場合、性ホルモン（テストステロン）は中年以降に少しずつ減っていくだけで女性のような急激な低下はしません。閉経に相当するできごともなく、精子は数は減っても死ぬまで作られます。そのため、男性の更年期障害は比較的少ないといえます。とはいえ、中年期以降の男性が、疲れやすい、やる気が出ないといった場合、男性ホルモンの低下が原因であることもあります。男性にも更年期障害があるということは知っておくべきでしょう。

✴ 知っておきたいポイント ✴

- 前立腺の疾患で排尿困難や残尿が起きる
- 前立腺は直腸診で触知できる
- 勃起では陰茎に自律神経と血液が関わる

直腸診

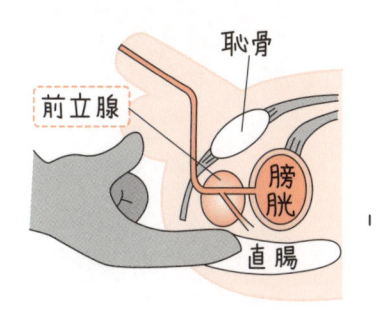

前立腺のすぐ後ろが直腸なので、触診できる

前立腺肥大

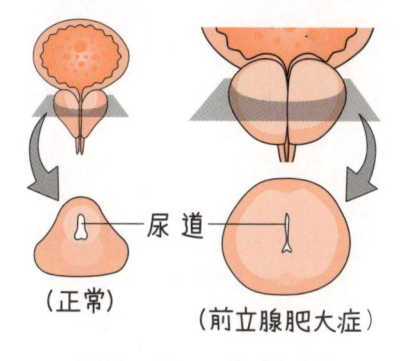

前立腺に圧迫されて尿道が狭くなる

（正常） （前立腺肥大症）

勃起と射精のしくみ

自律神経
交感神経
副交感神経
脳
体性神経
感覚性
これらは脳の強い制御を受ける

精子が射精管へ
内尿道括約筋の収縮
血液が充満しかたくなる＝勃起
海綿体
陰茎

□ は射精
□ は勃起

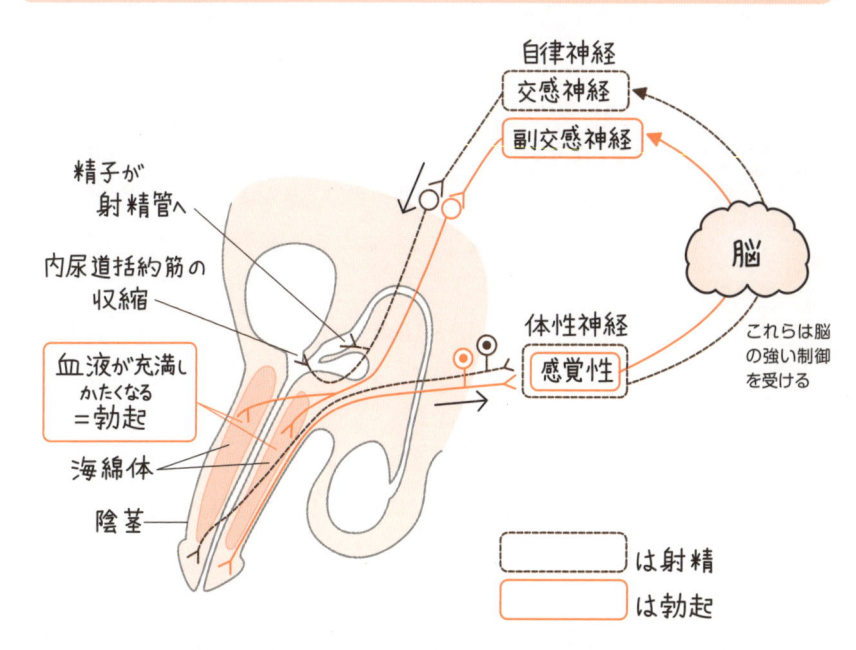

勃起：陰茎亀頭などへ性的な刺激を受けると、副交感神経のはたらきで海綿体の血管が拡張し血液が流入して充満する（この時交感神経がはたらくと血管は収縮して勃起できない）

射精：さらに刺激が続き興奮が高まると交感神経がはたらき、尿道へ精液が押し出され（このとき膀胱の括約筋は閉じて膀胱への逆流は防止）、周囲の骨格筋（運動神経）もはたらき陰茎から放出される

column 加齢臭とオヤジ臭

　私はたくさんの人の生身の体に触れる仕事をしてきて、男女を問わず高齢者だけが発する"じいちゃんばあちゃん香"ともいえるある種のにおいがあると感じていました。それで、ノネナールという加齢臭の原因物質が発見されたと聞いた時、それが"じいちゃんばあちゃん香"の元なのかと思ったのですが…、ノネナールがオヤジ臭の原因と聞いて逆にわからなくなってしまいました。

　私の言う"じいちゃんばあちゃん香"は、本当の高齢者、80歳以上の人たちから微かに感じるもので、70代からは時々、60代は稀、それより若い人からは感じたことがありません。それに高齢だと女性からも男性と同じようににおいます。そして何よりも"じいちゃんばあちゃん香"は、嫌なにおいというわけではなく（何というか、古い畳のようなにおいといった感じです）、オヤジ臭とは明らかに違うにおいなのです。

　本書の3章で紹介しているように、同じ分子が濃度の違いだけで良い香りから悪臭に変化するほど、においは複雑です。オヤジ臭も年を取ると"じいちゃんばあちゃん香"に変わるのでしょうか？では女性からオヤジ臭がしないのはなぜ？そういえば、オヤジ臭＋αのにおいを発するおじいちゃんには何人か出会いましたが、おばあちゃんからは感じたことがありません。ひょっとしたらオヤジ臭は加齢臭にオトコ臭なるものが加算されているのかしら？

　"じいちゃんばあちゃん香"はおそらく人が歳をとると自然に発していくもの。オヤジ臭にはそれとは違う何かがあるのでしょうね。

第3章

もっと素敵に暮らすための
「からだのこと」

もっときれいに、もっと元気に、
誰もが暮らしたいもの。

そのお手伝いができるように、
さらに理解を深めましょう！

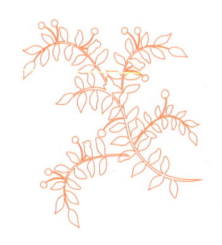

1. マッサージを医学的に考える
2. 「すこやかきれい」なからだをつくる
3. からだと気持ちのつながりを知る
4. もっと素敵な暮らしのために

1. マッサージを医学的に考える

1-1. どこにアプローチするの？

マッサージの強さ、方向、どうやって決めていますか？好みの問題もありますが、皮膚、筋肉、血管、リンパ管のどれにアプローチしようと思っているかによってもマッサージのやりかたは変わってきます。

まず、マッサージを控えるべき場合があります。赤く熱感や痛みがある炎症部位や床ずれは触ってはいけません。悪化させるだけでなく、感染症だった場合、マッサージで菌が広がってしまいます。たとえ表面に炎症症状が見えなくても、湯などで温めた際に痛みが強まる時は深部に炎症があると考えましょう。また、具体的な疾病をもつ人は強い刺激で病状を悪化させることがあるので注意が必要です。

皮膚の活性を目的とするマッサージは、やんわり弱い刺激で充分です。優しいタッチで気持ちが和らぎリラックス効果が生まれます。交感神経がoffになれば、皮膚の血管は開いて温まり良い色になります。強い刺激は緊張を強めて逆効果です。

筋肉を揉みほぐすならある程度強くても構いませんが、強すぎると筋肉を壊すことがあります。激しい運動をした後に赤褐色の尿が出ることがあります。筋肉が壊れて中から**ミオグロビン**というヘモグロビンの仲間の赤い色素が血液中に出るために起こります。運動で壊れるのですから、強いマッサージでも当然筋細胞が壊れます。筋肉も生きた細胞ですから潰れるのです。マッサージに慣れて鈍感になった人にはより強い刺激を求める人もいますが、根本的改善のためには避けましょう。

深層の筋を揉む場合は表層の筋を緩めましょう。例えば、ヒラメ筋のコリを取りたければ、力を抜いたまま膝を曲げ足を底屈させ腓腹筋を緩めて触ります。逆に筋表面に力を加えたければその筋が伸びる方向へ関節を曲げてマッサージします。筋肉の起始と停止がわかれば、どういう姿勢をすればその筋を張らせることができるか、緩められるかがわかるようになりますよ。

血管にはたらきかけるなら、筋ポンプの代わりとして筋肉と静脈に圧を加えます。表面を優しくさすっても皮静脈にしかはたらきません。深部静脈にはある程度の力を加える必要があります。リンパ管も血管と同様、深部への刺激も必要です。

知っておきたいポイント

- 炎症の症状がある部位はマッサージしない
- 強すぎるマッサージは筋細胞を壊す
- 深部静脈や深部のリンパ管に働きかけるならある程度の力が必要

マッサージの力加減

皮膚は優しくマッサージ

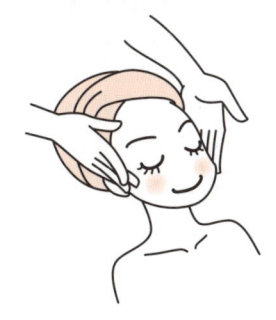

筋肉や血管へはある程度の力で…

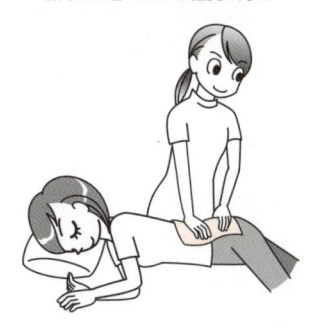

表層筋を緩めて深層筋に触れる

ヒラメ筋を揉むなら、膝を曲げ、足を底屈（つま先を伸ばす）して、表層の腓腹筋を緩めると、深層のヒラメ筋に触れる

ヒラメ筋の位置

下腿三頭筋 ＝ 腓腹筋 ＋ ヒラメ筋

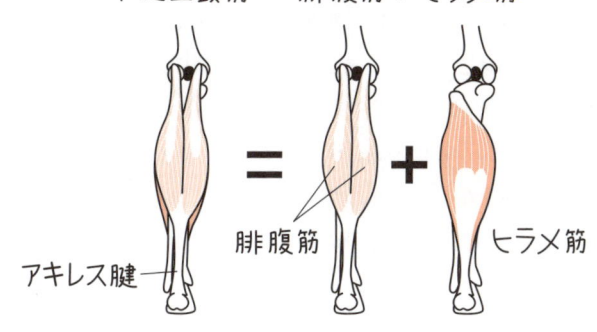

アキレス腱　腓腹筋　ヒラメ筋

こんな姿勢で…

腓腹筋　アキレス腱　ヒラメ筋

1-2. 深いリンパの流れ

> リンパ浮腫へのリンパドレナージが弱い刺激なのは、主に浅いリンパへの働きかけだからです。でもリンパ管は深い所にもあるのです。健康な人へはもう少し圧をかけた方がむくみへの効果は出ますよ。

　病気による浮腫でないなら、実はリンパを流すマッサージの方向はどちらでもいいのです。リンパのシステムに問題がなければ、弁やリンパ管の壁の性質によって流れる方向は決まっており、仮に反対方向にさすってもきちんと正しい方向に流れていきます。筋ポンプの代わりとしてある程度の強さで押すだけでも充分なのですが、リンパの流れを理解すればより効果的な方向がわかるでしょう。

　リンパ管は、全身の細胞の周囲にある毛細リンパ管から始まり、合流して太くなっていき、最終的に静脈角に行き着きます。静脈角までのルートには、身体の深部を行くものと、皮膚のすぐ下を走るものの2種類があります。深いルートは、筋肉の間や下、そして胸腔と腹腔の中を走り、基本的には血管に沿っています。リンパ管は自らもわずかに拍動するものの、周囲の圧力を大きな原動力として流れるので、血管の拍動は流れの助けになるのです。深部では静脈は動脈とほとんど一緒に走るので、およその動脈走行を知っていると深いリンパの流れも想像がつくでしょう。骨盤や腹腔内のリンパ管は大血管と同様に左右が合流します。つまり、下肢や腹腔の深いリンパは左右一緒になり、最後は胸管に入って左静脈角へ入ります。右側の胸部では、深いリンパ管は合流しながら右静脈角へも向かいます。

　胸腹部の深いリンパ管は内蔵の間にあるので、外からアプローチするのは無理があります。呼吸筋や腹筋を動かして自分で押してあげると良いでしょう。一方、四肢や頸部では筋肉の間や筋肉と骨の間に深いルートがあり、こちらは外から押せます。むくみは皮膚のすぐ下だけにあるわけではありません。浅いルートは優しくなでれば充分影響が及ぼせますが、深いリンパ管にはある程度の圧をかけた方が流れが良くなります。上肢や下肢で深いリンパの流れに沿ってマッサージしたい場合は、深部の血管のある位置を考え、それに沿って体幹方向へ流してみましょう。

✦ 知っておきたいポイント ✦

- リンパの流れには深いルートと浅いルートがある
- 深いリンパ管の多くは動脈や深部静脈とともに走る
- 下肢のリンパ管は骨盤内の深いルートで左右合流する

深いリンパの流れ

深いリンパ管は基本的に太い血管(動脈や深部静脈)に沿って走る
全身の主な血管の図(1-2-4)と比べてみよう!

血管に沿いながら…
- 腹腔や胸腔内では内臓の間を
- 上肢や下肢では骨のすぐ上(筋肉の下)や筋肉の間を走る
- そして最後は静脈角へ

腋窩リンパ節
胸管
深鼠径リンパ節
膝窩リンパ節
(膝のうしろ)

リンパ管は全身にある

毛細リンパ管の細い先端部分には弁は無いが、壁の細胞が斜めに重なって弁と同じはたらきをする
そのため、どちらにさすっても、実は一方向にしか流れない

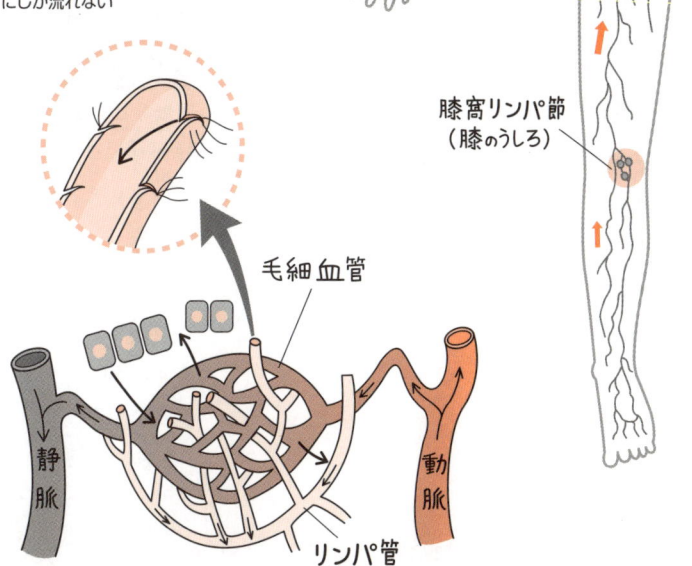

毛細血管
静脈
動脈
リンパ管

第3章 もっと素敵に暮らすための「からだのこと」

1-3. 浅いリンパの流れ

皮下のむくみでは浅いリンパの流れを良くします。また、重い病気や弱っている人には強いマッサージはできないですから、弱いマッサージで効果を上げたいですね。優しい刺激で浅いリンパの流れを促す方向は？

リンパの流れには、皮膚のすぐ下（筋肉の上）を流れる浅いルートがあります。浅いルートのリンパは多くが皮膚から集まってきたものですが、一部は深部のリンパ管から合流します。深いリンパ管の多くは基本的に血管に沿っていますが、浅いリンパ管は必ずしも皮静脈と一緒に走るとは限らず、比較的自由なルートをとります。しかし、最終的には皮静脈に沿い、血管とともに走る深いリンパ管へ合流して静脈角へ向かいます。つまり、浅いリンパの流れは、おおよそ皮静脈方向で近くの浅いリンパ節に向かう、という理解をしていれば良いのです。例えば、下肢前面の浅いリンパは上内側に向かって流れます（大伏在静脈の側、鼠径リンパ節に向かう）。腹部の浅いリンパは基本的に鼠径リンパ節へ集まって深いルートに合流しますが、中にはそのまま同側の胸部へ上がり、腋窩リンパ節へ行くものもあります。皮下のリンパを流したい時はこうした方向を考えたマッサージが有効です。

でも、リンパ管やリンパ節に問題がある浮腫（リンパ浮腫：2-1-1）の場合は、必ずしも通常のリンパの流れ通りに動かすわけではありません。そうした場合は、機能していないリンパのルートを避け、それ以外のリンパ管へ皮下の間質液を移動させます。ある道路が通行止めになったら、道を逆行したり、田畑など道無き道も越えて別の通れる道まで誘導することを考えるのです。リンパ管やリンパ節の障害部位が通行止めの箇所、機能している最寄りのリンパ管が一番近い通れる道路と考えれば、どうマッサージをすれば良いかイメージがわくでしょう。例えば、右の腋窩リンパ節が障害された場合は、左腋窩や右鼠径部へ誘導します。右上腕では右腋窩ではなく肩に向かい背中で左側へ、右胸部も右腋窩ではなく左腋窩や右鼠径部へ流すのです。こういった時、強いマッサージは逆効果です。皮膚を筋肉の上で優しくずらして間質液を移動させるような感じで行います。

知っておきたいポイント

- 浅いリンパの流れはおおよそ皮静脈の流れの方向
- 浅いリンパの流れは浅いリンパ節を通り深い流れに合流する
- リンパ浮腫の場合は障害箇所を避けて流れを誘導する

浅いリンパの流れ

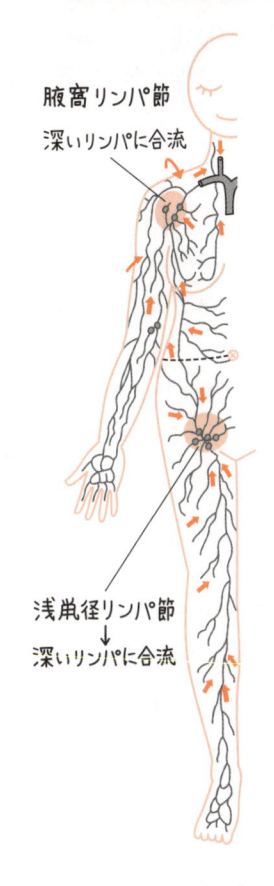

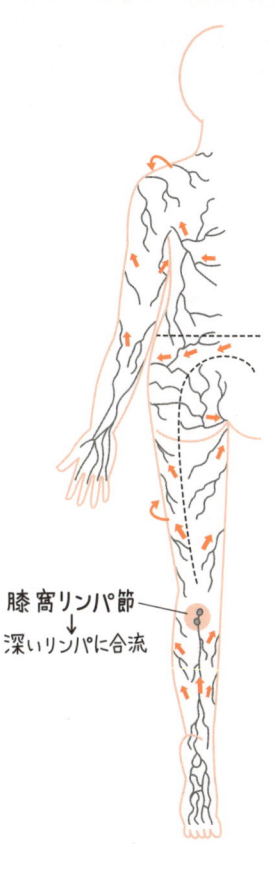

腋窩リンパ節
深いリンパに合流

浅鼠径リンパ節
↓
深いリンパに合流

膝窩リンパ節
深いリンパに合流

- 近くの浅いリンパ節に向かい、最終的には深いリンパの流れに合流する
- 皮静脈に沿って走るわけではないが、およその方向は皮膚の下に透けて見える皮静脈を目安にするとわかりやすい
- 皮静脈の流れ(1-2-5)を確認しよう！

右の腋窩リンパ節が障害されている場合

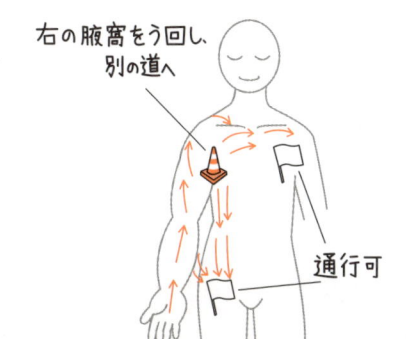

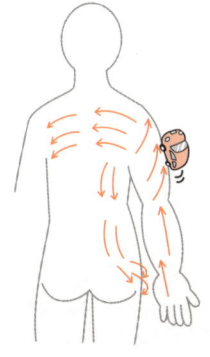

右の腋窩をう回し、別の道へ

通行可

- リンパ浮腫の場合は通常のリンパの流れとは関係なく、通れるリンパ管へ誘導する
- 右腋窩リンパ節が障害された場合、左腋窩リンパ節や右鼠径リンパ節へ向かって誘導する

1-4. 顔と頸のマッサージ

> 顔の皮膚と表情筋は驚くほどの薄さです。体の他の部位と違って強い刺激は必要ありませんが、弱い刺激で効果を生み出すために、皮膚と筋肉と血管とリンパの流れを復習しましょう。

　顔面は、わずか数ミリの薄さの中に皮膚の3層と表情筋が存在するほど薄いので、ある程度圧をかけてマッサージする必要があるのは咀嚼筋ぐらいです（2-5-5）。薄い皮膚はごしごしこするとメラニン細胞が刺激されて簡単にしみができてしまいますからマッサージは柔らかく行います。真皮中のコラーゲン線維の向きはある程度決まっているので※、ローションなどをその線に沿って伸ばすのも良いでしょう。耳下腺も皮膚のすぐ下にありますから、本当に優しい刺激で唾液が出ます（2-4-1）。表情筋はそれぞれの走行を考えてシワを伸ばす方向に弱くマッサージします。頭頂部に表情筋はありませんが、おでこの筋は帽状腱膜という強い結合組織の膜で後頭の皮筋につながっているので、頭や後頭部もおでこのシワに関係しています。頭や後頭もマッサージしましょう。

　顔面のリンパは3カ所のリンパ節に向かって集まります。額や目の周囲や頬外側は耳の前下方、鼻の脇と頬下部は顎下外側、唇の下は顎下中央へ行きます。頭頂部より後ろを流れるリンパは耳介の下へ向かいます。頸の前面では、皮静脈に沿ったリンパ管もありますが、浅いリンパの多くが深いリンパのルートに合流します。ですから頸のリンパのマッサージでは、両側の胸鎖乳突筋の下にある内頸静脈や動脈を目安に左右の静脈角を目指しましょう。頸部では中央で左右のリンパ管が合流することも多いので、左右反対方向へリンパを導くことも比較的簡単です。

　左右の顎の下で脈が触れる部位（外頸動脈と内頸動脈の分かれ目）には、血圧を感じて脳（延髄）に連絡する装置があります。人によってはここの感受性が強く、押されると脳が血圧が上がったと勘違いして急に血圧を下げてしまうことがありますから、頸のマッサージではこのあたりを強く押さないように注意してください。

※皮膚割線（Langer割線）…この方向に皮膚の張力が強いので、手術ではこの線に沿って切ると傷が治りやすく目立たない。

知っておきたいポイント

- 顔面では皮膚や表情筋に対して強いマッサージをしない
- 顔面のリンパは耳の前下と顎下に集まる
- 頸部のリンパは主に深部静脈に沿って静脈角を目指す

皮膚割線

真皮の中のコラーゲン線維の向き

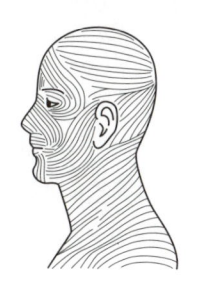

おでこの筋肉

おでこの皮筋（前頭筋）は帽状腱膜という強い結合組織の膜で後頭の皮筋（後頭筋）につながっている

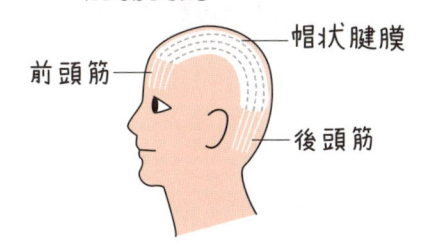

帽状腱膜
前頭筋
後頭筋

頭部と頸のリンパの流れ

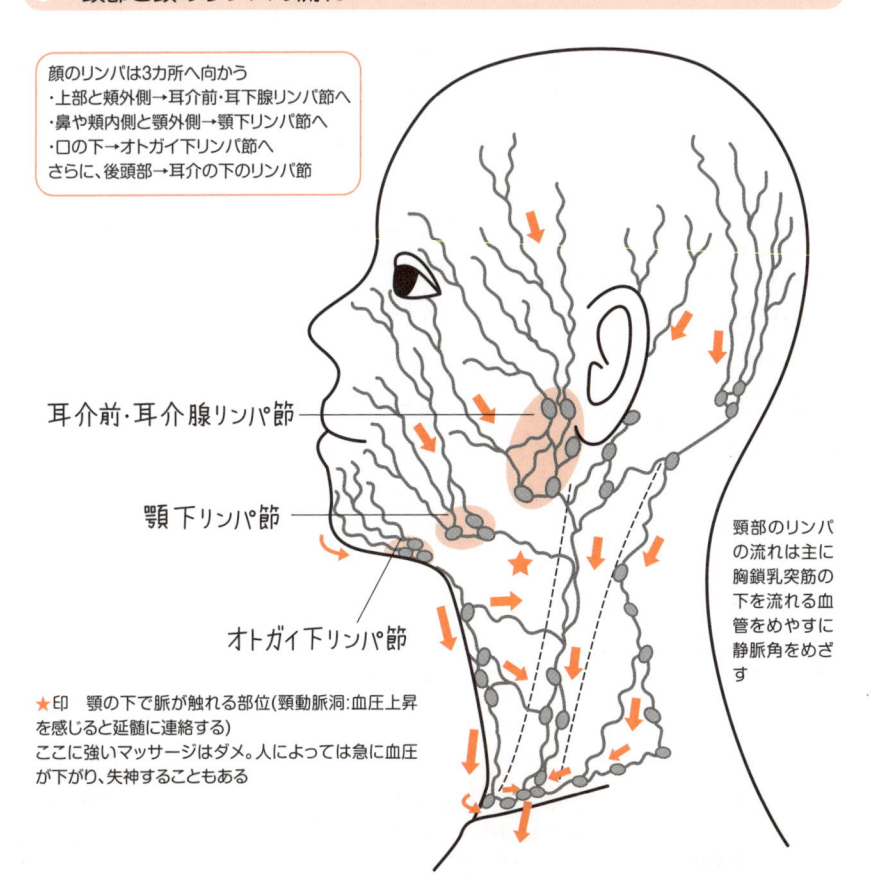

顔のリンパは3カ所へ向かう
・上部と頬外側→耳介前・耳下腺リンパ節へ
・鼻や頬内側と顎外側→顎下リンパ節へ
・口の下→オトガイ下リンパ節へ
さらに、後頭部→耳介の下のリンパ節

耳介前・耳介腺リンパ節
顎下リンパ節
オトガイ下リンパ節

頸部のリンパの流れは主に胸鎖乳突筋の下を流れる血管をめやすに静脈角をめざす

★印　顎の下で脈が触れる部位（頸動脈洞：血圧上昇を感じると延髄に連絡する）
ここに強いマッサージはダメ。人によっては急に血圧が下がり、失神することもある

2. 「すこやかきれい」なからだを作る

2-1. 骨を強くしていつまでも元気に

軽く転んだだけで簡単に骨折してしまうお年寄りがいるのはなぜでしょうか？骨は生きていて、いつも作られ壊されていますから、このバランスが崩れると弱ってしまうのです。骨を強くするにはどうしたら？

骨は力のかかる方向に強くなるように常に作り替えられているので、力がかからないと弱くなります。だから寝ている時間が長く体に負荷がかからない生活は、骨をボロボロにしてしまいます。運動することが骨を強くする基本なのです。また、骨の作り替えを進める成長ホルモンも、運動すると多く放出されます。

カルシウムが足りなくても骨はもろくなります。カルシウムは、細胞の活動や体内の様々な反応に関わる重要な電解質なので、カルシウム不足になるとパラソルモンが出て骨はどんどん溶かされ血液中にカルシウムが放出されます。骨を弱くしないために食事でカルシウムを摂ることが重要です。でも、食品中のカルシウムの多くは胃酸でよく溶かさなくては吸収できず、吸収率も決して良くありません。そこで重要なのがビタミンDです。カルシウムはビタミンDのはたらきで小腸で吸収されやすくなるのです。ビタミンDは魚やキノコに多く食事でも摂れますが、体内でも皮膚が紫外線に当たるとコレステロールから作られます。普段は嫌われ者の紫外線ですが、骨の弱る高齢者や成長期の子供は、多少は日光に当たった方が良いということですね。さらに、ビタミンDがこうしたはたらきをするためには、肝臓を経て腎臓で活性型に変化する必要があります。つまり、カルシウムを食べたとしても、同時にビタミンD、そして健康な胃と肝臓と腎臓がないとあまり吸収できないのです。高齢者の骨が弱いのは歳をとって胃や腎機能が衰えることも一因です。

エストロゲンは骨が溶かされるのを防ぐ作用もあるので、それが減少する閉経後の女性は骨が弱くなる傾向があります。そのため、高齢女性で食が細く、日の当たらない室内で寝たきり、腎臓や胃が悪いとなると、全ての悪条件が重なり、寝返りだけで骨折もしかねません。寝たきりでもなるべく体を動かし、カルシウムやビタミンDを多めに摂る、窓際で日に当たるなど、知識をもって骨折を防ぎましょう。

✨ **知っておきたいポイント** ✨

- 骨を強くするのは、運動とカルシウム摂取
- カルシウムの吸収にはビタミンD、健康な胃と腎臓が必要
- 女性は閉経後に骨が弱くなりやすい

丈夫な骨を作る

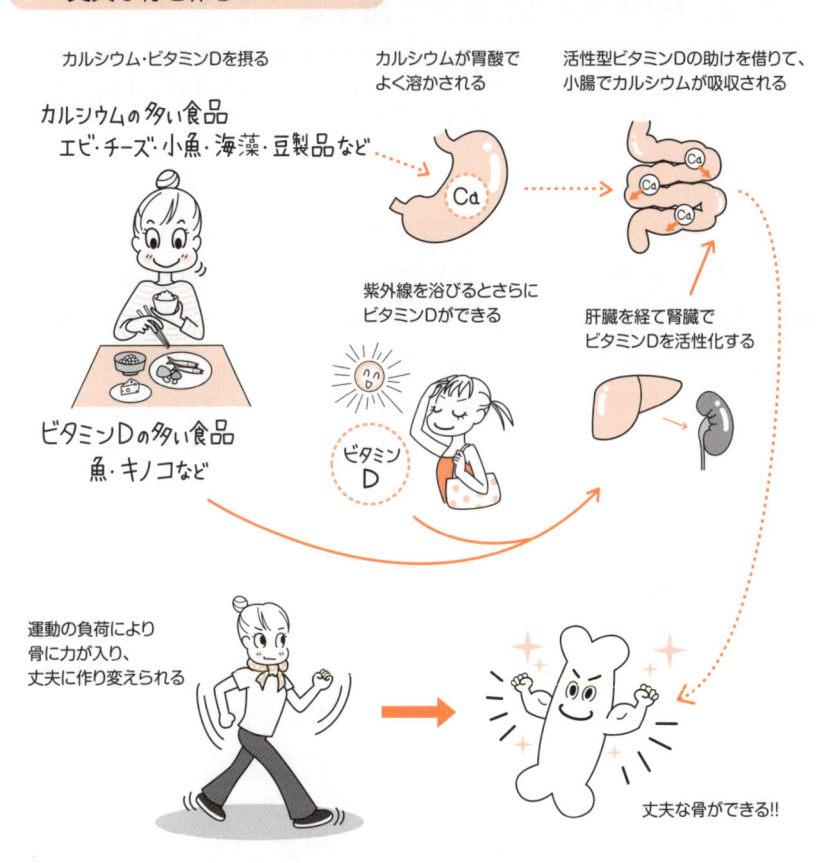

カルシウム・ビタミンDを摂る

カルシウムの多い食品
エビ・チーズ・小魚・海藻・豆製品など

ビタミンDの多い食品
魚・キノコなど

カルシウムが胃酸でよく溶かされる

活性型ビタミンDの助けを借りて、小腸でカルシウムが吸収される

紫外線を浴びるとさらにビタミンDができる

ビタミンD

肝臓を経て腎臓でビタミンDを活性化する

運動の負荷により骨に力が入り、丈夫に作り変えられる

丈夫な骨ができる!!

寝たきりでも丈夫な骨を！

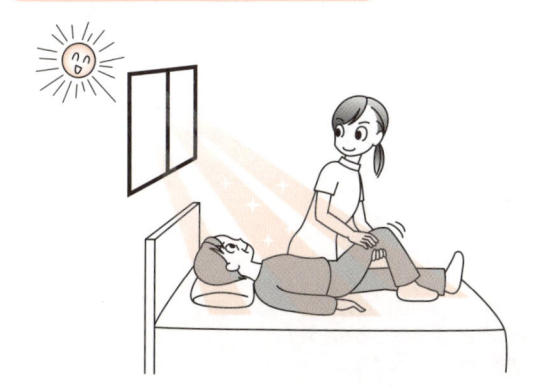

窓際のベッド上で、動かせる範囲で軽く動かすなど、できる工夫で最大限の予防を!

第3章　もっと素敵に暮らすための「からだのこと」　237

2-2. 筋肉の特徴を捉えて鍛えるには

> 筋肉を使うプロでも、マラソン選手と重量挙げの選手とでは随分筋肉の感じが違います。筋肉の構成やトレーニング法が違うからです。目指すは筋肉質？持久力？それとも太らない身体？

　筋肉が力を出す様式は2通りです。筋肉の長さを変えない等尺性（アイソメトリック）収縮と、関節を動かして筋肉の張力がほぼ一定になる等張性（アイソトニック）収縮です。筋肉隆々にしたいなら等尺性収縮、持久力をつけたいなら等張性収縮中心のトレーニングが向いています。変形性関節症などで関節を動かすと痛い場合は、等尺性収縮なら痛い動きをせずに筋力低下が防げます。ただ、等尺性収縮は血圧が上がるので、心臓や血管に問題がある人は注意してください。等張性収縮で関節を動かす場合、どのような動きでどの筋が鍛えられるかは筋肉の起始・停止がわかれば自分で考えられるでしょう。例えば腹筋を意識する場合、腹直筋だけでなく側腹筋も鍛えるには体幹をねじったり横に曲げたりする運動も必要です。

　筋肉には、持続力に優れた赤筋と、瞬発力に優れているけれどすぐ疲れる白筋があります。赤筋は酸素を使いATPをたくさん作るので、ミトコンドリアや酸素と結び付く赤いミオグロビン（3-1-1）を多く含みます。対して白筋は主に無酸素で動きます。持久的な有酸素運動で赤筋、瞬発的な力で白筋が太くなるので、マラソン選手は赤筋、重量挙げの選手は白筋の割合が多いです。鶏は走るのでモモ肉は赤く、羽は時々動かすだけなので胸元のササミは白い、と覚えるとわかりやすいでしょう！

　筋肉の発達には男性ホルモンも関わるので、女性が同じトレーニングをしても男性ほど筋肉は発達しません。男性ホルモンは外から補充することもできますが副作用も強いので、筋肉増強を目的とした摂取はやめて地道に頑張りましょう。

　筋トレは最低でも3ヶ月継続しないと効果が出ませんが、筋肉が増えると起きている時に必要な最低限のエネルギー（基礎代謝）が増えるので、太りにくい体になります。また、脂肪分解を促すカフェインなどを摂取してから赤筋を使う有酸素運動をすると、ミトコンドリアでは糖とともに脂肪もATP生成のために消費されます。

★ 知っておきたいポイント ★

- 筋肥大は等尺性収縮、持久力向上は等張性収縮主体の運動をする
- 持久的な運動で赤筋、瞬発力を鍛えると白筋が肥大する
- 筋肉量の増加は基礎代謝を上げ太りにくくなる

等尺性収縮と等張性収縮

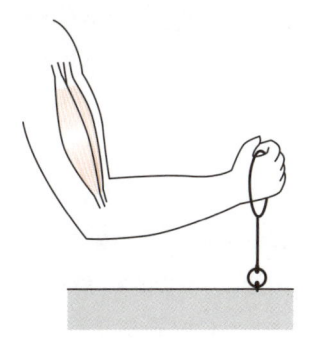

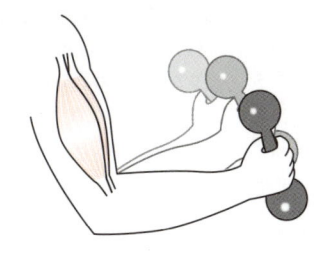

等尺性収縮
関節を動かさず、筋肉の長さが変わらないまま力を発揮している時の状態。拮抗筋も同時に収縮してつりあっている
体を大きく動かさなくても筋肉に負荷をかけられるが、血圧が上がるので注意！

等張性収縮
関節を動かし、筋肉が短くなりながら力を発揮する。筋肉の張力は、かかる負荷（持ち上げるものの重さ）と同じでほぼ一定になる状態。拮抗筋は同時に緩む

赤筋と白筋

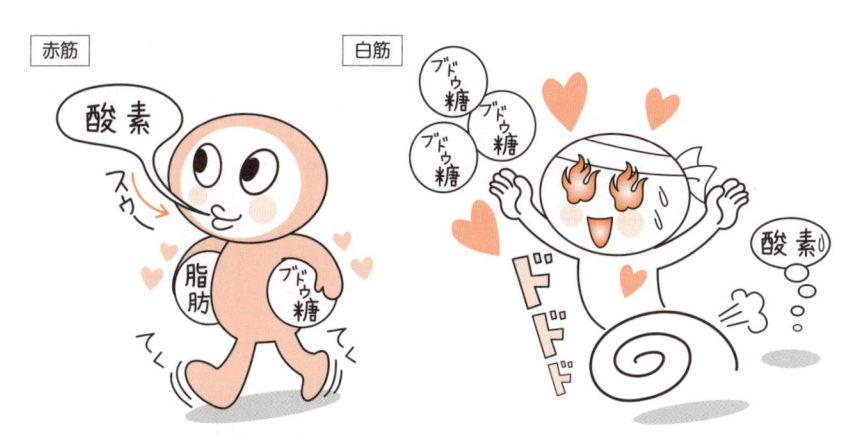

赤筋　　白筋

- 長い間収縮し続けることができて、持続力に優れているため、遅筋とも呼ばれる
- ミトコンドリアでエネルギーを作るときに好物の糖や脂肪を使う
- 酸素を使い、赤いミオグロビンを多く含むので赤く見える
- 等張性収縮や持久的な有酸素運動で太くなる

- 素早く大きな力を発揮することができるけれどすぐ疲れるので、速筋とも呼ばれる
- 酸素を使わずに糖からエネルギーを得る
- 等尺性収縮や瞬発的な運動で太くなる

2-3. 猫背を治してきれいな姿勢に

> 猫背を指摘されるたびに胸を張って直すけれど、すぐまた元どおり。そんな人は骨の向きより筋肉を鍛えないといけません。骨に関しても、問題は胸じゃなくて腰かもしれません。

猫背は頚を前に倒し胸椎が強く後弯している状態です。骨が変形しているわけではなく、姿勢の問題なので意識すれば直せます(2-5-6)。でも、普段猫背の人が胸を張っただけでは長続きしないはずです。脊柱の前後の弯曲は全体的なバランスで決まるので、胸椎だけどうにかすればいいというわけではないのです。胸を反らすだけでなく、頚や腰椎の傾きも考えてみましょう。もしかしたら、猫背と同時にお腹が前に突き出ていて、腰椎の前弯が強くなっていませんか？そうした人は時々股関節を深く曲げて膝を抱えると、腰椎の強い前への弯曲が少し元に戻ります。仰向けに寝るとやりやすいでしょう。これは腰痛体操の1つで、脊柱のカーブを整える作用があります。左右片脚ずつやっても構いません。

腰椎や脊柱全体の弯曲は骨盤の傾きにも左右されます。骨盤は正常ではやや前に傾いています。この傾きがさらにきつくなったり、逆に後ろへ傾いたりすると、脊柱のカーブが変化して猫背になったり腰痛になったりします。

重心が前後にずれていることもあります。両側の上前腸骨棘(1-6-3参照)周辺に掌を置いて腰を前に突き出したりお尻を引いたりしてみましょう。自然に背筋がスッと伸びる向きがあるべき位置です。今、あなたの骨盤はどちらに傾いているでしょうか？正しい傾斜になるように骨盤の向きを意識してみましょう。

脊柱の弯曲や骨盤の向きには、体幹を前屈する腹筋と背屈する脊柱起立筋、股関節を屈曲する腸腰筋と伸展する大殿筋など、筋力のバランスも関わります。これらのような拮抗筋のどちらか片方が弱くてバランスが崩れると、脊柱の弯曲や骨盤の傾きが変化してしまいます。弱い部分を重点的にしながらも、必ず両側の筋を鍛える全体的なトレーニングをすることが重要です。腰部脊柱起立筋の最深部は頚を左右に回すだけでも動きますから、上から下まで気遣った動きも身体の線を整えます。

✴ 知っておきたいポイント ✴

- 猫背は脊柱の弯曲と骨盤の向きを正常に戻すことで直す
- 股関節を深く曲げると腰椎の前弯が小さくなる
- 骨盤の向きは骨盤前後の拮抗筋の強さのバランスも関わる

姿勢で骨盤の向きも変わる

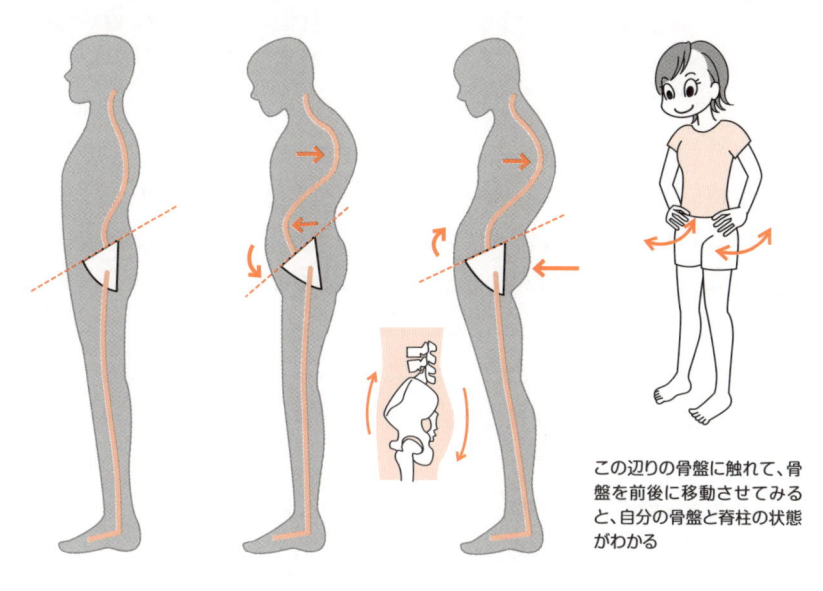

この辺りの骨盤に触れて、骨盤を前後に移動させてみると、自分の骨盤と脊柱の状態がわかる

正常
骨盤はやや前傾

猫背（胸椎後弯増強）とともに腰椎前弯増強が起きている→骨盤前傾がきつくなる

猫背（胸椎後弯増強）とともにお腹（お尻）の重心が前にずれ、骨盤の前傾が減る

腰痛体操（一例）

股関節を深く曲げて腰椎の前弯を軽減する

骨盤前後の拮抗筋

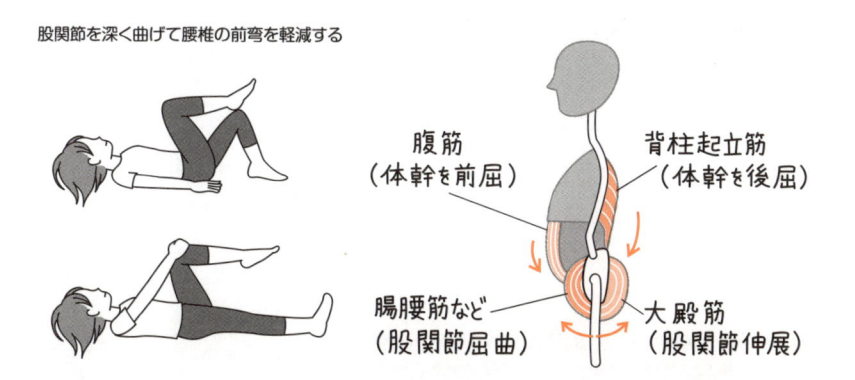

腹筋（体幹を前屈）

背柱起立筋（体幹を後屈）

腸腰筋など（股関節屈曲）

大殿筋（股関節伸展）

第3章　もっと素敵に暮らすための「からだのこと」

3. からだと気持ちのつながりを知る

3-1. 香りで気持ちがやすらぐしくみ

ある種のにおいで気分が良くなったり、あるいは不快になったり、嗅覚は感情に大きな影響を与えます。それに、においで何かを思い出して懐かしい気持ちになるのは、嗅覚が記憶にも深く関わるからです。

嗅覚は最も原始的で、本来は生命維持に欠かせない感覚です。多くの動物は嗅覚で食物を探し、危険を察知し、仲間と情報交換し、交尾相手を探します。人は他の感覚が発達して嗅覚に多くを頼らずに生きていけるようになりましたが、嗅覚はやはり特別な感覚として残っています。においは嗅神経（嗅細胞）がそのまま鼻粘膜から線毛を出してキャッチします。神経は通常とても長生きで入れ替わらないのに、嗅細胞はたった30日の寿命で新しい細胞に変わります。そして他の感覚は全て視床で中継されて新しい大脳皮質に行き着くのに、嗅覚は視床を通らずにまずは**大脳辺縁系**などの古い脳に入っていきます。嗅覚はこんなに他の感覚と違うのです。

嗅覚が届く大脳辺縁系は感情や記憶に深く関わる部位なので、におい刺激によりある種の感情と一緒に記憶が呼び覚まされます。大脳辺縁系は視床下部とも関係が強く、嗅覚の情報は視床下部にも到達します。そのため、嗅覚で感情や食欲や性欲が変化したり、自律神経の反射やホルモンの変動が起きたりもします。大脳辺縁系はさらに原始的な間脳と新しい大脳皮質の間の調整役を受け持つ場所でもありますから、嗅覚は判断力や集中力など理性的な行動にも変化を及ぼします。もちろん嗅覚の情報は新しい大脳皮質へも届き意識されますが、それ以前にこうした反応は起きています。知らずに嗅いでいるにおいにも体や心が動かされているのです。

においを脳が認識するしくみはまだよくわかっていません。ですが、さすが嗅覚は原始的な感覚、基本となるにおいの候補には、尿臭、腋窩汗臭、精液臭、ジャコウ臭などが入っています。ジャコウ（ムスク）は有名な香水の成分であり生薬でもあります。においの感覚には物質の種類だけでなく濃度も関わり、うんちのにおいに貢献しているスカトールという物質は、高濃度だとクサイのに、低濃度だとジャスミンの香りです。においは本当に奥深いですね。

✴ 知っておきたいポイント ✴

- 嗅覚は本来、生命活動に必要な原始的な感覚
- 嗅覚は情動や記憶と関係の深い大脳辺縁系に入る
- 嗅覚は視床下部へのつながりを通じて自律神経やホルモンにはたらく

大脳辺縁系

嗅覚はまず大脳辺縁系に到達する

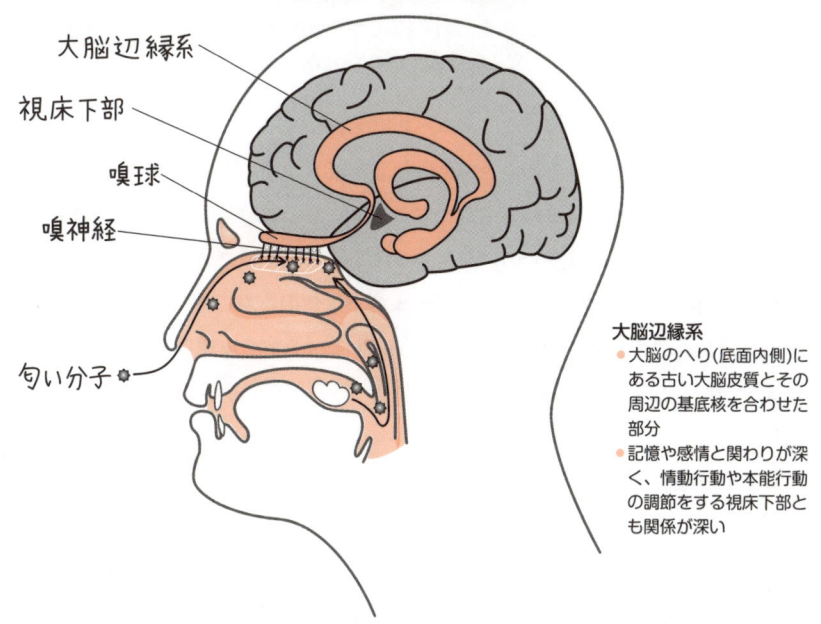

- 大脳辺縁系
- 視床下部
- 嗅球
- 嗅神経
- 匂い分子

大脳辺縁系
- 大脳のへり(底面内側)にある古い大脳皮質とその周辺の基底核を合わせた部分
- 記憶や感情と関わりが深く、情動行動や本能行動の調節をする視床下部とも関係が深い

嗅覚は影響力大

においの届く大脳辺縁系が両者を調整するため、両方に影響する

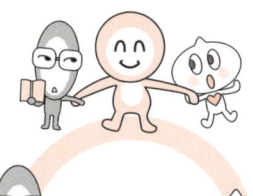

大脳辺縁系

大脳新皮質
高度な知性をつかさどる

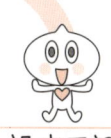

視床下部
感情・食欲・性欲など本能をつかさどる

においのもとは…？

米国のアムーアが1979年に提案した8種類の原臭

腋窩汗臭
精液臭
魚臭
麦芽臭
尿臭
ジャコウ臭（ムスク）
ハッカ臭
樟脳臭（しょうのう）

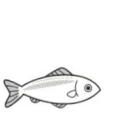

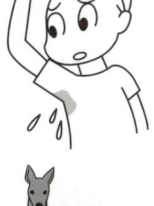

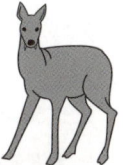

現在はニオイはもっと連続的なものということになっているが…

3-2. 続くストレスでからだはどうなる？

ストレスから体を守るホルモンは、長期にわたって放出され続けると逆に体を壊してしまいます。ストレスで血圧や血糖値が上がったり、胃潰瘍になったりニキビができたりするのはどうしてでしょうか？

ストレスが続くと交感神経やカテコールアミンの作用で体が緊張状態になることが増え、さらに糖質コルチコイドが高い状態が続きます。糖質コルチコイドは視床下部と下垂体のホルモンの命令で放出され、糖新生によって血糖値を上げるホルモンですが、その他にも数多くの作用をもっています。そのため、このホルモンが慢性的に過剰になって起きる**クッシング症候群**では体のあちこちに不調が出ます。タンパク質が分解されるので筋肉が落ちて四肢が細くなり、皮膚は薄く毛髪も細くなります。脂肪代謝が狂って、高脂血症になり、四肢は痩せるのに顔や肩や体幹には脂肪が沈着します。ナトリウムが体内に溜まるので高血圧になり、骨が溶けやすくなるので骨粗鬆症になります。胃への作用で胃潰瘍が起き、脳も影響を受けて興奮や不眠や抑うつなどの精神症状も出ます。免疫が低下するので感染しやすく傷も治りにくくなります。糖質コルチコイドには抗炎症（抗アレルギー、抗免疫）作用があるので、自己免疫疾患による炎症の治療など薬として多く使用されます。そのためクッシング症候群は、下垂体や副腎の異常だけでなく薬の副作用でも起きます。

ここまで極端でなくても、慢性的なストレスでこのホルモンが出続けると、風邪を引きやすい、胃が痛い、血圧が高いといった状態になります。糖質コルチコイドを増やす下垂体前葉からの副腎皮質刺激ホルモンは、同時に副腎アンドロゲンも増やすので、女性は男性化してニキビが増えヒゲが濃くなるなど美容の問題も出ます。ストレスホルモンを作るためにはビタミンCが必要なので、ストレスが続くとビタミンCがどんどん消費され、結果的にしみが増えたりもします。あまりに長く強いストレスが続くと、脳をはじめホルモンの命令系統全てが破綻し、結果的に過労死に至ることもありえます。体はあまり長期のストレスに耐えるようには設計されていないのです。長く続くストレスからは真剣に逃れる術を考えましょう。

知っておきたいポイント

- 長期のストレスで糖質コルチコイドによる不調が起きる
- 糖質コルチコイドの慢性的過剰でクッシング症候群が起きる
- ストレスが続くと高血糖、高血圧、胃潰瘍、男性化などが起きる

クッシング症候群

糖質コルチコイドが慢性的に過剰になると起きる

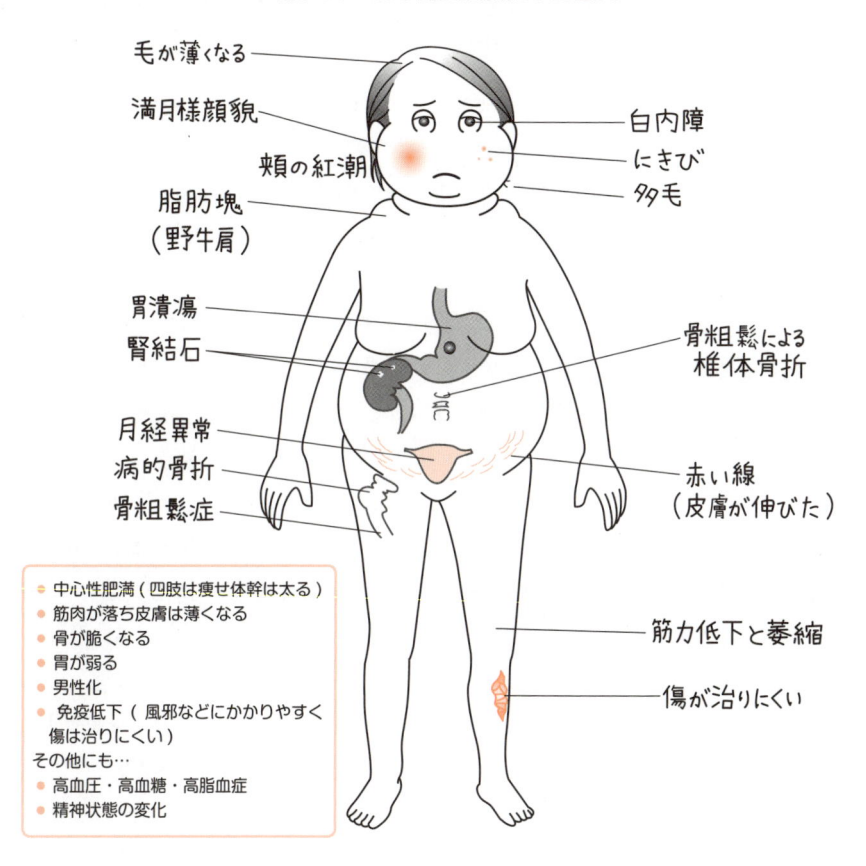

- 毛が薄くなる
- 満月様顔貌
- 頬の紅潮
- 脂肪塊（野牛肩）
- 胃潰瘍
- 腎結石
- 月経異常
- 病的骨折
- 骨粗鬆症
- 白内障
- にきび
- 多毛
- 骨粗鬆による椎体骨折
- 赤い線（皮膚が伸びた）
- 筋力低下と萎縮
- 傷が治りにくい

- 中心性肥満（四肢は痩せ体幹は太る）
- 筋肉が落ち皮膚は薄くなる
- 骨が脆くなる
- 骨が弱る
- 男性化
- 免疫低下（風邪などにかかりやすく傷は治りにくい）

その他にも…
- 高血圧・高血糖・高脂血症
- 精神状態の変化

ストレスは美容の敵

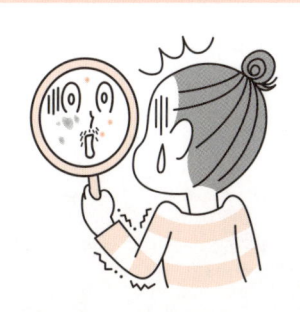

ストレスにより副腎皮質から男性ホルモンも分泌されやすくなり、ニキビが増えヒゲが濃くなるストレスホルモンはビタミンCを消費するので、しみも増える

3-3. 睡眠不足でホルモン異常？

夜寝ている間にたくさん出るホルモンはいくつかあります。でも、それらのホルモンは夜だから出るの？それとも眠るから出るの？もし睡眠で出るホルモンなら、寝ないと大変なことになりますよね……。

　睡眠によって多く出てくるホルモンは、成長ホルモンとプロラクチンです。特に成長ホルモンの分泌は睡眠を取らないとかなり乱れることがわかっています。この放出は夜間ずっと多いわけではなく、寝ついて1時間後くらい、初期に現れるノンレム睡眠 (2-6-1) の一番深い所にピークがあります。成長ホルモンは子供の骨や筋肉を成長させ、大人でもコラーゲンの産生を促して骨や軟骨などの結合組織を整え、細胞分裂を促進し、傷ついた細胞を速く修復し、中性脂肪を分解します。不眠でお肌がボロボロになる原因は、成長ホルモンが少なくて皮膚の新陳代謝が落ちるせいかもしれません。お乳を作るプロラクチンは、寝ている間はずっとたくさん出ています。おっぱいをあげているお母さんは夜はぐっすり眠りましょう。

　メラトニンは視床の上部にある松果体から出てくるホルモンで、光を浴びると抑制され、暗い夜間にたくさん出ます。このホルモンは両生類ではメラニン細胞にはたらいて体を白く変えるホルモンですが、人の場合は体内時計の調節に関わり、軽い催眠作用があります。夜寝る時に暗くするのは、生活のリズムを整え眠りやすくする、意味のあることなのです。また、メラトニンは子供の性成熟を抑えるはたらきがあるともいわれています。夜遅くまで明るい所にいると子供は体だけ早く大人になってしまうかもしれません。子供は夜は早く暗くして眠ることが大切です。

　ストレスホルモンの1つである糖質コルチコイドは早朝にたくさん出始めます。糖新生により血糖値を上げるホルモンなので、ブドウ糖補給のない夜間に下がった血糖値を起床前から上昇させ、朝から活動できるようにします。でもこのホルモンはある程度時間で出るパターンが決まっていて、睡眠・覚醒には簡単に影響されません。そのため、いつもと違う時間に寝ようとしているのに体はギンギン、あるいは早く起きてもフラフラなんていうことが生じてしまいかねないのです。

✴ 知っておきたいポイント ✴

- 成長ホルモンとプロラクチンは睡眠によって出る
- メラトニンは夜暗くなると放出され、体内時計を調整する
- 糖質コルチコイドはたいてい朝に放出されて血糖値を上げる

夜に出てくるホルモンは…

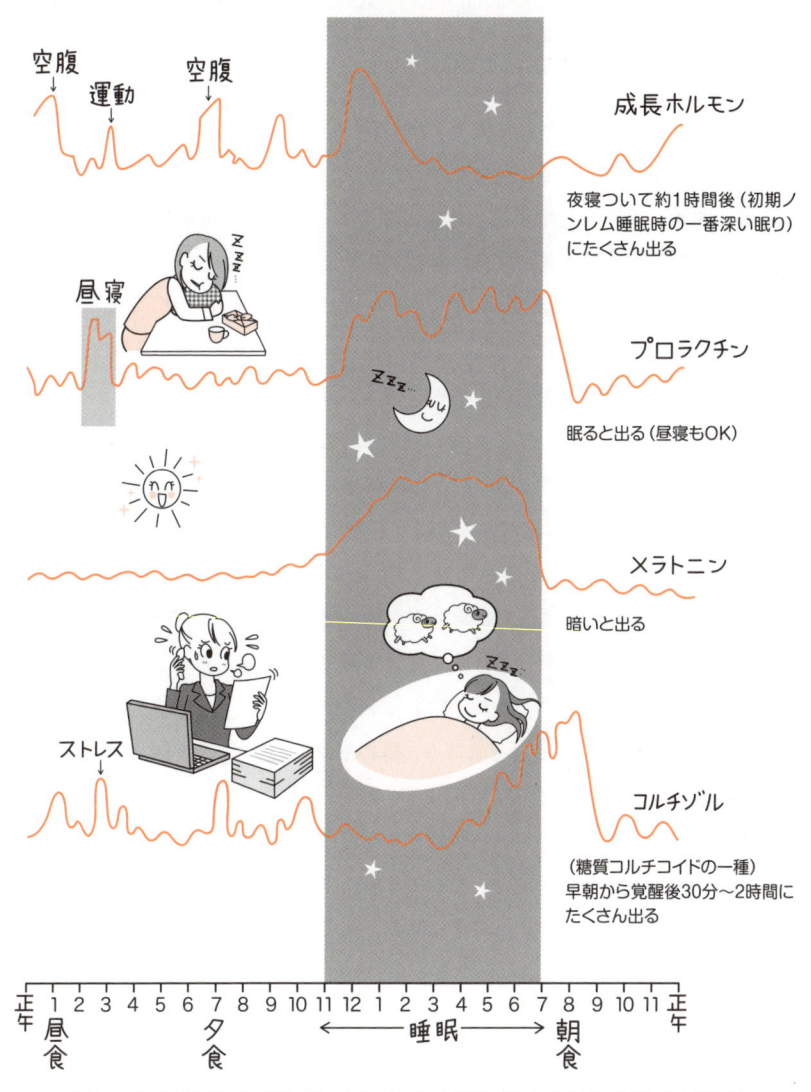

成長ホルモン
夜寝ついて約1時間後（初期ノンレム睡眠時の一番深い眠り）にたくさん出る

プロラクチン
眠ると出る（昼寝もOK）

メラトニン
暗いと出る

コルチゾル
（糖質コルチコイドの一種）
早朝から覚醒後30分～2時間にたくさん出る

正午 1 2 3 4 5 6 7 8 9 10 11 12 1 2 3 4 5 6 7 8 9 10 11 正午
昼食　　　　　夕食　　←　睡眠　→　朝食

これらのホルモンは、ふだん夜に多く出るといっても、必ずしも時間で出ているわけではないことに注意！

コルチゾルは早朝の起床前に増えるが、睡眠に依存しているわけではなく、急に違う時間に寝起きしても分泌のしかたに大きな変化はない。習慣的な睡眠・覚醒の時間を大きく変えた場合、それに合わせてコルチゾルがまた起床前に増えるようになるにはかなりの日数を要する

第3章　もっと素敵に暮らすための「からだのこと」

4. もっと素敵な暮らしのために

4-1. からだの中の毒を出す

> 有害物質は外から摂取するだけではありません。生きているだけで毎日からだの中で生まれる毒もあります。毒が体内にたまらないように、体はどのように対応しているのでしょうか？

　タンパク質は体に不可欠な物質ですが、その代謝で日々体内に生まれるアンモニアは神経細胞などにとっては猛毒です。こうしたアンモニアをはじめアルコールなど身体に有害な物質を化学反応で無害に変えてくれているのが肝臓です。その後、水に溶けるものは腎臓で尿の成分になり、脂肪に溶けるものは胆汁に混ざるなどして最後は体の外である腸管に「排泄」、つまり「毒出し」をされます。実は排便を促すのは毒出しのためではありません。食事で摂ったり腸管へ排泄されたりした有害物質が体内に吸収される時間を短くする、「毒入れない」作戦です。

　汗の成分は乳酸を除くとすごく薄い尿のようなもの。だから汗を流し、水分をきちんと摂っておしっこをする、というのが毒出しの基本です。有害物質は皮脂や毛や爪、剥がれる垢と一緒に排泄されることも考えると、皮膚も立派な排泄器官です。だから、皮膚の代謝が良いことも重要です。ただし、乳腺も皮膚の外分泌腺なので、ダイオキシンなど種類によっては母乳にも毒が排泄されることがあります。

　活性酸素も生きているだけで体内にできる毒です。体内に取り入れた酸素の一部は必ず活性酸素になります。これは文字通り活動的な暴れん坊。白血球が菌を殺す武器として使うなど利点もありますが、暴れ方がひどすぎてDNAやタンパク質や細胞膜などいろいろ壊してしまうのです。実際、高濃度の酸素を長時間吸うと、活性酸素がたくさんできてけいれんが起きるなど酸素中毒を起こします。活性酸素は結果的に血管などの老化を早め、がんなど多くの病気に関わります。活性酸素を安定させて周囲と反応しないようにする物質を抗酸化物質といい、そうした物質が普段は体を守ってくれています。ビタミンA・C・Eなどもそうした力になります。今日のデザートは果物にしませんか？または禁煙しましょう。喫煙は活性酸素を増やし、ビタミンCの破壊を促進して、ダブルの力で体を悪くしますよ。

★ 知っておきたいポイント ★

- 体内の有害物質は肝臓で解毒される
- 有害物質は主に尿と汗と胆汁で体外に出る
- 活性酸素は抗酸化物質で除去される

毒出し法いろいろ

毒って？
- アンモニアなど生きているだけで体内に生まれる毒もある
- アルコールやダイオキシンなど体外から摂取する毒もある

- 腸管などの「体外」に出すことも「排泄」

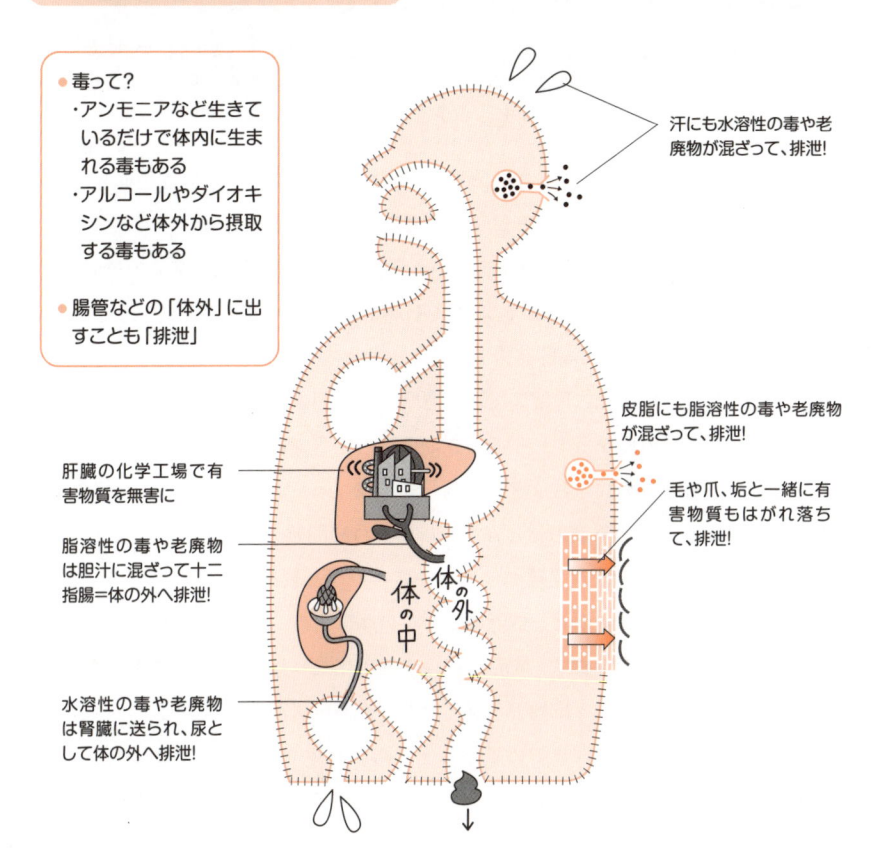

汗にも水溶性の毒や老廃物が混ざって、排泄！

肝臓の化学工場で有害物質を無害に

脂溶性の毒や老廃物は胆汁に混ざって十二指腸＝体の外へ排泄！

水溶性の毒や老廃物は腎臓に送られ、尿として体の外へ排泄！

皮脂にも脂溶性の毒や老廃物が混ざって、排泄！

毛や爪、垢と一緒に有害物質もはがれ落ちて、排泄！

体の中 / 体の外

活性酸素を鎮めるには…

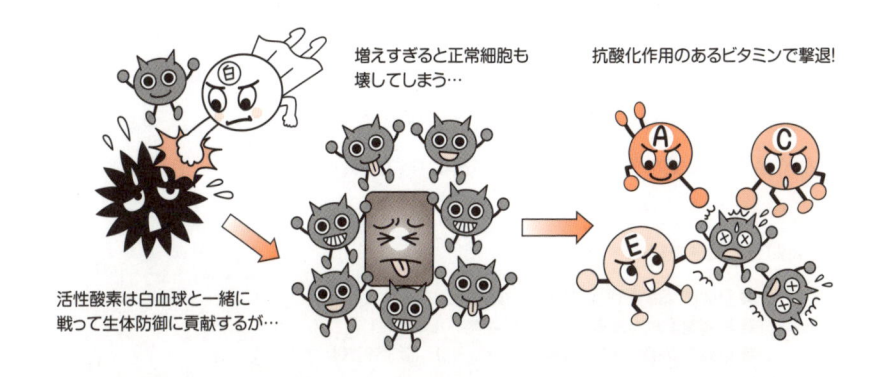

活性酸素は白血球と一緒に戦って生体防御に貢献するが…

増えすぎると正常細胞も壊してしまう…

抗酸化作用のあるビタミンで撃退！

第3章 もっと素敵に暮らすための「からだのこと」

4-2. 月経、排卵、妊娠のタイミング

妊娠や避妊、月経に関する身体の不調などをコントロールするために、女性の身体の状態を把握することはとても重要です。女性の性周期はどうやって読み取れば良いのでしょうか？

　思春期以降の女性は、妊娠しない限り、理論上は28日で一巡りの性周期をもっています。でも現実には正確に28日ごとに月経がきている女性は少ないでしょう。実は、性周期の中には、確実に決まっている日数と変動する日数があるのです。

　排卵後に卵巣では黄体ができてプロゲステロン（黄体ホルモン）が放出されますが、黄体は妊娠しないと14日前後で退化し、子宮内膜が剥がれて月経が始まります。いったん排卵すると、月経まで約2週間という日数はほとんど変わりません。ですから、月経開始日から13〜15日さかのぼった日が排卵日です。定期的に月経がきている人なら、それでおよその排卵日を予測することができます。女性の性周期の変動に伴う身体の不調のほとんどが排卵〜月経開始〜月経中に起こるので、排卵日を推測することで以後2週間体を冷やさないなど気をつけることができます。また基礎体温をつけていれば、排卵するとプロゲステロンの作用で体温が上昇するので、排卵の確認もできます。排卵に伴う少量の出血は珍しくありませんが、排卵期以外の不正出血は様々な問題が考えられますから婦人科に行きましょう。

　一方、月経開始から排卵までの日数はその時の身体や精神の状態で変化します。排卵を促す性腺刺激ホルモンの高まりは間脳の視床下部の影響を受けます。間脳は情動に関わるので、精神的ストレスで排卵が遅れ、その結果月経も遅れます。過度なダイエットや甲状腺やプロラクチンなどホルモンの病気も性周期を狂わせます。

　卵細胞は排卵後24時間以内に受精しないと死んでしまいます。精子は凍結して長期保存することはできますが、女性の体内では長くても2日ほどしか生きていられません。つまり、妊娠したければ排卵日もしくはその前2日以内の性交が重要です。避妊の場合、排卵日は簡単にずれて正確な予測ができませんし、中には3日以上長く生きる元気な精子もいるため、日にちの推測だけで行うのは危険です。

✦ 知っておきたいポイント ✦

- 排卵日は月経開始日の約2週間前
- 月経開始から排卵までの期間は体や心の状態で変わる
- 妊娠のタイミングは排卵前2日から排卵後24時間以内の性交

排卵日は後からわかる

月経開始日−14日＝排卵日

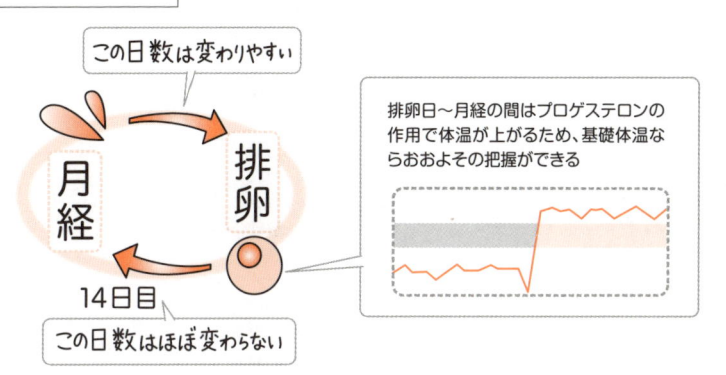

この日数は変わりやすい

月経 → 排卵

14日目
この日数はほぼ変わらない

排卵日～月経の間はプロゲステロンの作用で体温が上がるため、基礎体温ならおおよその把握ができる

月経～排卵の日数の変化

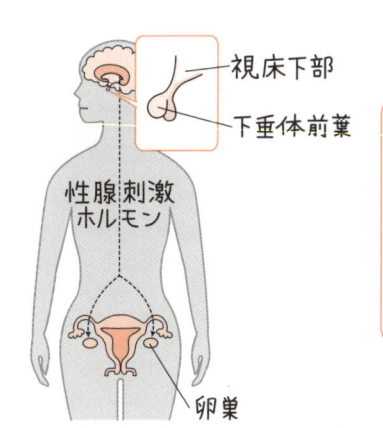

- 視床下部
- 下垂体前葉
- 性腺刺激ホルモン
- 卵巣

- 間脳の視床下部が下垂体前葉に命令し、下垂体前葉から性腺刺激ホルモン（ゴナドトロピン）が出る
- 性腺刺激ホルモン（卵胞刺激ホルモンと黄体形成ホルモン）は卵巣にはたらき、卵胞をたくさん育て最後に一つに絞り込み、排卵する、などの命令を出す
- 視床下部は情動に関わるので、精神的ストレスの影響も受けこれらのシステムに変化が起きる

卵子と精子の寿命

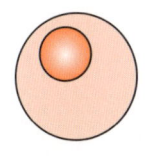

卵子…排卵から24時間

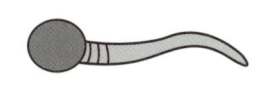

精子…女性の体内ではほぼ2日

Index 索引

アルファベット

ATP	10, 148, 238
DNA	10, 12, 108, 128, 194, 248
IgE	46

あ

アセチルコリン	102
アドレナリン	110〜116, 158
アナフィラキシーショック	46
アポクリン汗腺	126, 202
アミノ酸	58, 108, 114, 122, 210
アルカローシス	154, 164
アルブミン	24, 56, 142, 144
アレルギー	38, 46, 168, 244
胃ー大腸反射	166
イレウス	166
インスリン	108〜114, 204
ウイルス	22, 38, 42, 156, 168, 192, 194
ウィルヒョウ転移	156
うっ血	26, 28
運動神経	78, 92, 100, 102
液性免疫	40
エクリン汗腺	126, 202
エストロゲン	132, 196, 220, 236
遠位	22
嚥下	54, 82, 96
延髄	82, 92, 164, 186, 234
円背	182
横隔膜	20, 30, 52, 60, 76, 90, 154
黄体	132, 250
黄体ホルモン	132, 250
黄疸	56

か

外肛門括約筋	60, 216
外呼吸	50, 162
灰白質	84
外反母趾	178
外分泌	106, 126
潰瘍	164, 244
過換気症候群	154
角化	124, 126
核心温	158
角膜	98
下肢	22, 36, 66, 74, 140, 146, 150, 188, 194, 204, 230
下垂手	190
下垂足	188
下垂体後葉	110, 112, 136
下垂体前葉	110, 112, 130, 134
下腿三頭筋	74
滑液	68, 70, 176
滑液包	70, 176
滑膜	68, 172
カテコールアミン	116, 244
過敏性腸症候群	168
癌	14
がん	12, 14, 38, 42, 128, 144, 148, 156, 160, 166, 184, 248
感覚神経	78, 94, 100, 184
間質液	16
冠状動脈	28
関節軟骨	68, 174
関節包	68, 100, 176
汗腺	126
間脳	82, 84, 104, 110, 112, 242
眼房水	198
顔面神経	88, 192
顔面神経麻痺	192
気管支	46, 48, 50, 104, 154
起始	70, 72, 76, 228
拮抗筋	70, 74, 240
基底膜	14
嗅上皮	94
嗅神経	88, 94, 242
求心性神経	78
吸息	50, 52
胸郭	64
胸管	34, 156, 230
胸腔	20, 22, 36, 50, 52, 156, 230
胸式呼吸	52, 136
狭心症	28
胸膜	40, 44
胸椎	64, 182, 240
拒食症	170
起立性低血圧	150
近位	22
緊張型頭痛	196
筋ポンプ	36, 146, 150, 228, 230
筋	14, 70, 100, 184
口すぼめ呼吸	154
クッシング症候群	244
クモ膜	80
グリコーゲン	114, 118

グルカゴン	110～114
群発頭痛	196
脛骨	66, 146, 176, 178
頸椎	22, 64, 90
月経前症候群	220
結合組織	14, 62, 68, 70, 100, 124, 126, 172, 234
血漿	16, 18, 24, 34, 46, 140, 142
血漿タンパク質	24, 142, 144
血小板	24, 148
結膜	98
ケトン体	162, 204
ケラチン	124, 126, 128
肩甲骨	66, 74
交感神経	78, 102, 104, 110～116, 120, 134, 150, 154, 164, 202, 208, 224, 228, 244
咬筋	180
口腔	22, 54～58, 94, 106, 158, 162
高血圧症	152
虹彩	98, 198
甲状腺刺激ホルモン	110, 112
甲状腺ホルモン	110～114, 206
抗体	40
喉頭蓋	54
更年期症状	220
抗貧血ビタミン	148
硬膜	80
誤嚥	54
呼気	50, 162
呼吸ポンプ	36
呼息	50, 52
骨格筋	14, 52, 60, 70～76, 100, 104, 116, 158, 186
骨端軟骨	62, 118
骨伝導	96
骨盤腔	20
骨盤底筋群	216
ゴナドトロピン	132, 136
コラーゲン線維	13, 22, 64, 124, 172, 180, 210, 234
コルチゾル	114

さ

再吸収	122
最高血圧	152
再生不良性貧血	148
最低血圧	152
細胞性免疫	40
細胞膜	10, 108, 248
鎖骨	66, 74, 156
鎖骨下動脈	30, 32
坐骨神経	90, 184, 188, 190, 194
三叉神経	88, 100, 180, 192, 194

三叉神経痛	192
耳管	96
子宮	52, 112, 130, 132, 136, 216, 220, 222, 250
糸球体	122
自己免疫疾患	46, 172, 206
視床	86, 242
視床下部	86, 104, 110, 112, 116, 132, 134, 158, 160, 170, 186, 202, 220～224, 242, 244, 250
視神経	88, 98, 198
脂腺	126, 128
膝蓋骨	68, 176
膝蓋跳動	176
歯突起	64
充血	26
十二指腸	20, 54, 76, 106, 164
主動筋	70, 74
順応	94
消化	38, 54, 56, 58, 104, 164, 168
上肢	22, 30, 66, 72, 74, 90, 230
常染色体	12
小脳	82, 92, 200
上皮組織	14, 44
静脈	26, 28, 32～36, 42, 50, 136, 140, 144, 150, 152, 228
静脈角	32, 34, 156, 230, 232, 234
静脈血	26, 34, 42, 156, 230, 234
上腕骨	66
上腕三頭筋	74
上腕二頭筋	74
自律神経	16, 36, 76, 78, 86, 102～106, 150, 168, 170, 200, 224, 242
腎盂	120, 122, 218
心筋	14, 18, 28
心筋梗塞	28, 100, 152
神経性食思不振症	170
神経叢	90
神経組織	14
神経伝達物質	92, 102, 106
腎臓	112, 120, 218
靭帯	68, 100, 176
心拍出量	152
真皮	124, 128, 208, 210, 234
深部感覚	100
深部静脈	32, 144, 228, 234
深部静脈血栓	144
髄液	56, 104, 106, 164
水晶体	98, 198
膵臓	56, 106, 110～114, 184
錐体外路	92
錐体路	92
髄膜	80

睡眠時無呼吸症候群	186	単純疱疹	194
ステロイドホルモン	108, 112, 116	炭水化物	58, 162
精管	134	弾性線維	24, 210
性周期	132, 250	タンパク質	10〜14, 24, 34, 54, 58, 108, 122, 142〜146, 158, 162, 164, 210, 244, 248
性腺刺激ホルモン	112, 132, 222	チアノーゼ	144, 214
性染色体	12, 222	蓄尿	120
精巣	106, 110, 112, 134, 222	中耳	96
声帯	48	中手骨	66
成長ホルモン	112, 114, 118	中枢神経	78, 92, 190
赤色骨髄	24, 62	中性脂肪	58, 120, 246
脊髄	20, 64, 78〜82, 100〜104, 184, 188, 190	中足骨	66, 178
脊柱	64, 182, 240	腸閉塞	166
脊柱管	20, 78	腸腰筋	74, 240
脊柱起立筋	72, 182, 240	直腸	32, 54, 60, 104, 130, 158, 166, 224
赤血球	24, 44, 122, 148, 214	椎骨	64, 68, 78, 90, 182, 184
仙骨	64〜68, 90, 188	停止	70〜76, 176, 228, 238
仙髄	60, 102, 120	テストステロン	134, 224
喘息	154	電解質	16, 18, 24, 112, 118, 122, 142, 154, 168, 170, 236
先端巨大症	118	電解質コルチコイド	112
前庭	96	糖	58, 114, 122, 166, 170, 204, 238
蠕動運動	54, 120	頭蓋腔	20, 66, 78
線毛	48, 242	動眼神経	88, 104
前立腺	134, 216, 222, 224	瞳孔	76, 82, 88, 98, 104
総頸動脈	30	糖質コルチコイド	108, 112〜116, 184, 212, 244, 246
造血	24, 62	糖新生	114, 244, 246
総腸骨動脈	30	動脈	26〜30, 36, 80, 150, 152, 160, 230, 234
僧帽筋	74, 88	動脈血	26, 28, 50
漿膜	20	特殊心筋	28
側頭筋	180	貪食	38, 40, 44
側弯	182		
咀嚼	54		
咀嚼筋	76, 88, 180, 234		

た

体液	16, 18, 34, 128, 146, 154, 164, 168		

な

体細胞分裂	12	内肛門括約筋	60, 104
体循環	26, 50	内呼吸	50
帯状疱疹	192, 194	内耳	96, 200
体性神経	78	内耳神経	88, 200
大腿四頭筋	74, 90, 100, 176, 178	内尿道括約筋	120, 134
大殿筋	74, 188, 240	内反膝	178
大動脈	28, 30	内部環境	16
体内時計	186, 246	内分泌	106, 110, 112, 144, 152, 222
大脳	82〜86, 92, 186	軟膜	80
大脳基底核	84, 92	膠質浸透圧	142, 144
大脳皮質	84, 86, 92, 242	二重支配	102
大脳辺縁系	84, 86, 242	乳化	56, 58
胎盤	136	尿管	120, 218
唾液	44, 54, 56, 88, 94〜98, 162, 192, 234	尿細管	122
唾液腺	56, 106	尿道	120, 134, 216, 218, 224
脱水	18, 168, 204	猫背	182, 240
胆汁	56, 58, 104, 106, 248	ネフローゼ症候群	144
		ネフロン	122

粘液		44, 136, 164
脳幹		82, 86, 88, 104, 186
脳室		80
喉頭		48, 54, 88
ノルアドレナリン		102, 106, 108, 112, 116
ノンレム睡眠		186

は

肺循環		26
排卵		130, 132, 220, 222, 250
白質		84
白内障		198
破骨細胞		62, 118, 172
バセドウ病		46, 206
ばち指		214
白血球		24, 34, 38, 42〜46, 128, 172, 206
ハムストリング		74
パラソルモン		112, 118, 140
半規管		96, 200
皮下組織		124, 128
皮筋		76
鼻腔		22, 48, 94, 98, 162
皮静脈		32, 144, 228, 232, 234
ヒスタミン		46
脾臓		44
ビタミンD		118, 236
皮膚常在菌		128
肥満細胞		38, 46
表情筋		76, 88, 208, 210, 234
標的		106, 108, 220
表皮		12, 14, 124〜128, 208, 210, 212
鼻涙管		98
広背筋		74
腹圧性尿失禁		216
腹腔		20, 130, 156, 230
副交感神経		60, 78, 88, 102, 104, 120, 166, 216, 224
副甲状腺		106, 112, 118
腹式呼吸		52, 154
副腎アンドロゲン		112, 212, 244
副腎髄質		110〜116
副腎皮質		108〜116, 212
副腎皮質刺激ホルモン		112, 208, 244
副鼻腔		48, 162
不定愁訴		220
ブドウ糖		10, 58, 114, 122, 170, 204, 246
負のフィードバック		16, 110, 136
プロゲステロン		132, 212, 220, 250
平滑筋		14, 26, 28, 46, 76, 98, 120, 168
ヘバーデン結節		174
ペプチド		58
ヘモグロビン		24, 148, 214, 228
ヘルパーT細胞		40, 46
ベル麻痺		192
弁		28, 36, 230
片頭痛		196, 220
扁桃		44
膀胱		44, 120, 134, 136, 216, 218
膀胱炎		218
ホメオスタシス		16, 18, 62, 102, 122, 154, 170
ホルモン		16, 24, 86, 106〜118, 136, 144, 152, 158, 164, 170, 206〜212, 222, 228, 244, 246, 250
本態性高血圧		152

ま

マクロファージ		38〜44
末梢神経		78, 88〜92, 190
ミオグロビン		228, 238
味蕾		94
迷走神経		88, 102
免疫		38, 40, 46, 244
毛細血管		24, 26, 32〜38, 44, 46, 50, 124, 140, 142
毛乳頭		126
網膜		98

や

腰椎		64, 74, 76, 90, 174, 184, 188, 190, 240

ら

ラムゼイハント症候群		192, 194
卵管		130, 136, 222
卵管采		130, 136, 222
卵管膨大部		130, 136, 222
ランゲルハンス島		112
卵胞		132
卵胞ホルモン		132
梨状筋症候群		188
リゾチーム		44
立毛筋		102, 126
緑内障		198
リンパ(リンパ液)		32〜36, 42, 96, 156, 200, 230〜234
リンパ管		34, 36, 42, 58, 140, 144, 146, 156, 228, 230〜234
リンパ球		34, 38, 42, 44, 128, 160, 172
リンパ節		34, 42, 144, 156, 232, 234
リンパ浮腫		140, 144, 146, 232
涙腺		98
レム睡眠		186
連合野		84
濾過		42, 122
肋間神経		90, 194

わ

ワクチン		40, 198

【著者紹介】

野溝明子（のみぞあきこ）

医学博士　鍼灸師

長野県諏訪二葉高等学校卒　東京大学理科一類より同理学部、同大学院修士課程修了（理学修士）。同博士課程を中退し、東京大学医学部（養老孟司教室）で解剖学を学んだ後、東京大学総合研究博物館（医学部門）客員研究員。その後、早稲田医療専門学校（夜間部）で鍼灸師資格、順天堂大学医学部解剖学・生体構造科学講座で医学博士取得。

現在、乃木坂グリーンハウス講師、その他に医療系の専門学校で非常勤講師を務める。また、鍼灸師として個人宅や施設などへ出向き施術を行っている。ケアマネージャーの資格もあり、在宅緩和ケアや高齢者の介護・医療の相談にものっている。

【本誌イラストレーション】

あやぞう
HP　シモブクレ・ドット・コム
http://www.shimobukure.com/

【カバー・誌面デザイン、イラストレーション】

Fujii Design Studio　藤井由美子
http://www.fujiidesignstudio.com/

セラピストなら知っておきたい
解剖生理学

発行日　2011年10月 1日　　　　　第1版第1刷

著　者　野溝　明子
　　　　（のみぞ）（あきこ）

発行者　斉藤　和邦

発行所　株式会社 秀和システム
　　　　〒107-0062　東京都港区南青山1-26-1 寿光ビル5F
　　　　Tel 03-3470-4947（販売）
　　　　Fax 03-3405-7538

印刷所　三松堂印刷株式会社　　　　Printed in Japan

ISBN978-4-7980-3084-5 C0047

定価はカバーに表示してあります。
乱丁本・落丁本はお取りかえいたします。
本書に関するご質問については、ご質問の内容と住所、氏名、電話番号を明記のうえ、当社編集部宛FAXまたは書面にてお送りください。お電話によるご質問は受け付けておりませんのであらかじめご了承ください。